増刊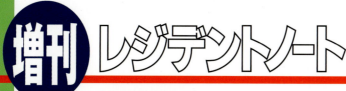

Vol.18-No.11

外傷の診かた
重症でも軽症でも迷わず動ける！

田中 拓／編

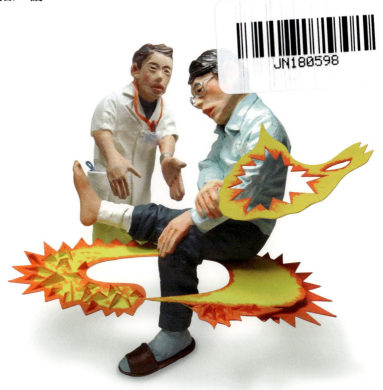

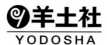

謹告

　本書に記載されている診断法・治療法に関しては，発行時点における最新の情報に基づき，正確を期するよう，著者ならびに出版社はそれぞれ最善の努力を払っております．しかし，医学，医療の進歩により，記載された内容が正確かつ完全ではなくなる場合もございます．

　したがって，実際の診断法・治療法で，熟知していない，あるいは汎用されていない新薬をはじめとする医薬品の使用，検査の実施および判読にあたっては，まず医薬品添付文書や機器および試薬の説明書で確認され，また診療技術に関しては十分考慮されたうえで，常に細心の注意を払われるようお願いいたします．

　本書記載の診断法・治療法・医薬品・検査法・疾患への適応などが，その後の医学研究ならびに医療の進歩により本書発行後に変更された場合，その診断法・治療法・医薬品・検査法・疾患への適応などによる不測の事故に対して，著者ならびに出版社はその責を負いかねますのでご了承ください．

序

　外傷診療の特徴は何か，と問われると，1つには診療科にかかわらない総合的なアプローチの必要性ということがあがります．患者の年齢，性別，臓器，日時にかかわらず軽症から重症まで多部位にわたる外傷に対峙するのは，救急で患者を総合的に診ることの醍醐味です．重傷外傷ではその対応にスピードが求められ，多数の医師，看護師，技士などがかかわり，チームで救命に向けて処置を行う一体感があります．軽症外傷では今後悪化する可能性を早期に発見し，重症化の予防や機能維持につなげたり，一見軽症に見えるなかから他部位の隠れた重篤な損傷を見つけ出したり，という達成感があります．主に外科系の診療科が得意とする分野ではありますが，昨今の超高齢社会においては，外傷患者には基礎疾患がセットになってついてきますので，いわゆる内科系の知識も必要です．医学的な知識だけでなく，事故にかかわる法律や保険，さらには時として虐待や差別などといった社会的背景までも考慮する必要があり，まさしく総合的（全人的）な診療が求められます．

　本書は主に，外傷診療に興味はある，だけれどまだ自信がない，くらいの先生方を対象としています．各項目は，経験を積み，総合的な知識とバランス感覚をもった脂ののった方々にご執筆いただいています．

　第1章ではJPTEC™やJATEC™，PTLSに準じた外傷初期診療の標準的なアプローチを示しています．それぞれコースを受講してから本書を読むとよりよくわかると思いますが，もちろん受講していない方にもわかりやすい内容になっています．標準だけにとどまらず，それぞれの執筆者が自身の経験や学習から拾いあげた＋αの考え方や対処法を教えてくれています．

　第2章では主に重症外傷診療時に必要なスキルについて示しています．まずは読んで，実際に経験して，それからまた読んで，身につけてください．

　第3章では軽症外傷への対応をまとめています．軽症外傷は，いわゆる一次，二次救急病院での救急対応では頻度が高く，しかもちょっとしたコツを知っているだけで診療が楽しくなる領域です．

　第4章では特殊な状況として4項目示しています．よくある問題から比較的まれな状況まで，特徴的なアプローチを知ってください．

　第5章では経験豊富な執筆者に，読者に知っておいてほしい印象的な症例について披露してもらいました．当直中にちょっと先輩の話を聞く感覚でお読みください．

　第6章では外傷診療の総括として，レジデントの立場からのこれから外傷を学ぶ人へのアドバイスの項目を設け，最後に日本の外傷診療の黎明期から現在，そしてこれからを見渡して，編者らの先達である箕輪良行先生にご執筆をいただきました．

いずれの項目も，ただの教科書では得られない執筆者の経験からにじみ出る味わい，臨場感を感じていただけると思います．もちろんすべてを網羅することはできませんので，本書を読んで疑問に思った点や気になった点を契機に成書，教科書などによって補足してください．さらにwebやブログなどさまざまなメディアから，世界中のup to dateな情報を得ることができます．標準（スタンダード）と応用（バリエーション），技（tips and tricks）をとり混ぜて，読者おのおのの外傷診療のモデルを構築してください．

　皆様が少しでも自信をもって楽しく外傷診療にあたられることを願っております．

2016年8月

川崎市立多摩病院救急災害医療センター
田中　拓

増刊 レジデントノート
Vol.18-No.11

外傷の診かた
重症でも軽症でも迷わず動ける！

序 ·· 田中 拓　3（1957）

Color Atlas ··· 10（1964）

第1章　重症外傷への対応

1. 病院前救護 ·· 白井泰延　16（1970）
　1. 状況評価（出場から傷病者接触まで）　2. 初期評価（生理学的評価）　3. 全身観察　4. 脊椎運動制限　5. 救急車収容後の活動　6. 実際の活動

2. 外傷初期診療総論 ·································· 上山裕二　22（1976）
　1. 外傷初期対応のキホン　2. primary survey（PS）　3. secondary survey（SS）　4. 外来での初期診療総括

3. 気道管理 ·· 水嶋知也　30（1984）
　1. 外傷診療のイロハ（primary survey）　2. 気道の評価 Look, Listen, Feel !　3. 気道管理（primary survey における蘇生）　● Advanced Lecture：経口気管挿管時の薬剤投与（鎮静下挿管 VS 意識下挿管）

4. ショック ·· 大村健史　37（1991）
　1. ショックの認知　2. ショックの原因　3. ショックへの対応

5. 重症の頭部外傷 ·································· 小倉憲一　44（1998）
　1.『頭皮からの出血』への対応　2. 最初に『頭部外傷』に気づくポイント　3. 頭部外傷の症候　4. 臨床症状による重症度分類　5. 注意すべき合併症　6. 頭部外傷の初期治療　7. 脳ヘルニア徴候を認めた場合の緊急処置　8. 頭部CT　● Advanced Lecture：緊急頭蓋穿頭・血腫除去

6. 脊椎損傷 ……………………………………………………石森光一　53（2007）
　　1. 脊椎・脊髄損傷の受傷機転　2. 病歴聴取・身体診察　3. 画像診断　4. 脊椎損傷の分類
　　● Advanced Lecture　5. 脊髄損傷　6. 治療

7. 重症の胸部外傷 ……………………………………………吉岡勇気　59（2013）
　　1. 受傷機転　2. 初期診療で見つけるべき胸部外傷　3. 診断　4. 各疾患の対応のポイント　5. 救急室開胸術（ERT）

8. 重症の腹部外傷 ……………………………………………岡田一郎　63（2017）
　　1. 外傷初期診療　2. 症例呈示　● Advanced Lecture：一時的な血圧コントロールが必要な場合

9. 骨盤外傷 ……………………………………………………松井健太郎　70（2024）
　　1. 骨盤輪骨折の分類　● Advanced Lecture：寛骨臼骨折も知っておこう

10. 看護師の立場からみた外傷への対応 ………………………三輪容子　77（2031）
　　1. 収容準備　2. 極楽対応（三角巾固定）　3. 家族対応

第2章　重症外傷診療に必要なスキル

1. 気管挿管，輪状甲状靱帯穿刺・切開 ………………………萩谷圭一　83（2037）
　　1. 気管挿管　2. 輪状甲状靱帯穿刺　3. 輪状甲状靱帯切開

2. 骨髄穿刺 ……………………………………………………池田勝紀　90（2044）
　　1. 骨髄穿刺の原理と歴史　2. 骨髄穿刺の手順　3. 手技手順

3. 胸腔穿刺・ドレナージ
　　ドレーン挿れたら終わり!!ではない ……………………田村暢一朗　97（2051）
　　1. 胸腔穿刺　2. 胸腔ドレナージ　● Advanced Lecture：胸部外傷の合併症と集中治療管理

4. 心嚢穿刺 ……………………………………………………吉岡勇気　102（2056）
　　1. 心タンポナーデの診断　2. 心嚢穿刺の手順と手技のポイント　3. 合併症　4. カテーテルの管理　5. 開胸手術を考慮する場合　6. 内因性疾患でも使いどころがある心嚢穿刺

5. 外傷における超音波 ………………………………………入江　仁　106（2060）
　　● FAST：外傷エコーの基本！　1. FASTの進め方（プローブの当て方）　2. FASTのピットフォール　● E-FAST：FASTをマスターしたら挑戦したい　1. E-FASTの進め方（プローブの当て方）　2. E-FASTのピットフォール

6. **外傷全身CTを読みこなす！** ……………………………妹尾聡美 114 (2068)
    1. 外傷全身CT撮影のタイミング　2. 外傷全身CT造影の適応　3. 外傷全身CTを大いに利用するには　4. 外傷による凝固障害の有無も評価を

第3章　軽症外傷への対応

1. **軽症の頭部外傷** ……………………………………………入江康仁 122 (2076)
    1. 軽症頭部外傷とは？　2. 小児の軽症頭部外傷について　3. 頭部外傷の創処置

2. **顔面外傷を中心に「少しでもキレイに治す」には** ………藥丸洋秋 130 (2084)
    1. 受傷機転と局所観察　2. 創の処置　3. 縫合の実際　● Advanced Lecture：顔面の打撲血腫について

3. **軽症の胸部外傷** ……………………………………………田中　拓 137 (2091)
    1. 本当に軽症？　2. 頻度の高い肋骨骨折，鎖骨骨折とその治療を知ろう　● Advanced Lecture：それでも注意すべき外傷の特徴は？

4. **軽症の腹部外傷**
    軽症の判断って結構難しい！ ………………………………宮道亮輔 142 (2096)
    1. 猫の子か虎の子か，それが問題だ　2. 患者さん（やその家族）と折り合いをつけることが大切

5. **軽症の四肢外傷** ……………………………………………野村　悠 147 (2101)
    1. 四肢外傷の分類と定義　2. 診療手順：診察と検査　3. 診断　4. 治療　5. 整形外科緊急コール　6. 診察終了時の注意点　7. 注意すべき外傷

6. **脱臼整復総まとめ** …………………………………………野村　悠 157 (2111)
    1. 脱臼総論　2. 顎関節脱臼　3. 肩関節脱臼　4. 肘内障

7. **軽症画像読影総まとめ** …………………………長谷川将嗣，昆　祐理 164 (2118)
    1. rules of twoとABCSアプローチ　2. 受傷機転から損傷部位を考える　3. 見落としやすい骨折を知っておく

第4章　特殊な状況への対応

1. **高齢者の外傷** ………………………………………………高橋俊介 170 (2124)
    1. 病歴聴取　2. 診察　3. 検査　4. 処置・治療　5. 虐待　6. disposition（帰宅？入院？）　7. 事故（転倒）の予防　● Advanced Lecture：Timed Up & Go Testの方法

2. **小児の外傷** …………………………………………………境野高資 178 (2132)
    1. 小児外傷患者の初期診療　2. 小児外傷患者の心理学的特徴　3. 事故予防　4. 児童虐待

3. 動物咬傷，異物刺入 ……………………………………………… 小林哲士 185 (2139)
 1. いつ，どこで，何に咬まれた（何が刺さった）かを知る　2. キズを見て，触る　3. キズを徹底的にきれいにする　4. 適切な抗菌薬の使用　● Advanced Lecture：1. キズにドレーンは必要か？　2. ヘビ咬傷

4. 宗教上の問題：輸血拒否 ……………………………………………… 田中　拓 190 (2144)
 1. 宗教的輸血拒否の実情　2. 宗教的輸血拒否への対応

第5章　外傷見落としケースファイル

1. 受傷機転が不明のときは6S（＋α）を念頭におくべし …… 上山裕二 194 (2148)
 1. 基本を忘れず「何かおかしい」と気づけるように！　2. 覚えておこう「単独事故の6S」を

2. スポーツ競技中の脳震盪は絶対に当日競技復帰させてはいけない！
 ……………………………………………………………………… 野村　悠 196 (2150)
 1. 脳震盪とは　2. 脳震盪の症状と診断　3. 脳震盪管理と競技復帰プロトコール

3. 画像読影はポイントを絞りつつ網羅的に見よう！ …………… 宮道亮輔 200 (2154)
 1. 画像読影はポイントを絞って行う！　2. 画像読影は網羅的にも行う！　3. 症例の解説

4. 認知症患者の外傷には頸椎固定を考慮すべし！ ……………… 入江康仁 204 (2158)
 1. 頸椎保護の適応・固定解除基準は？　2. 頸椎カラーは有害？　3. 頸椎固定は必要か？

5. 鎖骨より上に損傷があった場合は頸椎評価をすべし！ …… 水嶋知也 208 (2162)
 1. 所見は頸椎脱臼骨折のみ？　2. 鎖骨より上の損傷時は頸椎を画像で検査！

6. 高齢者の安定型骨盤骨折に注意すべし！ ……………………… 松井健太郎 211 (2165)
 1. 本当は恐ろしい高齢者骨盤外傷

7. 診療科による先入観をもたず，総合的に診療すべし！
 ん，この子って外傷じゃなかったの!?　えっ，この子は外傷だったの!?
 ……………………………………………………………………… 境野高資 213 (2167)
 1. 腹部打撲（!?）　2. 外傷後けいれん（!?）　3. 脳性まひ（!?）

8. 外傷性ショックの原因は，1つだけとは限らない …………… 池田勝紀 216 (2170)
 1. 症例呈示　2. ショックのときに考えること　3. 非骨傷性頸髄損傷とは

9. 自殺の手段は1つとは限らない！ ……………………………… 入江　仁 220 (2174)
 1. まずはバイタルサインの把握　2. 外傷対応への切り替え　3. 自殺企図の患者さんをみたら

第6章　外傷診療の過去～現在～将来

1. 重症度評価と外傷患者登録システム ……………………田中　拓　222（2176）
　　1. 受傷機転を読み解く　2. 重症度を測る　3. 日本における外傷登録制度

2. 研修医のための外傷診療～心構えと実践～ ……………清水剛治　228（2182）
　　1. なぜ，外傷初期診療について学ぶ必要があるか　2. 外傷に慣れてきた初期研修医を待ち受ける落とし穴　3. より外傷診療を好きになるために～clinical prediction ruleの活用

3. 外傷センターとこれからの外傷診療……………………箕輪良行　233（2187）
　　1. 外傷診療のパラダイムシフト　2. わが国の外傷診療と外傷センターの在り方

● **索引** ………………………………………………………………………………… 241（2195）

● **執筆者一覧** ……………………………………………………………………… 243（2197）

Color Atlas

第1章4 (❶〜❸)

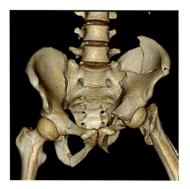

❶ （不安定型）骨盤骨折
A）骨盤部CT 3D合成
（p39, 図2参照）

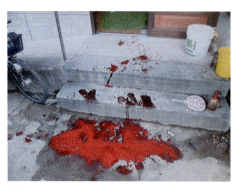

❷ 外出血
現場写真は出血量を推定するのに非常に有用
（p40, 図3参照）

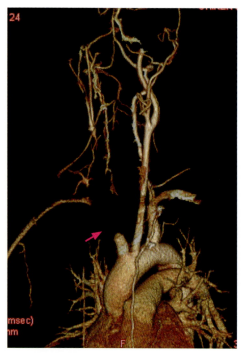

❸ 動脈閉塞
頸部胸部造影CT3D合成．腕頭動脈の途絶がみられる（→）
（p42, 図8参照）

第1章8 (❹〜❻)

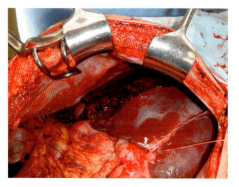

❹ 症例1：術中所見
肝内側区域に深い裂傷を認める
（p65, 図3参照）

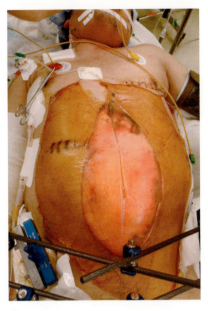

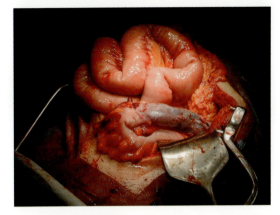

❺ open abdominal managementの1例
腹壁は縫合せず，vacuum pack closureにて仮閉腹（p65，図4参照）

❻ 症例3：術中所見
右結腸切除術を施行
（p67，図9参照）

第2章3 （❼〜⓫）

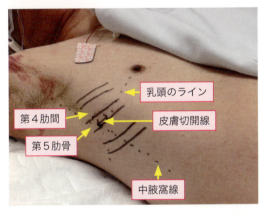

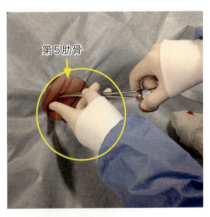

❼ 第4肋間中腋窩線アプローチ：ドレーンの挿入位置
第5肋間は乳頭の高さと中腋窩線の交差点が目安である．第5肋骨上に皮膚切開を行い，第4肋間から胸腔内へ到達する（p99，図2参照）

❽ 肋間筋の剝離
ケリー鉗子で肋間筋を剝離する．肋骨直上で胸腔内に入る．左手を患者の体に添えて，ケリー鉗子が胸腔内に入り過ぎないようにコントロールする（p99，図3参照）

Color Atlas

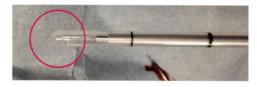

❾ **挿入前の内筒の位置**
内筒の先がチューブから（○）出ない位置まで引き，このまま胸腔内に進めていく
（p99，図4参照）

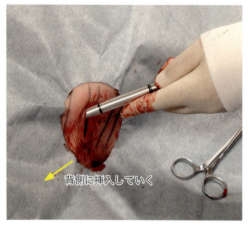

❿ **ドレーンの挿入**
ドレーンをまずしっかり胸腔内に入れた後，背側肺尖部に向かって挿入していく
（p100，図5参照）

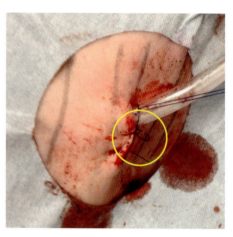

⓫ **ドレーンの固定方法**
皮膚とドレーンを固定する際，糸に遊びを作ることでドレーン抜去の際に皮膚縫合糸としてそのまま使える（p100，図6参照）

第2章6（⓬）

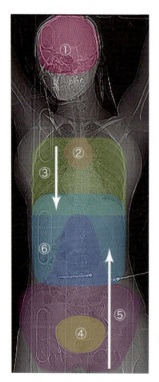

⓬ **FACTにおける読影順序**
文献12より転載
（p116，図1参照）

第3章4 ⓬

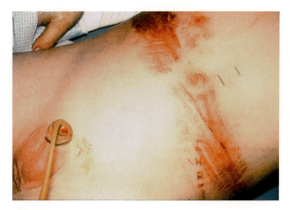

⓭ シートベルト痕
文献2より転載
（p143，図参照）

第4章1 ⓮

STAR分類システム

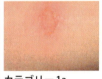	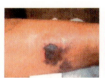			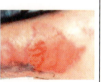
カテゴリー1a	カテゴリー1b	カテゴリー2a	カテゴリー2b	カテゴリー3
創縁を（過度に伸展させることなく）正常な解剖学的位置に戻すことができ，皮膚または皮弁の色が蒼白でない，薄黒くない，または黒ずんでいないスキンテア	創縁を（過度に伸展させることなく）正常な解剖学的位置に戻すことができ，皮膚または皮弁の色が蒼白，薄黒い，または黒ずんでいるスキンテア	創縁を正常な解剖学的位置に戻すことができず，皮膚または皮弁の色が蒼白でない，薄黒くない，または黒ずんでいないスキンテア	創縁を正常な解剖学的位置に戻すことができず，皮膚または皮弁の色が蒼白，薄黒い，または黒ずんでいるスキンテア	皮膚が完全に欠損しているスキンテア

⓮ 日本語版STARスキンテア分類システム
Skin Tear Audit Research（STAR）. Silver Chain Nursing Association and School of Nursing and midwifery, Curtin University of Technology. Revised 4/2/2010.
Copyright（C）2013 一般社団法人日本創傷・オストミー・失禁管理学会All rights reserved.
（p173，図2参照）

Color Atlas

第4章3 ⑮～⑰

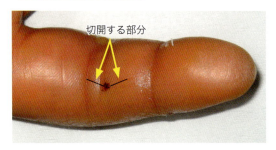

⑮ **延長切開の方法**
動物咬傷や異物刺入の場合は，創部に切開を加えて深部を観察する
（p187，図1参照）

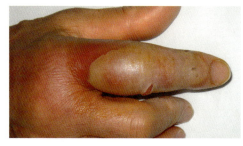

⑯ **救急受診時の右手示指**
創部より膿瘍の排出と，周辺部の腫脹や発赤を認める
（p188，図3参照）

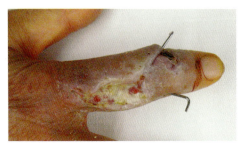

⑰ **関節固定術後**
感染していた中節骨を部分的に切除し，Kirschner鋼線で固定した
（p188，図4参照）

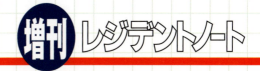

外傷の診かた
重症でも軽症でも迷わず動ける！

第1章 重症外傷への対応

1. 病院前救護

白井泰延

> **Point**
> ・重症外傷では，受傷後数時間で死亡するおそれのある傷病者を救命するために，ごく短時間で観察・評価し，必要に応じて生命にかかわる処置を現場で行い，決定的治療の行える医療機関にいち早く搬送する．この概念をロード＆ゴーという

はじめに

　重症外傷に対し，インホスピタルでは「JATEC™」にもとづき外傷診療が行われているが，プレホスピタルの救急隊は「JPTEC™」にもとづき，標準化された救護活動を行っている．「JPTEC™」は一貫した理念のもと，重症外傷の傷病者※を救命するために，「JATEC™」と両輪のごとく連携し整備されたシステムである．
　ここでは実際に救急隊が行う重症外傷に対する活動を紹介する（図1）．
　※救急隊は「患者さん」のことを「傷病者」と言う．

1. 状況評価（出場から傷病者接触まで）

　状況評価とは，通報を受けてから傷病者に接触するまでに行う準備や，確認すべきことであり，具体的内容を次に示す．

1 感染防御のための手袋，ガウン，ゴーグルの着装（出場時）

2 資機材の携行（出場時）
　酸素投与や人工呼吸を行うための資機材や，外傷処置鞄，脊椎運動制限に必要なバックボード等，通報内容から考慮し，現場で必要な資機材を準備する．

3 受傷機転の評価（現場到着後）
　傷病者にどのような外力が加わったのかを把握するために，受傷機転を確認し評価する．

4 傷病者の数（現場到着後）
　傷病者は何人か，事故の関係者や目撃者等から確認する．見落としに注意．複数であった場合，

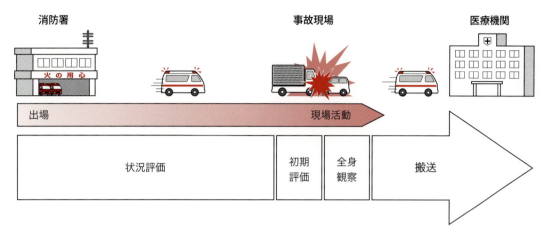

図1 救急隊の活動の流れ
通報を受け出場した救急隊は,「状況評価→初期評価→全身観察」の流れで活動し,医療機関へと搬送する

自隊のみでは対応不能かもしれない(下記,**6 応援の要否**参照).

5 二次災害の防止(現場到着後)

活動をする現場に危険要因がないか,自隊や傷病者が危険にさらされていないかを確認する.例えば,交通事故では行き交う車両や事故車両から漏れた燃料,建築現場の事故では落下物や駆動中の機械器具など,事故の状況により多岐にわたる.

6 応援の要否(現場到着後)

事故車両からの燃料漏洩では消防隊,挟まれた傷病者を救助するためには救助隊,傷病者が複数であれば救急隊の増隊,また必要があれば警察官等,必要に応じて応援を要請する.

7 傷病者の状態(現場到着後)

初期評価の前に傷病者に近づきながら重症感の有無を確認する.傷病者の体位や体動,嘔吐や出血の有無などを把握することは,その後の処置に結びつく.

> ● ここがポイント
>
> 119番をする通報者はパニックになっていることも珍しくなく,現場の状況が必ずしも的確に通報されるとは限らない.特に交通事故や労働災害等での通報では,通行人や関係者からの「頼まれ通報」であることもあり,かなり大雑把な情報となることもある.いざ現場に入ってみると,思い描いていた状況と全く違うこともあるため,臨機応変に判断し活動しているのが現状である.

2. 初期評価(生理学的評価)

傷病者に接触したら頸椎保護のため頭部を両手で保持し,初期評価を行う.
初期評価では,気道,呼吸,循環,意識を評価し生理学的な異常がないかを確認する.このタ

イミングでは，呼吸はその速さと深さ，脈拍は速さと強さといったように把握し，回/分のように数値としてとらえることはしない．意識レベルもJCSの桁数で評価する．

また，このときに並行し必要に応じて処置を行う．

【初期評価で並行して行う処置】
★酸素投与
ロード＆ゴーの傷病者では，高濃度リザーバー付酸素マスクで10L投与する．
★気道・呼吸管理
外傷の傷病者は下顎挙上により気道確保．必要があれば吸引，補助換気，人工呼吸を行う．
★止血
動脈性，静脈性の出血にかかわらず，生命に危険を及ぼすような活動性の出血があるときはこのタイミングで止血する．

●初期評価の結果，気道確保が困難な場合や，心肺停止のときは初期評価を中断し，あらゆる気道確保努力と心肺蘇生法を実施しつつ，直ちに搬送を開始する．

3. 全身観察

全身観察の目的は，解剖学的に生命にかかわるような損傷の有無を把握することで，見落としを防ぐために，頭からつま先までを順序立てて観察する．なお，観察の結果見つけた損傷に応じて次の処置を行う．

【損傷と処置】
・開放性気胸 → 三辺テーピング（図2）
・フレイルチェスト → 半周固定（図2）
・腸管脱出 → 濡れガーゼによる被覆
・穿通異物 → 貫いているものが動かないよう固定

全身観察は，生命にかかわる処置に結びつく観察のため，できうる限り現場で行うべきだが，外気温や天候などの現場環境により，着衣を脱がすことが傷病者の予後に悪影響を与える場合は，救急車内等へ移動し実施する．

前項**2**で示した初期評価から全身観察までは，2分で完了することが望まれる．

●ここがピットフォール
全身観察のためにダウンジャケットを裁断すると，羽毛が救急車内を舞い観察どころではなくなるため注意が必要である．

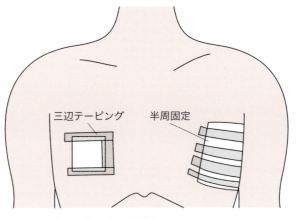

図2　三辺テーピングと半周固定
三辺テーピング：創をフィルムなどで覆い一辺を開放してテーピング
半周固定：体にぐるっとまきつけずに固定

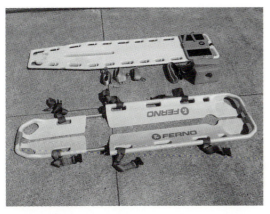

図3　バックボード（奥）スクープストレッチャー（手前）
スクープストレッチャーは分割でき，傷病者を極力動かさずに収容できる．骨盤骨折や穿通異物等の状況でどちらか選択する

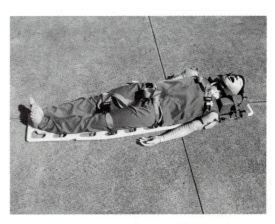

図4　バックボードに固定された傷病者

4. 脊椎運動制限

　受傷機転から頸椎損傷等の可能性があるときは，2次的損傷を予防するために全身を固定し，脊柱の動きを制限する．固定に使用する資機材には，バックボードやスクープストレッチャー等があり，状況に応じて選択する（図3，4）．

5. 救急車収容後の活動

1 収容直後の活動

　救急車に収容した後は，バイタルサインの測定や心電図のモニタリング，保温，酸素切り替え

を行う．現場で使用する酸素ボンベは，容量が少ないため，救急車の大型ボンベに切り替える．また，体温の低下が予後に影響を与えるため，毛布で保温する．現場で数値化しなかった呼吸数や脈拍数を，血圧も含め数値として把握する．

2 病院連絡

医療機関に電話で受け入れを依頼する．消防本部によっては，通信指令センターが仲介する．

3 搬送中

搬送中は，傷病者の様子やモニタの脈拍数などを常に気にかけ，容体の変化に注意する．少なくとも5分おきには呼吸状態，循環状態の評価と，行った処置が適切な状態で保たれているか，損傷部位の観察等を継続して行う．

また現場で行った全身観察では，生命を脅かすような損傷の有無に重点をおいて観察したが，搬送中は改めて詳細に全身を観察する．

特定の教育を受け，処置拡大の認定を受けている救急救命士であれば，ショックの傷病者に静脈路確保を行うことができるため，適応があれば静脈路確保による輸液を行う．

6. 実際の活動

> **症例**
> ある日，救急隊に出場指令があった．
> 「ピーポーピーポー，救急指令！ 国道○号線△△交差点で歩行者とトラックの交通事故，40歳代男性，路上で倒れているとの通報」
> ここで事故に対応する救急隊長の活動を見ていく．

1 状況評価

感染防御と携行資機材を確認しながら事故現場へ向かう．

現場に到着すると，交差点の真ん中でトラックが停車し，そこから7mほど離れた道路上で男性が倒れている．トラックの運転手に受傷機転を確認したところ，速度は約50km/時出ていた模様．傷病者は受傷機転で強い外力を受けたと推察され，ロード＆ゴーを考慮する．

トラックの運転手にケガはなく，傷病者は1人である．

トラックはフロントが若干損傷しているが，オイルやガソリンの漏れはない．警察官が到着し交通整理をはじめている．二次災害の心配はなさそうだが，念のため注意して活動する．ここまでで応援の必要はない．

傷病者は道路上で仰臥位，目は開いているがぐったりしている．右下腿のズボンが出血で赤く染まっている．これは重症かもしれない．

2 初期評価（傷病者接触）

傷病者に近づき頭部を両手で頭部を保持し，名前を聞くと答える．声が出るので気道は開通，意識レベルはJCSで1桁だ．

隊員と頭部保持を交代．呼吸を評価すると浅く速い呼吸をしているが，気道確保の必要はない．隊員に高濃度酸素投与を指示する．

循環を評価すると，皮膚は冷たく湿っている．脈は橈骨で触れるが弱く速い．右下腿の開放創から動脈性の出血があり，止血を指示する．

ショック状態だ．ロード＆ゴーを適応する．

❸ 全身観察

頭から観察していくと，後頸部の痛み，右側胸部に打撲痕，聴診で呼吸音に左右差，触診の結果右気胸と肋骨の骨折を疑う．右上腹部にも打撲痕と圧痛があり，肝損傷による腹腔内出血を疑う．

❹ 脊椎運動制限

後頸部に痛みがあるため傷病者をバックボード上に収容，ベルトで固定しながら傷病者に事故の状況や訴え，最終食事や病歴，アレルギーを確認する．

❺ 救急車収容後の活動

救急車に収容し，バイタルサインの測定や心電図のモニタリング，保温，酸素切り替えを指示し，救命センターに連絡．

「○○救急隊の白井です．歩行者と乗用車の交通事故です．40歳男性，ショック状態，ロード＆ゴーの適応です．右胸腹部に打撲痕があり呼吸促迫，右気胸，腹腔内出血の疑い，右下腿から活動性の出血があり止血しています．高濃度マスクで10L酸素投与，バックボードで固定しています．所要時間は15分です」

この15分後，救急車は救命センターに到着し，傷病者は医師に引き継がれた．

おわりに

重症外傷の傷病者を救命するという目的のなかで，医師と救急隊が共通の認識をもち連携することはとても重要です．本稿が，少しでもそのきっかけとなることを期待します．

文献・参考文献

1)「改訂第2版JPTECガイドブック」（JPTEC協議会/編），へるす出版，2016

プロフィール

白井泰延（Yasunobu Shirai）
川崎市消防局宮前消防署警防第1課救急係長
消防職員となって20年，現場をはじめとして救急に関するさまざまな業務に就いてきました．その過程では多くの先生方にお世話になり，多くのことを学び感謝しています．読者の皆様が将来，救急隊の良きアドバイザーとなることを期待しています！

第1章 重症外傷への対応

2. 外傷初期診療総論

上山裕二

> **Point**
> - primary survey は一人でもできるように何度も訓練を積もう
> - secondary survey はゆっくりでもいい，丁寧に最後まで行おう
> - 専門医へのコンサルトするタイミングを知ろう

はじめに

　救急外来を担当する機会のあるすべての医師にとって，多発外傷の初期診療は必ず身につけておきたいものの1つである．来院前から重症とわかっていれば，受け入れ準備の段階で多くの応援を得られるかもしれないが，軽症に見えてじつは重症なんてことはよくあるし，そもそも1人当直であれば迅速な応援は期待できない．軽症から重症まで，外傷初療に自信をもって対応するために，「キホン」を身につけておこう．

> **症例**
> 　70歳代男性．軽トラックで山間部を運転中，倒れてきた大木の下敷きになり，胸と足から出血している，と救急車で約5分の地元の病院に搬送された．来院時意識朦朧でショック状態．大腿内側に大きな裂創あり活動性出血が持続，右胸部の直径1cm大の創からは肺が見えていた．大腿部を圧迫止血しつつ，ライン2本確保し生食全開，鎮静下に経口挿管を行い，創とは別の部位から胸腔ドレーンを留置し，創をフィルムで閉鎖．手配したヘリが到着する頃には呼吸も落ち着き，収縮期血圧は100 mmHg台まで上昇，大腿部の出血はコントロールできており意識レベルも回復．高次病院に無事転送できた．

1. 外傷初期対応のキホン

　重症軽症にかかわらず，すべての外傷患者はJATEC™（Japan Advanced Trauma Evaluation and Care）[1]やPTLS（Primary care Trauma Life Support）[2]に則った対応がなされるべきである．目立つ外傷に気を奪われたり痛がる部位にとらわれたりすることで重大な問題を見逃してしまい，その結果患者の生命を危険に晒すことのないようにしたい．外傷初療対応は，生理学的異常を突き止めて蘇生するprimary survey（PS），解剖学的な異常を探すsecondary survey

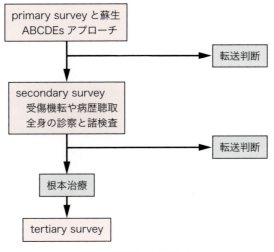

図1　外傷初療の構成

(SS)，そして根本治療で構成される（図1）．この手順をきちんと身につけ，preventable trauma death（防ぎうる外傷死）撲滅をめざそう．

2. primary survey（PS）

　患者の「生理学的な異常」を突き止めて蘇生するPSは，① 情報収集，② 第一印象，③ A（C）BCDE，④ PS総括，で構成される．

1 情報収集

　まず救急隊からの情報をMISTに則って聴取する．すなわち
- M（mechanism）：受傷機転は何か
- I（injury site）：受傷部位はどこか
- S（vital signs）：バイタルサインはどうか，ショックか
- T（treatment）：どんな処置が行われているか，酸素投与やバックボード固定はどうか

を聞き出す．経験豊かな救急救命士であれば，例えば，「大型バイクの単独事故，頭と胸を打っています，ショック状態，バックボードで全脊柱固定して搬送します」などと報告してくれる．

2 第一印象

　救急車は搬入口で待ちかまえよう．ストレッチャーに横たわっている患者が救急車から降ろされたら，「大丈夫ですか？」などと声をかけつつ，会話可能で気道は開通しているか（Aの異常），呼びかけ反応はあるか（Dの異常），前胸部の動きを見ながら呼吸状態はどうか（Bの異常），さらには橈骨動脈を触れながら脈が弱くて早いか，皮膚が冷たく湿っているか（Cの異常）を**同時進行で15秒以内に判断する**．このとき，第一印象のポーズをとるとよい（図2）．

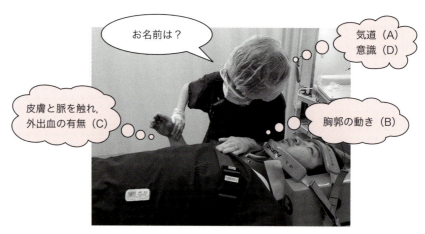

図2　第一印象のポーズ

表1　超致死的な胸部外傷「TAFな3X」

T：cardiac Tamponade	心タンポナーデ
A：Airway obstruction	気道閉塞
F：Flail chest	フレイルチェスト
X：open pneumothoraX	開放性気胸
X：tension pneumothoraX	緊張性気胸
X：massive hemothoraX	大量血胸

3 A（C）BCDEアプローチ

　初療室に運び込み，患者をストレッチャーに移したら，診察のためにまず全脊柱固定を外す（unpackage）．体幹を固定してあるストラップを外す前に，救急隊に頭部保持をお願いして，頭部固定のヘッドイモビライザーを先に外そう．そうすれば患者が不穏で動いても，頭部保持者が一緒に動くことで頸椎のずれを最小限に抑えることができる．unpackageができたら，Aから観察する．

1）A（airway）＋C（cervical spine）

　会話できれば気道は開通と判断し，リザーバーマスクで酸素10 Lを投与する．もし気道閉塞が疑われたら，頸椎を保護したまま下顎挙上法や下顎引き上げ法などを用いて気道確保を行う．もし血液流出などでゴロゴロ音が聞こえれば，ヤンカーサクションチューブなど硬性チューブを用いて口腔内吸引を行う．それでも気道確保できない場合は気管挿管を考慮．頸椎損傷の可能性があれば首を過伸展しなくてすむビデオ喉頭鏡（Airway scopeなど）が便利だ．出血が多く視野が十分取れない場合は観血的気道確保を選択する．輪状甲状靱帯穿刺・切開法はぜひとも身につけておきたい．

2）B（breathing）

　Aが解決したら次は呼吸状態の観察と安定化を図る．超致死的な胸部外傷6つ（TAFな3X，表1）を念頭におき，「見て，聞いて，触って，叩く」といった身体診察を行う．
　まず視診で呼吸状態を評価する．呼吸数を数え，頻呼吸・徐呼吸をみる．胸郭の打撲痕や胸郭挙上の左右差，頸部の呼吸補助筋使用に注目する．緊張性気胸を疑わせる胸郭の盛り上がりや，

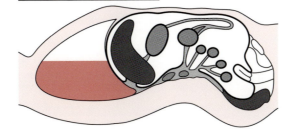

胸腔（**M**assive hemothorax）

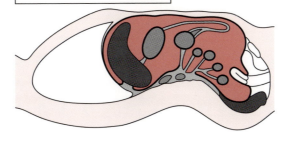

腹腔（**A**bdominal hemorrhage）

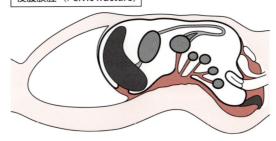

後腹膜腔（**P**elvic fracture）

図3　出血源の検索「MAPを探せ」
文献1を参考に作成

フレイルチェストを疑う動揺胸郭はないかを判断する．**聴診**では，左右差が最もわかりやすい側胸部（腋窩）で聴診を行う．前胸部聴診では反対側の音を拾ってしまう可能性があるので注意が必要だ．**触診**では，損傷の少ないと思われる側からしっかりと両手を用いて前胸部から側胸部を覆うように触り，圧痛，動揺，変形，皮下気腫の有無を確認する．特に皮下気腫はわずかでも触れた場合は気胸の存在が強く疑われるので，注意が必要．皮下気腫に特有のグジュグジュといった感触の有無を指先に意識を集中して触診しよう．最後に**打診**．鼓音があれば空気の存在を，濁音なら血液の存在を疑う．

　身体診察が終了すれば，このまま自発呼吸だけで大丈夫か，補助換気が必要か，判断する．緊張性気胸が疑われたなら緊急に胸腔穿刺・胸腔ドレナージが必要だ．

3）C（circulation）

　Cではショックの有無の判断をする．外傷に伴うショックの9割は出血性ショックだ．体表への出血は脱衣して確認．活動性出血があれば圧迫止血．ついで体内に出血する3つの部位（胸腔内，腹腔内，後腹膜腔）を胸部X線，FAST（focused assessment with sonography for trauma），骨盤X線で検索する（**MAPを探せ**，図3）．出血性ショックの処置は輸液．両肘から

表2　AMPLE聴取

Allergy	アレルギー歴
Medication	服用中の治療薬，嗜好品
Past history, **P**regnancy	既往歴，妊娠
Last meal	最終の食事
Event	受傷機転や受傷現場の状況

18G以上の太い針でラインを2本とり，温めた生食を全開で投与する．初期輸液に反応しなければ輸血に切り替え，塞栓術や手術の手配を行う．

●ここがポイント：ショックは数字で判断しない！

ショックの初期は，自らのカテコラミンの作用で収縮期血圧は一見正常範囲内だ．皮膚の冷感湿潤，橈骨動脈が弱くて速い，意識が朦朧，などをもとに総合的な判断が必要だ．血圧の「数字」のみを頼りにしてショックを判断しようとすると早期認知はできず，対応が遅れてしまう．なおプレショックなどという言葉はない．それは「ショックの初期だ」と肝に銘じてほしい．

4）D（dysfunction of central nervous system）

ABCの安定化が確認できたら，意識レベルと瞳孔左右差，四肢麻痺をみる．意識レベルの評価はGlasgow Coma Scale（GCS）を用いる．GCS 8点以下，瞳孔左右差1 mm以上などは「**切迫するD**」と表現し，secondary surveyのはじめに頭部CT撮影することを宣言する．

5）E（exposure and environment）

PSの最後は脱衣と体温管理．全身観察のために脱衣されると体温は急速に低下する．低体温は凝固障害を惹起する．輸液は加温し，体に毛布をかけ，室温を高くするなど，保温に注意を払う．

4 このまま自分で診ていいのか？

PSの途中で異常を認めたら直ちに行うべき処置を行いつつ同時に応援を呼ぼう．ただしAとBの異常では時間的猶予はない．輪状甲状靱帯穿刺・切開や胸腔穿刺・胸腔ドレナージはたとえ研修医であっても身につけておくべき手技だ．Cの異常は輸液を開始しながら応援を呼ぶ．例えばFAST陽性なら外科医や放射線科医を，不安定な骨盤骨折なら整形外科医や放射線科医などを施設内でのルールに則ってコールする．自院で対応困難と判断すれば，状態安定化を図りつつ転院搬送の手配を遅滞なく行う．「安定していないから転送できない」ではなく，「安定化させるために転送する」ということを理解してほしい．

3. secondary survey（SS）

PSが終わり，患者が安定すれば，SSに移る．切迫するDがあればSSのはじめに頭部CT撮影をする．このとき合わせて全身CTを撮影するのも許容される（trauma pan-scan CT）．切迫するDがなければ**AMPLE聴取**を行う（表2）．ついでhead to toe, front to backの合言葉のもと，頭からつま先まで，前も後ろも検索し，全身の「解剖学的異常」を見つけるべく診察を進める．

表3 胸部SSで検索すべき外傷「PATBED2X」

P : Pulmonary contusion	肺挫傷
A : Aortic rupture	大動脈断裂
T : Tracheobronchial injuries	気管・気管支断裂
B : Blunt cardiac injuries	心挫傷
E : Esophageal injury	食道断裂
D : Diaphragmatic injury	横隔膜ヘルニア
X : (simple) pneumothorax	単純な気胸
X : hemothorax	血胸

表4 SSでの胸部X線読影ポイント「気・胸・縦・横・骨・軟・チュ」

気管・気管支
胸腔と肺実質
縦隔
横隔膜
骨性胸郭
軟部組織
チューブ・輸液ライン

1 頭

毛髪に隠れた頭皮の腫脹や打撲痕・裂創は念入りに探さないと見つけられない．指を少し立てて「シャンプーをするように」丁寧に診察する．

2 顔面

視診・触診で顔面骨骨折は比較的すぐに見つかるだろうが，口腔内損傷や眼外傷の有無を見逃さないよう気をつける．視力障害は本人も気づいていないことがある．頭蓋底骨折はCTでもわかりにくい．racoon's eye（パンダの眼，black eyeともいう），髄液漏（鼻，耳），鼓膜内出血，Battle徴候（耳介後部血腫）を確認する．

3 頸部

訴え・視診・触診から，喉頭・気管損傷や頸動脈損傷を探す．特に閉塞性ショックの間接所見（頸静脈怒張）は重要なので必ずチェックする．精査は頸椎X線3方向（正面・側面・開口位）もしくはCTにより進める．

4 胸部

SSで検索すべき外傷（**PATBED2X**，表3）を念頭におき精査を進める．PS時にはなかった皮下気腫の出現や呼吸音の左右差をもう一度確認し，胸部X線を今度は詳細に読影する（**気・胸・縦・横・骨・軟・チュ**，表4）．

5 腹部

手術が必要な損傷を探すため，2回目のFASTや採血結果，CTでのfree airの存在などを参考に腹腔内出血や消化管損傷，腹膜炎を探す．

6 骨盤・会陰部

バイタルサインに影響を与えていない骨盤骨折の他，尿路損傷，直腸損傷，外性器損傷などを探す．直腸診の適応は，① 骨盤骨折を疑う場合，② 泌尿・生殖器・会陰部近傍の損傷を疑う場合，③ 脊椎・脊髄損傷を疑う場合，である．

7 四肢

末梢の拍動の有無，神経障害の有無の他，コンパートメント症候群などに注目する．整形外科医コンサルトの必要性を考慮する．

8 神経

意識レベルを再チェック．GCSで2点以上落ちていたら「切迫するD」だ．他に神経学的左右差などをチェックし，必要に応じて頭部CTを撮影，脳外科にコンサルトする．

9 背部

脊椎・脊髄損傷を疑えば必ずログロールで背面観察を行う．重症骨盤骨折ではflat liftで対応する．

最後に**FIXES**で忘れ物チェックを行う．
F（finger or tube into every orifice）：耳鏡，胃管，直腸診，導尿カテ挿入など
I（iv，im）：輸液路確保，抗菌薬投与，破傷風トキソイド投与
X：X線
E：ECG
S：splint骨折部位に対するシーネ固定

> ●**ここがポイント：コンサルトは早めに！**
> JATEC™やPTLSといった外傷初療の目的は，目の前の患者を死なせないよう，致死的な病態を回避することである．決して自分1人で外傷を診られるスーパー外傷医を養成するものではない．適切なタイミングで，適切な科に，遠慮なくコンサルトすることがきわめて重要である．コンサルトが遅れると，死が待っている．

4. 外来での初期診療総括

PSの再評価，バイタルサインや意識レベルの確認を行い，SSで見つけた損傷の処置を行いながら，手術・転送・転科の判断を行う（図1）．

おわりに

PSでは本を読んだり上級医を呼んだりする時間的余裕はないため，外傷初療にかかわるつもりなら必ず習熟すべきである．慣れていくコツとして，たとえwalk-inであってもPSからやってみるといい．例えば，会話できるのでAはOK，酸素投与は省略．胸を打っていないか本人に確認し，念のために胸の音を聞きますね，と言いながらBの評価を行う．TAFな3Xなし．血圧と脈拍は大丈夫でFASTは省略…など順序立ててPSの診察をする習慣をつけるとよい．

文献・参考文献

1) 「改訂第4版 外傷初期診療ガイドラインJATEC」(日本外傷学会外傷初期診療ガイドライン改訂第4版編集委員会/編,日本外傷学会,日本救急医学会/監),へるす出版,2012
2) 「Primary-care Trauma Life Support－元気になる外傷ケア」(箕輪良行,他/編,地域医療振興協会/監),シービーアール,2012

プロフィール

上山裕二(Yuuji Ueyama)
医療法人倚山会田岡病院救急科
徳島市中心部にある二次救急医療機関でER型救急を行っています．救急の多くは重症ではなく，軽症・中等症を受け入れる二次病院がしっかりしないと三次病院に負担がかかり，その結果地域の安心安全は守れなくなります．徳島で救急をやりたい！という方の受け皿となりうるよう頑張っていますので，興味ある方はご連絡ください．お待ちしています．ueyama@taoka.or.jp

第1章 重症外傷への対応

3. 気道管理

水嶋知也

> **●Point●**
> ・気道の評価と管理は，重症外傷患者の診療で最優先事項である．「問題あり」と判断したら即行動すべし！
> ・確実な気道確保は経口気管挿管が第一選択である．躊躇したり不確実な器具で代用してはならない！
> ・経口気管挿管が困難な気道緊急には，外科的気道確保を選択せよ！

はじめに

外傷患者が運ばれてきた．多数の医者が一斉に診療をはじめる救命救急センターでも，街の個人病院の1人当直でも基本は同じで，まずは気道に異常がないかを評価し必要な処置を行う．本稿では外傷患者における初療として気道の評価方法と行うべき処置を概説する．

1. 外傷診療のイロハ（primary survey）

外傷診療においてまずは生命の危機にある状態なのかを評価し，必要な処置を行う．目立つ大ケガにとらわれないで，気道（A：Airway），呼吸（B：Breathing），循環動態（C：Circulation），意識（D：Dysfunction of CNS）の順番に評価し是正する．多人数で一斉にとり掛かって銘々に仕事をしていても，誰か1人は順序立てて「AはOK，BもOK，Cはどうだ？」と全体を確認していないと足元をすくわれ全員で穴に落ちる．でも，これって外傷に限らず救急患者を診るときはすべて同じ．まずはABCを評価し，不安定であれば原因が何かにかかわらず先にABCを安定させ，安定しているのであれば慌てずじっくり診ていく．気道（A）が開通していなければ，酸素は取り込まれず二酸化炭素も排出できないので呼吸（B）は成立せず，酸素欠乏により循環（C）は破綻し中枢神経機能（D）も停止する．そのため，気道（A）の評価と管理は初療において最優先事項であり，的確に行うことが求められる．

> **症例：心停止した原因は出血？**
> 看護師「先生．バックボードに固められたこの患者さん，嘔吐しているようですけど…」
> 当直医「ば，馬鹿．大腿の傷からの出血がすごいぞ，いいからこっち手伝え！」
> 看護師「えっ！…はい，はい」
> 　　　　　　　　　　＊　　　＊　　　＊
> 当直医「よし，やった．出血の勢いがなくなってきた」
> 看護師「あれ…先生，心拍が…．心停止です！！」
> 当直医「何！？ 心マ，心マ！」

2. 気道の評価 Look，Listen，Feel！

　気道の評価の第一歩としてとにかく患者さんの顔の傍で声を掛けてみよう．返事をしたり，喋れるのであれば気道は開通しているし意識もあるのでとりあえずは安心．ただし，気道に不安がなくても重症と思われる患者さんには酸素投与をしておくこと．

　声を掛けてみて「何かおかしい」と感じたら，より詳しく評価する．顔面，頸部，胸部，口の中などから表1に示した異常を探すために見て，聞いて，感じる（Look, Listen, Feel）．

表1　気道の評価

	気道障害の所見・疑うべき所見・評価すべき所見
Look（見て）	・顔面・頸部の損傷：上顎骨骨折，下顎骨骨折，気管損傷，頸部血腫などによる気管の圧迫 ・頭蓋底・鼻腔・口腔・咽頭・喉頭からの出血 ・開口障害 ・努力呼吸：呼吸補助筋の使用，陥没呼吸 ・口腔内の血液・吐物の貯留，異物の存在 ・呼吸数 ・SpO_2
Listen（聞いて）	・口腔内の音：いびき，血液・吐物の貯留 ・発声障害 ・聴診：吸気時の肺部より気管部により強い wheeze・rhonchi・stridor，誤嚥を疑う呼吸音 ・情報収集：受傷機転，最終食事時間（full-Stomach かどうか），既往歴，飲酒，薬物摂取など
Feel（感じて）	触診：上顎・下顎の変形や動揺，気管の偏位・圧迫

3. 気道管理（primary survey における蘇生）

　気道に異常あり！と判断したならば，何らかの処置（蘇生）を行う．特に気道閉塞（Airway obstruction）であれば生命の危機となる超緊急事態であるので即座に是正する（TAF3XのA，第1章2参照）．医者のオロオロモタモタが死に直結する．気道障害に対して，表2で示した処置があげられる．

表2 気道障害に対する処置

・吸引 ・用手気道確保 ・エアウェイ（経鼻，経口） ・非侵襲的な器具（ラリンジアルマスク，ラリンジアルチューブなど）	簡易的な気道確保
・気管挿管（経口） ・気管切開 ・輪状甲状靱帯穿刺・切開	確実な気道確保

1 簡易的な気道確保

良くも悪くも簡易的であり，大事なのは「確実ではない」と肝に銘じておくこと．逃げの一手であり安心はできない．短時間で明確な改善が見込めない，継続的な気道確保が必要と予想される，悪化する可能性がある場合は確実な気道確保（気管挿管など）を選択すべきである．また，確実な気道確保の適応にあるにもかかわらず簡易的な方法で代用してはならない．

1）吸引

気道内の液体成分（血液，吐物など）を除去する．食物残渣，凝血塊などの固形成分も含まれていることも多いので太い吸引チューブを使う方が良い．気管挿管するときも，必ず事前に用意しておく．「ぜんぜん見えない！吸引用意して！」では遅い．持続して吸引が必要な場合は，確実な気道確保を考慮する．

2）用手気道確保（手を使った気道確保）

意識障害があり舌根沈下による気道障害に対し，簡易的に手で気道を確保する方法．心肺蘇生法の人工呼吸では「頭部を後屈し顎先を挙上すること」で気道を開通させるとあるが外傷では極力行ってはならない．隠れた頚椎の骨折や脱臼があり，手技によりそれまで無傷だった脊髄を損傷させるかもしれない．そこで頚椎のアライメントを保ちつつ気道を確保する方法として，下顎骨のみを前方に押し上げる「**下顎挙上**」（志○けんの「アイーン」）があり外傷患者の用手気道確保はこの手技を基本とする（図）．

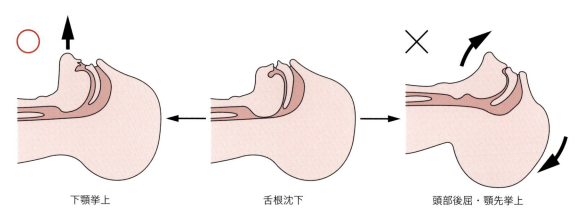

図　手を使った気道確保（用手気道確保）

3）エアウェイ（経鼻，経口）

　舌根沈下している患者をいつまでも手で下顎挙上しているわけにはいかない．疲れたからといって看護師さんに代わってもらったら舌打ちされる．咽頭・喉頭の気道を開通させる器具としてエアウェイがあり，経鼻と経口があるがそれぞれ一長一短がある．経鼻エアウェイは非常に簡便であるが，頭蓋底骨折が疑われる場合（鼻出血，耳出血，パンダの眼徴候，Battle徴候など）は使えない．経口エアウェイは口が開いていれば入れることができるが，かえって嘔吐を誘発することもあり注意が必要である．

4）非侵襲的な器具（ラリンジアルマスク，ラリンジアルチューブなど）

　特別な器具を使うことなく挿入でき比較的簡便で，人工呼吸（陽圧換気）もある程度は可能で全身麻酔の気道確保としても使用されている．ただし，損傷による解剖学的な変化や異物の存在によりフィットが不十分となったり，もともと声帯から末梢側の気道を確保している保証がないため，外傷初療ではこれらの器具を考慮するのであれば確実な気道確保を選択すべきである．

2 確実な気道確保は気管挿管 ～「経口気管挿管」がゴールドスタンダード～

　外傷初療時の確実な気道確保の第一選択は何と言っても「経口気管挿管」．またどんな理由であれ気管挿管がどうしてもできず気道閉塞などの超緊急時には，輪状甲状靱帯に穿刺や切開を即座に行い外科的に気道を確保する．躊躇しているうちに患者が死ぬ．表3に確実な気道確保の適応を示す．気管挿管と輪状甲状靱帯穿刺・切開の手技に関しては第2章1を熟読してトレーニングを積んでほしい．

表3　確実な気道確保（気管挿管）の適応

primary survey	適応
A（気道）	・気道閉塞 ・嘔吐や誤嚥の危険がある（血液・吐物）
B（呼吸）	・呼吸停止 ・呼吸不全（補助換気が必要な状態） ・酸素化不良 ・重症肺挫傷 ・重症フレイルチェスト
C（循環）	重症ショック（Cの蘇生に専念するために，確実にAとBをコントロール）
D（中枢神経）	切迫するD（GCS≦8点，瞳孔不同，麻痺）
その他	全身麻酔が必要

　「気道を確保した」ということは，同時に「気道を管理する責任が生じた」ということになる．気管挿管したから安心ではなく，DOPE（ドープ）に気をつけなければならない．

D：Displacement　　チューブの位置異常
O：Obstruction　　　チューブの閉塞や屈曲
P：Pneumothorax　　気胸（特に陽圧換気時）
E：Equipment failure　器具の不具合（呼吸器，換気器具）

気管切開は，頸部を後屈し術野を展開する必要があること，手技に時間がかかることから外傷初療における気道確保としては不向きであり適応となることは非常に少ない．

Advanced Lecture

■ 経口気管挿管時の薬剤投与（鎮静下挿管VS意識下挿管）

「気管挿管するぞ！」ってときに，鎮静薬（麻酔薬）や筋弛緩薬を使うかどうかは非常に難しい．薬剤を使う場合（鎮静下挿管）と使わない場合（意識下挿管）の利点と欠点を表4に示す．患者の状態，利点と欠点を天秤にかけて選択する．薬剤を使うと手技そのものは容易となる反面，意識や呼吸を消してしまい簡単にはやり直しができないだけでなく，「鎮静薬は基本的に循環抑制する」と思っていた方が無難で覚悟がいる．また，薬剤の種類や量も検討が必要で，状態の悪い患者に対して添付文書どおりの用量では危険なことが多い（表5，用量はあくまで目安）．さらに鎮静薬や筋弛緩薬を使った場合は，患者が勝手に呼吸してくれるわけではないので，管理する責任が発生する．CT室から処置室などに移動した後，呼吸器にちゃんと接続して稼働しているのか確認を怠ると医者が患者を危険に曝す．

表4　鎮静下挿管と意識下挿管の利点と欠点

	利点	欠点
鎮静下挿管	・患者の協力が不要 ・手技が比較的容易となる ・自己抜管の危険が少ない（薬剤投与下であれば）	・マスク換気ができない患者には非常に危険（失敗が許されない） ・状態が悪化する可能性が高い（代償機能の低下，循環抑制） ・人工呼吸管理（陽圧換気：非生理的な呼吸）が必要 ・意識低下により状態の変化や把握が困難となる ・準備が比較的煩雑となる ・薬剤の知識・習熟が必要 ・薬剤を投与したら基本的に後戻りはできない
意識下挿管	・患者の循環，意識を保つことができ状態や変化を把握しやすい ・自発呼吸（生理的な呼吸）を残せる ・準備が比較的簡便（道具さえあればできる） ・やり直しや鎮静下挿管への切り替えが可能	・患者の協力が得られないことが多い ・手技の高い習熟が必要 ・呼吸を常に評価し変化に対応しなければならない ・自己抜管される危険がある

表5 気管挿管時に使う主な鎮静薬と筋弛緩薬

	一般名 (主な商品名)	静注用量 (体重50 kgでの用量目安)	利点と欠点
鎮静薬 麻酔薬	プロポフォール (ディプリバン®)	1〜2 mg/kg (50 mg)	・効果の発現,消失が早い(Bolus投与後約30秒で入眠) ・呼吸・循環抑制がある(マイケル・ジャクソン) ・小児に対する安全性は確立されていない
	チオペンタール (ラボナール®)	3〜5 mg/kg (150 mg)	・効果の発現,消失が早い(Bolus投与後約30秒で入眠,ただし消失が早いのは初回投与時のみ) ・呼吸・循環抑制がある ・アレルギー反応を誘発することがある
	ミダゾラム (ドルミカム®)	0.1〜0.2 mg/kg (5 mg)	・循環抑制効果が比較的小さい ・効果の発現が緩徐,持続も比較的長い
	ケタミン (ケタラール®)	1 mg/kg (50 mg)	・血圧を上げる ・弱いが鎮痛効果もある ・頭蓋内圧を上げる(「切迫するD」には禁忌) ・麻薬扱いのため管理が煩雑 ・悪夢を見ることがある(女性)
筋弛緩薬	ロクロニウム (エスラックス®)	1 mg/kg (50 mg)	・効果の発現・消失が比較的早い(Bolus投与後約60〜90秒で発現,効果は1〜2時間程度) ・完璧な拮抗薬がある(スガマデクス4 mg/kg) ・冷所保存が必要
	ベクロニウム (マスキュラックス®)	0.1 mg/kg (5 mg)	・安定した筋弛緩効果がある ・拮抗薬(スガマデクス)にある程度は効果がある ・効果の発現や持続が緩徐(効果発現まで数分,数時間持続) ・粉末剤で生理食塩水や蒸留水での溶解が必要
	サクシニルコリン (サクシン®)	1 mg/kg (50 mg)	・効果の発現と消失が迅速 ・慣れていないと扱いにくい(昨今,使用が減少傾向にある)

注意!) 鎮静薬の投与量は添付文書の用量より少なめに記載してある.状態の悪い患者への投与はさらに減量しないと危険なこともある.効果の発現や消失時間は筆者の経験的な数値であくまで目安である

おわりに

　外傷診療に限らず,普段から体を動かしてたくさんの患者を診察しよう.よく見て,よく聴いて,よく感じとる.飽きるほど正常を経験しないと「何かおかしい」「いつもと違う」がわからない.検査の選択や吟味だけが医者の仕事ではないのは,この稿を読んでもわかるはず.ABCが「何かおかしい」と感じたらすぐ行動!個々のスキルを日頃からトレーニングしておこう.

文献・参考文献

1) 「救命処置・緊急外科的気道管理ガイドブック」(村島浩二,他/著,岡本浩嗣/監),真興交易医書出版部,2007
2) 水嶋知也,他:器具による気道確保.救急医学,38:623-626,2014
3) 「Primary-care Trauma Life Support-元気になる外傷ケア」(箕輪良行,他/編,地域医療振興協会/監),シービーアール,2012
4) 「改訂第4版 外傷初期診療ガイドラインJATEC」(日本外傷学会外傷初期診療ガイドライン改訂第4版編集委員会/編,日本外傷学会,日本救急医学会/監),へるす出版,2012

プロフィール

水嶋知也（Tomoya Mizushima）
船橋市立医療センター救命救急センター副部長
1998年，杏林大学医学部卒業．自治医科大学さいたま医療センター心臓血管外科，船橋市立医療センター麻酔科集中治療科などを経て現職．
われわれの救命救急センターは，内科，循環器科，外科，集中治療科，麻酔科などのサブスペシャリティーをもった救急医が集まって診療しています．救急医をめざす人だけでなく，別分野の専門を決めているがその前に急性期医療全般をマスターしたい人もぜひ飛び込んできてください．救急医をめざす若手には，専門医資格取得はもちろんサブスペシャリティーを取得するための外部研修の支援もしています（放射線科など）．また，一緒に指導していただくベテランの先生も大募集中です．

第1章 重症外傷への対応

4. ショック

大村健史

> **Point**
> ・ショックの認知と「スイッチON」がなければショック対応ははじまらない
> ・外傷性ショックではとにかく出血源の検索に努める
> ・輸血と止血がすみやかに行えるよう事前に院内の体制を整えておく

はじめに

　高エネルギー外傷＋ショック，あるいはFAST（focused assessment with sonography for trauma）陽性＋ショックの患者診療には一刻の猶予もなく，ERのみならず輸血部，手術部，ICU等の人員を総動員してでも対応しなければならない最重要ミッションである．しかしショックは一般に考えられている以上に見落とされやすく，「スイッチON（後述）」，原因検索，迅速な治療の対応を誤ると助かるはずの命が失われてしまうことがある．本稿では外傷によるショックで注意すべき上記ポイントについて解説する．

> **症例**
> 　40歳代男性．救急隊から通報されたMIST[※1]：自動車運転中，壁に激突した．顔面，胸腹部を打撲しており，不穏状態でバイタルサインはうまく測定できない．全脊柱固定，酸素投与で搬送．
> 　primary surveyでは［A］気道：開通，［B］呼吸：右胸部皮下血腫があり呼吸音の減弱あり，［C］循環：橈骨動脈触知可能だがCRT[※2]延長あり，FAST陽性，［D］意識：E2V3M5，不穏，［E］体温：35.8℃であった．血圧測定は不能，脈拍数は100回/分，呼吸数は26回/分であった．secondary surveyでは顔面に打撲痕，右胸部に打撲痕，腹部にシートベルト痕がみられた．
> 　患者は搬入時より不穏で暴れており抑制帯が必要なほどであった．点滴ラインは何とか確保できたが，不穏状態ではCT検査できないと判断され鎮静薬を投与した．なんとかCT撮影することができたが，撮影後に徐脈となりあわててERに戻るも心停止となった．この時点であわてて気管挿管となり…

※1 MIST：Mechanism（受傷機転），Injury（損傷部位・程度），Sign（症状・症候），Treatment（行った処置）
※2 CRT：capillary refilling time（毛細血管再充満時間）

1. ショックの認知

1 見落とされやすいショック

　高エネルギー外傷＋ショック，あるいはFAST陽性＋ショックはERにおける最も緊急度の高い患者であることは既述したとおりである．前者は救急隊からの情報で，後者は初療の診察で判断されるものであるが，このショックというものは意外なほど見落とされやすい．

　本症例でも振り返ってみれば要請の時点で「不穏状態」「バイタルサインはうまく測定できない」，初療でも「CRT延長あり」「血圧測定不能」「脈拍数100回／分」「呼吸数26回／分」などショックを疑うべきキーワードがちりばめられており，なぜCTを撮ったのか，なぜ気管挿管が遅れたのかと逆に不思議に思われる．

　血圧の低下はショックがある程度進行してから認められるものであるため，ショックの早期認知の指標とはなりえない．ショックを早期に同定するためには，頻呼吸，皮膚の冷汗湿潤，CRT延長，頻脈などをもって総合的に判断するべきであると言われるが，実際難しいことも多く，想像力（妄想力？），予測する力といったものが必要となる．

2 「スイッチON」と情報共有

　ショックを認知したならば，災害医療にも通じるところであるが「スイッチON」（ここでいうスイッチは心のスイッチ，平時とは違う緊急体制に入るということ）を行い，周囲スタッフだけでなく輸血部，手術部，さらにICUへ外傷ショック患者が搬送されたことを情報共有するべきである．後述のMTP（massive transfusion protocol，大量輸血プロトコル）を発動させるという行動に移す必要がある．

> ●ここがポイント
> 受傷直後に全身状態が保たれていても，時間経過とともにショックに陥る症例もあるため，常に最悪のシナリオを想定して準備，診療にあたるべきである．

> ●ここがピットフォール
> 不穏患者は要注意．ショックによる臓器（脳の）障害＝不穏と考えて行動すべき．また，患者の意識が保たれているとアンダートリアージされやすいのでこれも要注意！

2. ショックの原因

　外傷によるショックの原因については以下のように分類することができる．

> ① 出血性ショック
> ② 非出血性ショック
> 　・閉塞性ショック　：緊張性気胸，心タンポナーデ，縦隔血腫（図1）等により生じる
> 　・心原性ショック　：心筋挫傷で生じることがある
> 　・神経原性ショック：脊髄損傷による交感神経の緊張低下で生じる

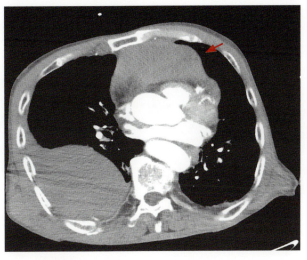

図1　縦隔血腫
胸部造影CT，縦隔血腫により心臓が圧迫されている（→）

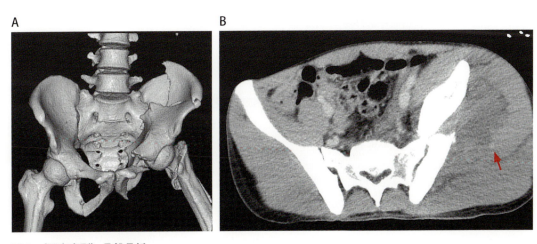

図2　（不安定型）骨盤骨折
A）骨盤部CT 3D合成
B）骨盤部造影CT
垂直剪断型の骨盤骨折があり，周囲に出血，血腫がみられる（→）（Color Atlas①参照）

1 ショックの原因はまず出血を考える

　外傷でのショックの原因は前述のようにいくつかに分類することができるが，原因の90％以上は出血性ショックであると言われている．このためショックの原因検索では出血源検索が重要である．
　JATEC™コースなどでは「MAPをさがせ！」と教えられている．

M：massive hemothorax（大量血胸）
A：abdominal hemorrhage（腹腔内出血）
P：pelvic hemorrhage（骨盤骨折に伴う出血，図2）

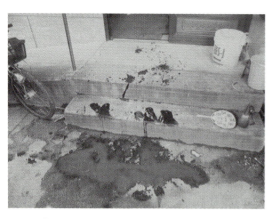

図3　外出血
現場写真は出血量を推定するのに非常に有用
（Color Atlas②参照）

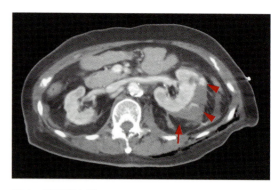

図4　後腹膜血腫
腹部造影CT．左腎周囲に造影剤の漏出像（▶）と血腫（→）がみられる

　この検索には胸部，骨盤X線検査とFASTが用いられる．これら検査所見が典型的なものであれば出血源（部位）の同定は比較的容易だが，いつもそう簡単に話がつくわけではない．以下に見落としやすい出血をあげる．

2 見落としやすい出血

1）外出血
　30 cm四方の出血で約100 mLの出血と計算される．搬送してきた救急隊員に詳しく現場状況を聞かないと出血量を見誤る可能性がある．現場写真などあると有用（図3）．同様に，衣類に付着した血液もカウントに加える必要がある．

2）後腹膜出血
　膵損傷や腎損傷（図4）による後腹膜腔への出血は，X線検査やエコーなどERでの検査では推定が難しい場合が多い．CTを撮影するまで出血量は不明であり，受傷部位からある程度損傷を予測してショックに備えておかなければならない．

3）皮下・筋肉内出血（図5），骨折による出血
　体表の観察が重要である．打撲痕，腫れ，緊満感により診断される．高齢者では組織間の結合がゆるく，出血が広範囲に広がり出血量が多くなるため注意を要する．
　大腿骨骨折では1,000〜2,000 mLほど出血することがあり，両側の大腿骨骨折では容易にショックに陥る（図6）．
　逆に動脈の解離（図7）や閉塞（図8）によって血圧が見かけ上低く計測されてしまう場合もあるので，説明のつかない低血圧などではこれらを疑ってみる必要がある．

　私が上司から教えてもらった外傷による出血の見落としを戒める格言
　「ショックの原因は，1に出血，2に出血，3，4がなくて5に出血」
　皆さんも重傷外傷患者が搬入されたときはこの言葉を唱えてみてほしい．

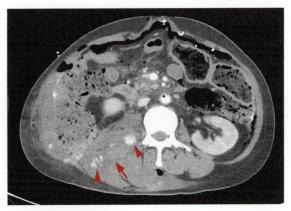

図5 筋肉内血腫
腹部造影CT．脊柱起立筋内に造影剤の漏出像（▶）と血腫（→）がみられる

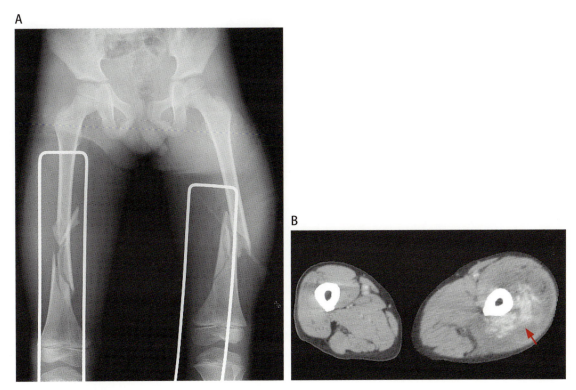

図6 大腿骨骨折
A）骨盤大腿部単純X線
B）大腿部造影CT
両側大腿骨骨折があり，造影剤の漏出，血腫による軟部組織の腫脹（→）がみられる

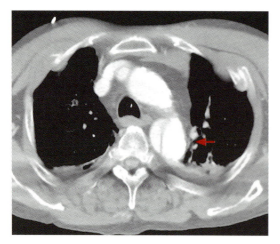

図7 外傷性大動脈解離
胸部造影CT．大動脈内にflapが見える（→）

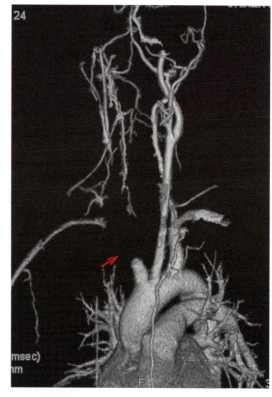

図8 動脈閉塞
頸部胸部造影CT3D合成．腕頭動脈の途絶がみられる（→）（Color Atlas③参照）

3. ショックへの対応

　ショックへの対応についてJATEC™で指導されているが，「入れて」「入れて」「止める」，つまり**輸血，気管挿管，止血術を行う**．

　輸血についてはMTPという概念があり，簡単に言えば小出しに（例えば2〜4単位ずつ）輸血をオーダーするのではなく，赤血球も新鮮凍結血漿も血小板もまとめて6単位ずつ，あるいは10単位ずつオーダーした方が外傷患者の予後がよくなるという戦略である．凝固因子，血小板の補充を初療から積極的に行い凝固障害の進行を軽減することに意味がある．たくさんオーダーして血液の破棄を心配するかもしれないが，結果的に血液資源の節約にもつながることが証明されている[1]．

　MTPを発動することと連動して，輸血部，手術部，ICUへ「総員，第一種警戒態勢に入れ！」とばかりにERに最重症患者が搬入されたことを通知するシステムを構築しておく必要がある．さらに，究極的に手術室まで搬入する時間的余裕がない症例に対してはERで開胸あるいは開腹での止血術を行わなければならない場合もあるが，これは突然ERで手術しますといってできるものではないため，ER緊急手術シミュレーションを前もって行っておくなど事前準備が必要である．

おわりに

　皆さんいかがでしたか？ショックを見落としなく診察できそうですか？
　ショックの見落としが怖いというあなたへ最後に特別な方法を教えます．
　それは，すべての重傷患者をショックとみなし，搬入からよーいドンで出血などの原因がないことを確認するまで**アドレナリン全開，全速力**で診療することです．そうすれば診療の遅れは生じないはずです．さあ，張り切っていきましょう！

文献・参考文献

1) Sperry JL, et al：An FFP：PRBC transfusion ratio >/=1:1.5 is associated with a lower risk of mortality after massive transfusion. J Trauma, 65：986-993, 2008

プロフィール

大村健史（Takeshi Omura）
徳島県立中央病院外科・救急科
昨年は外傷手術の武者修行として，外傷天国？南アフリカ共和国のヨハネスブルグに半年間臨床留学していました．申請すれば期間限定の医師免許を取得し，ガンガン外傷手術に入ることができます．刺創や銃創が多く，外傷手術を110例経験することができました．興味のある人は連絡ください．
趣味は読書で，進路やキャリアアップに悩んでいる研修医の皆さんにおすすめの1冊があります．「好きなようにしてください」（ダイヤモンド社，2016）．ヨハネスブルグで子ども時代を過ごしたという楠木建さんの名著です．

第1章 重症外傷への対応

5. 重症の頭部外傷

小倉憲一

> ● Point ●
> ・頭皮からの出血は，傷口が小さくても多い出血量となる！
> ・頭部外傷のショックでは他の部位の検索を！
> ・意識レベルJCS 2桁以上なら，緊急手術の可能性あり！
> ・脳ヘルニア徴候のある急性硬膜外血腫と急性硬膜下血腫は，ERで穿頭術を考慮する！

1. 『頭皮からの出血』への対応

　出血は緊急を要する事態の1つです．特に，頭皮の損傷部位からの出血は動脈が出血源となっていることも多く，なかなか血が止まりにくく，大量の出血を伴う場合がある．しかし，多くの場合，出血の割に傷口が小さく，直接の圧迫で容易に止血が可能であり，最終的に創部を縫合等によって閉鎖することで止血を完成させる．

　いずれにしても，迅速な処置が求められ，とかく経験がないと慌ててしまうことも多い．以下のポイントが重要である．

●ここがポイント
・気持ちを落ち着ける
・頭皮からの出血のほとんどは傷口の直接圧迫で止めることができることを思い出す

　乳児を除いて，実際には頭皮の損傷部位からの出血で輸血が必要なショック状態に至ることは稀である．特に頭蓋内の出血でショックをきたすことはないので，頭部外傷にショックを伴う場合は，通常，腹腔内出血など他の部位の外傷によるショックを念頭において診療にあたることが大切である．

●ここがポイント
頭部外傷にショックを伴う場合，他の部位からの出血に注意

2. 最初に『頭部外傷』に気づくポイント

1 受傷機転

高所から転落，頭部の打撃，交通事故などは明らかだが，ここで注意しておきたいのは転倒である．単なる転倒による頭部の打撲であってもその後，数分，数十分単位で急激に意識レベルが低下し重症頭部外傷に至るケースをしばしば経験する．転倒の場合は，経過観察に気をつける．

2 外表所見

頭部，顔面外傷が見られる．頭髪内の傷は見逃しやすいので注意が必要である．

3 臨床症状

以下の症状が見られたら，重症な頭部外傷の可能性がある．
（頭部外傷後に）反応がない．うめき声やうなり声のみをあげる．うとうとしている．混乱している．吐き気や嘔吐．頭痛がある．物が見えにくい．歩きにくい．体のどこかが動かしにくい．痙攣しているまたは痙攣していた．

> ●ここがポイント
> ・単純な転倒による頭部外傷でも重症化するケースがある
> ・頭髪内の傷を見逃さない！

3. 頭部外傷の症候

頭部では外表の傷に伴う痛み以外に，頭蓋内圧が上昇すると嘔吐や頭痛を訴え，進行すると意識レベルが低下する．さらに重症な脳ヘルニアの状態が迫ってくると血圧は上昇し頻脈となり，さらに状態が悪化すると徐脈となる（Cushing徴候）．

通常，意識レベルの評価としてGlasgow Coma Scale（GCS，表1）または状況に応じて救急隊員が通常よく使用するJapan Coma Scale（JCS，表2）がある．そのほか，眼位，瞳孔所見，運動麻痺などの神経所見を観察する．重症の患者では緊急時はとりあえず意識と目と，麻痺の観察だけで十分である．

脳ヘルニアの徴候として瞳孔不同，片麻痺，Cushing徴候に注意する．

また，外表の観察では頭部からの出血だけでなく，鼻出血や耳出血，頭蓋底骨折を疑う所見である耳介後部の皮下出血斑Battle徴候や眼周囲の皮下出血black eye（パンダの眼徴候，racoon's eyeともいう），髄液漏（ダブルリングサイン）の有無などにも注意を払う．ただし，Battle徴候やblack eyeは有名であるが，受傷早期には出現せず通常は数時間を経てから明らかとなってくることを忘れずに．

> ●ここがポイント
> 緊急時はとりあえず頭（意識）と目（眼位と瞳孔）と四肢（運動麻痺）の観察

表1　Glasgow Coma Scale（GCS）

3つの項目のスコアの合計で評価	反応	評点
開眼（E） eye opening	自発的に開眼 呼びかけにより開眼 痛み刺激により開眼 全く開眼しない	4 3 2 1
最良言語反応（V） best verbal response	見当識あり 混乱した会話 混乱した言葉 理解不明の音声 全くなし	5 4 3 2 1
最良運動反応（M） best motor response	命令に従う 疼痛部へ 逃避 異常屈曲 伸展 全くなし	6 5 4 3 2 1

表2　Japan Coma Scale（JCS）

Ⅰ．刺激しないで覚醒している状態
1．ほぼ意識清明だが，今ひとつはっきりしない
2．見当識（時・場所・人の認識）に障害がある
3．自分の名前や生年月日が言えない
Ⅱ．刺激すると覚醒する状態（刺激をやめると眠り込む）
10．普通の呼びかけで目を開ける．「右手を握れ」などの指示に応じ，言葉も話せるが間違いが多い
20．大声で呼ぶ，体を揺するなどで目を開ける
30．痛み刺激をしながら呼ぶとかろうじて目を開ける．「手を握れ」など簡単な指示に応じる
Ⅲ．刺激をしても覚醒しない状態
100．痛み刺激に対し払いのけるような動作をする
200．痛み刺激で少し手足を動かしたり，顔をしかめる
300．痛み刺激に反応しない

4. 臨床症状による重症度分類

　頭部外傷の重症度分類として，JATEC™（Japan Advanced Trauma Evaluation and Care）ではGCSを用いて，合計で3～8点（JCS 30以上）を重症，9～13点を中等症，14～15点を軽症としている[1]．

● ここがポイント
臨床症状による重症度分類はGCSを用いる

◪ 軽症頭部外傷（GCS 14～15点）

　頭部外傷の多く（80％以上）は軽症で，軽症の頭部外傷が疑われる際に大切なことは重症化する恐れのある患者を見落とさないことである．軽症患者における重症化の危険因子については種々の報告があるが，JATEC™を参考に後述する[1]．軽症頭部外傷では，表3にあげられるような危

表3　頭部外傷の重症化危険因子

高度危険因子	出血性素因，薬剤（特に抗血小板薬，抗凝固薬），アルコール，外傷前痙攣，60歳以上，頭蓋骨骨折，神経学的異常
中等度危険因子	事故直後の意識消失，健忘，嘔吐，病歴不明，広範囲・進行性頭痛
低度危険因子	上記因子がない

険因子を見逃さないよう注意しなければならない．

さらに，抗凝固薬・抗血小板薬内服中の患者では頭部CTで脳出血を認める場合，必要に応じてビタミンK製剤や新鮮凍結血漿（fresh frozen plasma：FFP）などを投与する．

● ここがポイント
軽症頭部外傷でも重症化の危険因子に注意

2 中等症頭部外傷（GCS 9〜13点）

中等症頭部外傷ではCTで異常を認める場合が多く，手術になるケースもある．10〜20％で症状が進行し，7％で手術になると言われている．

詳細な手術適応については成書に譲るが，内因性疾患も含め経験的に占拠性病変としての緊急の血腫除去術を検討する場合，筆者はJCSで意識レベル2桁以上を1つのラインとしてこれまで考えてきた．1つの目安として手術適応の参考にしていただくと便利である．

● ここがポイント
JCSで意識レベル2桁以上の患者では，緊急手術の可能性あり！

3 重症頭部外傷（GCS 8点以下）

primary surveyのなかで生命を脅かす中枢神経障害の評価を行う際に観察すべき神経学的所見は，くり返しになるが意識レベル，眼位・瞳孔所見（瞳孔不同，対光反射の有無），運動麻痺の3項目である．意識レベルの評価は原則的にGCSを用いる．

重症頭部外傷の評価基準である，GCS 8点以下または，GCSで2点以上の低下を伴う意識障害の進行や脳ヘルニア徴候の有無を迅速に判断することが重要である．

● ここがポイント
重症頭部外傷とはGCS 8点以下または，GCS 2点以上の進行，脳ヘルニア徴候を伴う意識障害

4 脳ヘルニア徴候

重症頭部外傷を判定するためには意識レベルだけでなく，脳ヘルニア徴候，①一側または両側の瞳孔散大，②対光反射の消失または非対称性，③除皮質硬直または除脳硬直（片麻痺），④Cushing徴候（高血圧と徐脈）の有無もチェックする必要がある．

5 瞳孔所見

瞳孔所見は脳幹の機能や脳ヘルニア徴候を推定するうえで必須の観察項目である．左右おのおのの対光反射の有無，反射があれば迅速か緩慢か，瞳孔径とその左右差を確認する．

明るい光に反応しない場合（瞳孔径の変化が1 mm未満）を固定瞳孔，反応が緩やかな場合を緩慢，4 mmより大きい瞳孔径を散大瞳孔，1 mm以上の左右差を瞳孔不同とし，これらを瞳孔異常と定義する．特に**一側の瞳孔が固定・散大した瞳孔不同は，緊急度の非常に高い所見である**．ただし，瞳孔異常は視神経や動眼神経への直接損傷で生じる場合もあり，脳ヘルニアに伴うものかどうかは意識障害なども含め臨床所見から総合的に判断する．

5. 注意すべき合併症

頭部や顔面の外傷では，診断がつくまで頸髄損傷がある可能性を考慮しておく．特に意識障害があると，頸髄損傷の有無を確定することは難しいことが多い．

さらに，変形性頸椎症や脊柱管狭窄症をもつ高齢者では，頸椎過伸展に伴う黄靱帯の圧迫により脊髄の中心部に損傷が起こるケースがある（中心性脊髄損傷：下肢に比べて上肢に強い運動麻痺と，さまざまな感覚障害を特徴とする）．受傷機転は，顔面を打ちつけるような前方への転倒・転落が典型的である．頸椎の骨傷を伴わないことも多い（非骨傷性頸髄損傷）．

● **ここがポイント**
頭部外傷では，きちんとした診断がつくまで頸髄損傷を考慮

6. 頭部外傷の初期治療

頭部外傷における脳実質の損傷は臨床病態から，一次性脳損傷と二次性脳損傷に大別される．一次性脳損傷は受傷時の頭部に作用する部位と強度により決定され，受傷後，二次性脳損傷が頭蓋外の因子によって引き起こされる．

外傷初期診療のなかで，蘇生の順番は気道の確保（A），呼吸管理（B），循環管理（C）であり，この呼吸・循環が安定してはじめて，頭蓋外因子による中枢神経系の二次性脳損傷が回避されることになる．この**ABCの安定化そのものが，頭部外傷に対する初期治療となる**．呼吸と循環管理を行い，体内に十分に酸素をとり入れ，血液を脳に循環させる．

● **ここがポイント**
頭部外傷初期診療では頭蓋外因子による二次性脳損傷への対応が重要．確実な気道確保（A），十分な酸素化と適切な換気（B），循環の安定化（C）をしっかり行う．

1 気道確保

JATEC™では，特にGCSが8点以下や経過中にGCSが2点以上低下する場合，脳ヘルニア徴候が存在する場合などに，確実な気道確保のために気管挿管の準備をし，先を読んで対応するこ

とが勧められる．気管挿管には気道を確保するだけでなく誤嚥予防の意味もある．気道緊急例を除いて，薬物を用いた迅速気管挿管（rapid sequence intubation）を行う．

ただし，気管挿管する際には頸椎保護を十分に念頭において行わなければならない．無理な頭位や気道内圧を上げすぎるような処置，バッキングは静脈還流を妨げ頭蓋内圧を亢進するので十分な注意が必要である．

また，高齢者の気道の確保では，義歯の有無に常に注意を払う．義歯が挿管後に消化管に入ったり，行方不明になったりして問題になることがある．

> ●ここがポイント
> ・重症頭部外傷で確実な気道確保のために気管挿管の準備を忘れない！
> ・高齢者の気道確保では必ず義歯の有無を確認

2 酸素投与

気道確保後は基本的に十分に酸素を投与する．外傷が原因で損傷を受けた脳は低酸素状態を許容できないので，**すべての頭部外傷に100％酸素を投与する**．可能であればパルスオキシメーターで経皮的酸素飽和度を95％以上に保つことが理想的である．

ただし，高齢者では慢性肺疾患などを認めることが多く，そのような場合はパルスオキシメーターだけでなく必要に応じてカプノグラフィーも使用したり，呼吸回数，喀痰などにも注意しながら呼吸状態を評価する必要がある．

3 輸液療法

JATEC™では，ショック状態の場合の初期輸液として乳酸リンゲル，または酢酸リンゲルを1～2 L投与し，目標血圧を90～100 mmHgとしているが，頭部外傷の場合は脳灌流圧を考慮し収縮期血圧（sBP）＞120 mmHgを維持することが推奨される[2]．

4 頭位挙上

「重症頭部外傷治療・管理のガイドライン」では30°の頭位の挙上が勧められている[3]．また，脳灌流圧が低下する30°以上の頭位挙上は避けるべきであるとされている．

さらに高齢者では，呼吸器系，循環器系の合併症を考慮する必要がある．その場合，心不全などの合併症の状態により酸素化が良好になる体位は異なってくる．実際には個々の患者の状態に応じて最適な体位をとることが重要である．

7. 脳ヘルニア徴候を認めた場合の緊急処置

1 20％マンニトール急速投与

20％マンニトール1 g/kg（体重60 kgのとき300 mL）を急速投与する．

2 過換気療法

過換気による低二酸化炭素血症は脳血管を収縮させ，頭蓋内圧を低下させる可能性がある．一方で，脳虚血を招く可能性もあり，救急の現場で唯一過換気が適応となるのは脳ヘルニア徴候を

認める場合とされている．

　脳ヘルニア徴候を認めた場合，開頭術を待つ間は一時的にPaCO$_2$ 25～30 Torrとするが，すぐに手術室に移動して開頭血腫除去が行えない状況では初療室穿頭を考慮し，PaCO$_2$＜30 Torrの管理はなるべく短時間とする．

③ トラネキサム酸

　頭蓋内出血の増大に対して，トラネキサム酸投与による止血効果の十分なエビデンスは得られていない．現段階では受傷後3時間以内にloading dose 1 gの投与を行い，続いて8時間かけて1 gを追加投与するとされている[4]．

8. 頭部CT

　前述した重症（GCS ≦ 8点）や中等症（GCS 9～13点）の頭部外傷では，JATEC™のsecondary surveyの最初またはその途中で頭部CTを施行し，入院管理すべきである．軽症頭部外傷（GCS 14～15点）では，患者の診察後に個々に判断するが，前述した重症化の危険因子がある場合には頭部CTを施行するか，12～24時間経過観察する．

1 重症頭部外傷のCT読影のポイント

　5 mmスライス厚の脳実質条件で，まず頭蓋内について① 血腫あるいは出血の場所と大きさ，② 正中偏位（midline shift）の有無と程度，③ 脳底槽の圧排や消失の有無，の3ステップで読影する．CTでの頭部軟部組織の腫脹から打撲部位を推定し，その直下の衝撃側の損傷（coup injury）と衝撃の対側のcontrecoup injury（特に後頭部打撲による前頭葉，側頭葉の先端部分の脳挫傷など）を見落とさないようにする[3]．特に，脳ヘルニア所見として5 mm以上の正中偏位と，脳底槽の圧排や消失に注意してCTを読影する．

> ●ここがポイント
> 頭部CTでの脳ヘルニア所見である5 mm以上の正中偏位と，脳底槽の圧排や消失を見落とさない！

2 小児の頭部外傷に対するCTの適応

　小児は嘔吐，嘔気の閾値が低いことをER医であれば経験的に知っている．軽症の場合の小児の頭部CTの適応については，特に乳幼児では放射線被曝の観点からも迷うことが多い．NICEガイドライン[5]などを参考に適応を判断することになる（表4）．自経験からは来院時に無症状や嘔吐，嘔気のみで緊急手術が必要となる重症化するケースはないと考えている．

3 CTに占拠性病変があらわれない場合：びまん性軸索損傷（diffuse axonal injury：DAI）

　受傷直後より意識障害が続き，頭部CTではそれを説明するような頭蓋内占拠性病変が認められない頭部外傷である．

表4　小児の頭部外傷におけるCTの適応（NICEガイドライン）

① 意識消失が5分以上持続
② 健忘（前向性または逆行性）が5分以上持続
③ 傾眠傾向
④ 連続しない3回以上の嘔吐
⑤ 虐待の疑いがある
⑥ てんかんの既往はないが，外傷後に痙攣が見られる
⑦ 救急科での評価がGCS14点未満，1歳未満の乳児ではGCS（小児用）15点未満
⑧ 開放骨折，陥没骨折の疑い．大泉門膨隆
⑨ 頭蓋底骨折の疑い（鼓室内出血，パンダの眼徴候，耳や鼻から脳脊髄液の漏出，Battle徴候）
⑩ 局所神経障害
⑪ 1歳以下であれば，頭部に打撲痕，腫脹，5cm以上の挫創
⑫ 危険な受傷機転〔高速運転による交通事故（歩行者，自転車，自動車乗員），3m以上の高さから落下，高所からの落下物による怪我など〕

文献5より引用

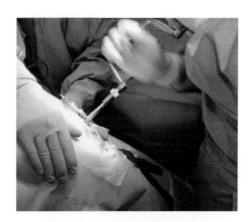

図　筆者が初療室で穿頭術を施行

Advanced Lecture

■ 緊急頭蓋穿頭・血腫除去

　手術室で開頭血腫除去術を行うのが基本だが，急性硬膜外血腫もしくは急性硬膜下血腫で脳ヘルニア徴候を認め，手術室での開頭術まで時間的余裕がないと判断される場合，初療室で緊急穿頭・血腫除去を行う（図）．

おわりに

　頭部外傷を含め重症外傷では時間を意識して診療を行っていくことが求められる．しかし，ど

んなときも医師は『心のなかでは焦っていても，焦っていることを周囲に悟られないように』適切に迅速に診療を進めていくことが大切である．『(診療の中心にいる)医師が慌てると周囲のスタッフも慌てます！』と医学部6年生のときに当時の脳神経外科の教授に教育を受けた．今でも切迫した場面になるとその言葉をいつも思い出す．

● ここがポイント

焦っていても焦っていないように見せる！

文献・参考文献

1) 「改訂第4版 外傷初期診療ガイドラインJATEC」(日本外傷学会外傷初期診療ガイドライン改訂第4版編集委員会/編, 日本外傷学会，日本救急医学会/監)，へるす出版，2012
2) 「救急白熱セミナー 頭部外傷実践マニュアル」(並木淳/著)，中外医学社，2014
3) 「重症頭部外傷治療・管理のガイドライン 第3版」(日本脳神経外科学会，日本脳神経外傷学会/監，重症頭部外傷治療・管理のガイドライン作成委員会/編)，医学書院，2013

↑「重症頭部外傷治療・管理ガイドライン」は2000年に初版が発刊されました．私は2001年に日本脳神経外科学会の専門医を取得し，同ガイドラインを専門医取得のために発刊当初から頭部外傷のバイブルとして用いています．普段われわれが救急現場で抱く疑問について，非常に明快に簡潔に書かれており，実践の救急現場で最も役立ってきた．ぜひお手元に置いておきたいお勧めの1冊です．

4) CRASH-2 collaborators, et al：The importance of early treatment with tranexamic acid in bleeding trauma patients：an exploratory analysis of the CRASH-2 randomised controlled trial. Lancet, 377：1096-1101, 2011
5) National Collaborating Centre for Acute Care (UK)：Head Injury：Triage, Assessment, Investigation and Early Management of Head Injury in Infants, Children and Adults. NICE clinical Guidelines, 56, 2007

プロフィール

小倉憲一 (Ken-ichi Ogura)

富山県立中央病院救命救急センター部長・センター長

専門：救急医学，脳神経外科学

約15年間にわたって地域の救急医療をいかに支えるかということを考え，地域の救急医療とかかわってきました．

2015年8月末，富山県にドクターヘリが導入され，時速約300 kmの"日本最速ドクターヘリ"で，要請から約15分で県全域をカバーし，救命のための"攻めの救急医療"に挑戦しています．同ヘリは約2,500 mの立山室堂付近の患者さんの治療にもあたり，"ドクターヘリとして日本一の高山対応"もしています．

機会がありましたらいつでも富山の救急医療を覗きに来てください！山岳と海で囲まれた富山でおいしい海の幸とともに皆さまのお越しをお待ちしております．

第1章 重症外傷への対応

6. 脊椎損傷

石森光一

Point

- 迅速な診断と神経評価がきわめて重要である
- 脊髄脊椎損傷が疑われた場合は可及的すみやかに専門医に応援を要請する

はじめに

- 脊椎損傷とは脊椎に大きな外力が加わり骨折や脱臼を生じる外傷である
- 脊柱管のなかを脊髄が通っているため脊髄損傷を伴うこともある
- 転落外傷や交通外傷などの高エネルギー外傷において脊椎損傷は頻度の高い疾患である
- 特に神経症状を伴うような脱臼骨折や破裂骨折では，緊急手術を要するため迅速な評価と対応が重要である

症例

38歳女性
主訴：下肢不全麻痺 背部痛
現病歴：アパートの3階から飛び降りて受傷した．
初診時身体所見：
　徒手筋力テスト（manual muscle test：MMT）（右/左）
　　三角筋5/5，上腕二頭筋5/5，上腕三頭筋5/5，手関節背屈5/5，手関節掌屈5/5
　　腸腰筋2/2，大腿四頭筋2/2，前脛骨筋2/2，腓腹筋2/2
　深部腱反射
　　膝蓋腱反射−/−，アキレス腱反射−/−
　膀胱直腸障害＋
　また両踵骨骨折，左外傷性血気胸を合併していた．
画像所見：単純X線（図1），CT（図2），MRI
入院後経過：
　第1腰椎破裂骨折の診断にて即日腰椎前方後方固定術施行された（図3）．術後6カ月でMMT4/4まで改善したが歩行障害は残存した．

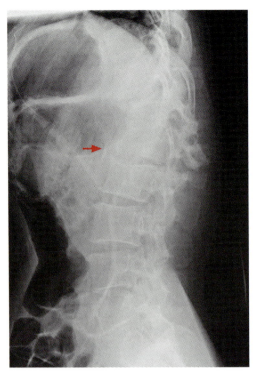

図1　症例：腰椎単純X線側面像
第1腰椎の骨折が認められる（→）

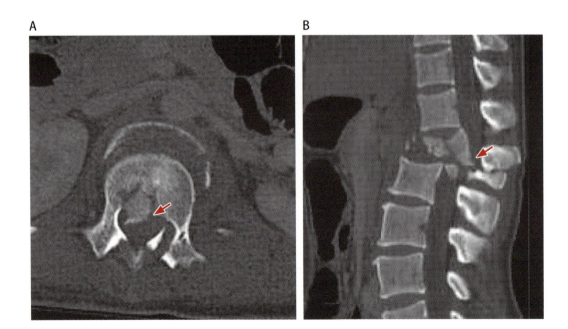

図2　症例：腰椎単純CT
　A）水平断
　B）矢状断
第1腰椎の脊柱管内へ骨片の突出を認め破裂骨折をきたしている（→）

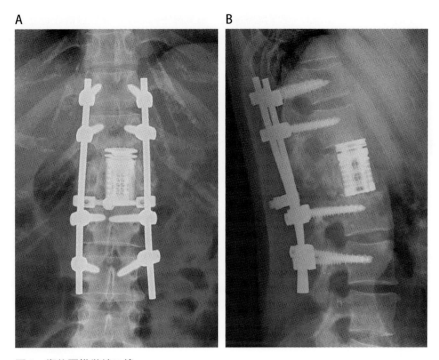

図3　術後腰椎単純X線
　A）正面像
　B）側面像
第1腰椎の破裂骨折に対し，第11胸椎から第3腰椎まで固定し，脊柱の再建を行った

1. 脊椎・脊髄損傷の受傷機転

　脊椎損傷は，安定した胸椎と柔軟性に富む腰椎の間の胸腰椎移行部に発生することが多い．
　転落外傷や交通外傷などの高エネルギー外傷による受傷が多いが，特に頸椎損傷においてはコンタクトスポーツやスノーボードなどのスポーツによる受傷も増加傾向である．
　また近年では**非骨傷性の頸髄損傷（中心性脊髄損傷）**が高齢者に多発しており，転倒などの軽微な外力で発生することが特徴である．

2. 病歴聴取・身体診察

　脊椎骨折が発生している場合は強い疼痛を伴うことが多く，局所の疼痛，叩打痛，可動域制限がみられる．顔面や頭部，体幹の擦過傷や打撲なども診断に役立つ．さらに損傷部位に応じた脊髄や神経根由来の症状の有無を確認することが重要である．脊椎損傷が疑われる場合にはログロールで背部の診察を行う．ログロールは患者を丸太（log）に見立てて回す（roll）体位変換のことをさす．そうすることで脊柱の前後方向の動きをなるべく少なくし，脊椎に対する負担を軽減することができる．
　特に頸椎損傷においてはしっかりとした外固定を行い頸椎への負荷を少しでも軽減する必要がある．

徒手筋力テスト（MMT）や深部腱反射，感覚障害の場所は高位診断を行うために重要である．特に感覚障害は脊髄の一髄節の支配する感覚分布には一定の範囲があり，デルマトームとよばれ高位診断に広く利用される．デルマトームは文献ごとに表記が少しずつ異なるが，目安となる乳頭のT4，臍のT10，下腿外側のL5，母指C6，中指C7，小指C8は共通しており重要な指標となる．

3. 画像診断

脊椎脊髄損傷が疑われる場合，単純X線撮影は全例において必ず行う．

基本的には動態撮影は危険であるため，単純撮影は正面像・側面像の2方向もしくは両斜位を含めた4方向を撮影する．上位頸椎レベルの損傷が疑われる際には開口位も追加で撮影する．

CT検査は身体所見・単純X線像で骨折や脱臼が疑われる場合，もしくは高エネルギー外傷であればルーチンに行う．CT画像があれば，脊柱管内への骨片の突出や椎間関節への骨折の波及などを評価することが可能になる．

上肢または下肢の神経症状が出現している場合やCT検査で脊柱管内への骨片の突出が認められる場合には積極的にMRIを撮影するべきである．

4. 脊椎損傷の分類

1 頸椎損傷

1）上位頸椎損傷（後頭骨，C1，C2）

上位頸椎損傷は重度の場合は死亡に至る．麻痺はあっても軽度であることが多い．疑われる場合は開口位単純X線撮影も必要である．

① **後頭顆骨折**
② **環椎骨折（C1）**：軸圧により発生する．後弓骨折・外側塊骨折・破裂骨折（Jefferson骨折）に分類される
③ **軸椎骨折（C2）**：歯突起骨折・関節突起間骨折（hangman骨折）・椎体骨折・棘突起骨折に分類される

2）中下位頸椎損傷（C3以下）

損傷形態により分類されることが多くAllen分類が用いられる．

2 胸腰椎損傷

Denisらは脊椎を前方・中央・後方と3つの支柱に分類している（three column theory）[1]．**中央支柱に加え前方（anterior column）あるいは後方支柱（posterior column）の骨折がある場合には不安定性が強いとしている**（図4）．

1）圧迫骨折

主に過屈曲損傷での受傷で脊椎のanterior columnのみが損傷される．

2）破裂骨折

脊椎に軸圧がかかりanteriorおよびmiddle columnに損傷が生じる．脊柱管内を骨片が占拠する．

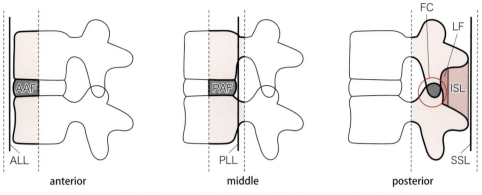

図4　three column theory
文献1より引用

ALL：前縦靱帯　PLL：後縦靱帯　FC：椎間関節　ISL：棘間靱帯　SSL：棘上靱帯

3）シートベルト損傷

過屈曲によってanterior columnが支点となり脊椎後方に進展力が加わり発生する骨折である．middle columnとposterior columnの損傷である．

4）脱臼骨折

屈曲回旋損傷・剪断損傷・過屈曲損傷でthree columnすべてが損傷される．

Advanced Lecture

不安定性が強い脊椎損傷の場合には近年では早期社会復帰をめざし，椎弓根スクリューを用いて脊椎の固定を行うようなインストゥルメンテーションを使用した脊椎固定術が選択されることも多い．

5. 脊髄損傷

損傷高位によって神経症状は大きく異なるため詳細な神経症状の評価がきわめて重要である．その麻痺が脊髄性か神経根性か馬尾性か，ついで完全麻痺か不全麻痺かを判断する必要がある．予後予測のためには運動麻痺だけで安易に完全麻痺と判断することなく温痛覚・触覚・振動覚などの知覚異常や反射異常の有無を丁寧に診察することが重要である．麻痺の重症度分類には改良Frankel分類が広く用いられている（**表**）．

6. 治療

脊柱支持性の獲得と神経障害の予防が脊椎脊髄損傷の治療の原則である．合併損傷や神経障害の程度を考慮し手術療法もしくは保存療法の選択を行う．

表 改良Frankel分類

A	motor, sensory complete
	運動・感覚とも完全麻痺
B	motor complete, sensory only
	損傷部以下の運動完全麻痺 B1 仙髄領域のみの触覚保存 B2 仙髄領域だけでなく広範な範囲で触覚保存 B3 痛覚不全麻酔
C	motor useless
	C1 下肢筋力 1,2程度(過半数の筋力が2以下) C2 下肢筋力 3程度(仰臥位で膝立て可能)
D	motor useful
	D0 下肢筋力は4〜5あり歩行できそうであるが,急性期等のため実際の歩行能力テストが困難な場合 D1 屋内,平地であればなんとか10〜100m位歩けるが,屋外歩行は困難で日常では車椅子を併用する.下肢装具,杖を併用してもよい D2 杖,手すり,下肢装具等を必要とするが,屋外歩行も安定し車椅子は全く不要.あるいは杖,下肢装具なくとも歩行は安定しているが,上肢機能が悪く日常生活に部分介助を要する例(中心性損傷)もこの群に入れる D3 杖,手すり,下肢装具等を必要とせず完全な独歩で,上肢機能を含めて日常生活に介助不要(軽度筋力低下,知覚障害あり)
E	normal
	筋力低下,知覚障害なし(しびれ・反射亢進はあってよい)

文献2より引用

　受傷後8時間以内であればNASCIS(National Acute Spinal Cord Injury Study, 米国脊髄損傷急性期研究プロジェクト)に準じたプレドニゾロン大量静注療法が有効であるとの報告があるがいまだ異論が多い.実際には有効な薬物療法が確立されておらずプレドニゾロン大量静注療法が行われることも多い.ただし,プレドニゾロン大量静注療法を行う際には呼吸器感染症や,消化性潰瘍など消化器合併症の発現に注意が必要である.

文献・参考文献

1) Denis F:The three column spine and its significance in the classification of acute thoracolumbar spinal injuries. Spine (Phila Pa 1976), 8:817-831, 1983
2) 福田文雄,植田尊善:改良Frankel分類による頸髄損傷の予後予測.リハビリテーション医学,38:29-33, 2001
3) 「Rothman-Simeone The Spine脊椎・脊髄外科」(小宮節郎/総監訳),金芳堂,2009
4) 「整形外科専門医になるための診療スタンダードシリーズ1 脊椎・脊髄」(千葉一裕,松本守雄/編,戸山芳昭,大谷俊郎/監),羊土社,2008
5) 「脊椎脊髄ハンドブック 第2版」(日本大学医学部整形外科学系整形外科学分野 脊椎班/著,徳橋泰明/監),三輪書店,2010

プロフィール

石森光一(Kouichi Ishimori)
川崎市立多摩病院整形外科
専門:脊椎脊髄外科
脊椎脊髄損傷は近年増加傾向であり救急でみかけることも多いと思います.皆さんの御助力になれば幸いです.

7. 重症の胸部外傷

吉岡勇気

Point

- TAFな3Xを蘇生
- PATBED2Xを見逃すな！
- 特に鋭的外傷でERTは有効

はじめに

　胸部には，両肺，心臓・大血管などがある．そのため，胸部の重症外傷は，気道閉塞・呼吸不全・循環不全のいずれもきたしうるため，時に致死的である．本稿目では，重症の胸部外傷について述べる．

1. 受傷機転

　外傷は，受傷機転により鋭的と鈍的に分けられる．鋭的損傷には刺創や銃創が含まれる．刺創はわが国でも稀にみられるが，銃創はほとんど見る機会はない．受傷機転の多くは鈍的であり，交通外傷（motor vehicle collision：MVC）や墜落・転落などである．自動車運転者の場合，前胸部を強打するハンドル外傷により，胸骨骨折や心損傷，肋骨骨折などをきたしうる．また，急速減速により，鈍的大動脈損傷（blunt aortic injury：BAI）をきたす．これは，下行大動脈は脊柱周囲に固定されているが，固定されていない弓部大動脈が前方に移動することで，鎖骨動脈分岐部以遠（大動脈峡部）で大動脈が裂けることにより起こる．胸部の尾側には筋性組織である横隔膜がある．相当の外力が加わった場合，横隔膜も破裂・裂傷に至ることがある．また，横隔膜は自発呼吸により頭尾方向に移動する．そのため，下位肋骨骨折などでは，腹腔内臓器損傷（肝損傷や腎損傷など）を合併している可能性を念頭におかなければならない．

2. 初期診療で見つけるべき胸部外傷

　primary surveyで見つけなければならない胸部外傷は，TAFな3Xであらわされる6つの外傷である（表1）．これらはいずれも，蘇生を必要とする．胸部外傷の蘇生には，気管挿管・胸腔ド

表1 TAFな3X

T : cardiac Tamponade	心タンポナーデ
A : Airway obstruction	気道閉塞
F : Flail chest	フレイルチェスト
X : tension pneumothoraX	緊張性気胸
X : open pneumothoraX	開放性気胸
X : massive hemothoraX	大量血胸

表2 蘇生治療

外傷	蘇生法
気道閉塞	気管挿管
フレイルチェスト	人工呼吸
緊張性気胸・開放性気胸・大量血胸	胸腔ドレナージ
心タンポナーデ	心嚢穿刺・心膜開窓術

表3 PATBED2X

P : Pulmonary contusion	肺挫傷
A : Aortic rupture	大動脈断裂
T : Tracheobronchial injuries	気管気管支裂傷
B : Blunt cardiac injuries	心挫傷
E : Esophageal injury	食道断裂
D : Diaphragmatic injury	横隔膜ヘルニア
X : （simple）pneumothoraX	（単純な）気胸
X : hemothoraX	血胸

レナージ・心嚢穿刺・緊急開胸術などが含まれる．表2にどの外傷にどういう蘇生が必要なのか，列挙する．一方，secondary surveyで見つけるべき胸部外傷は，PATBED2Xであらわされる8つの外傷である（表3）．これらの外傷はどれも重症である．筆者がおもしろいと感じるのは，一見して致死的にみえる，BAIや鈍的心損傷がsecondary surveyで見つけるべき疾患となっている点である．つまり，これらは致死的となりうるが，蘇生の対象とはなりえないため，secondary surveyで見つけるべき，ということになっている．例えば，BAIに関しては，現場で90％が死亡すると言われており，心停止せずに病院に到着できた時点で病態としては安定していることが多い．また，他の外傷を合併していることが多いため，待機的にステント留置術などの手術加療を行うこともある．このように，**primary surveyとsecondary surveyで探すべき胸部外傷を，蘇生の対象となりうるかどうかを基準に分類している点に注目してほしい．**

3. 診断

primary surveyのB（呼吸）の項目では，頸部の診察（視診・触診），胸郭の動き（左右差はないか），呼吸回数，呼吸補助筋の使用の有無，聴診・打診（鼓音，濁音）・触診（皮下気腫など）

などの診察を行う．SpO$_2$の値も参考にするが，その数値よりも，呼吸の観察が重要である．重症胸部外傷があれば，患者の呼吸は必ず切迫している．

　緊張性気胸では，気管の偏位（患側が拡張することで縦隔が健側に偏位するため），打診にて患側の鼓音，聴診で患側呼吸音消失，触診で皮下気腫，といった身体所見により診断する．胸部X線検査は，primary surveyのC（循環）の段階で撮像することになっており，Bの時点では，確認しない．つまり，TAFな3Xについては，胸部X線画像に依存することなく，診断しなければならない（**心タンポナーデと大量血胸以外**）．

　secondary surveyで見つけるべき外傷であるPATBED2Xでは，primary surveyで撮像した胸部X線所見が参考になる．大動脈損傷では，上縦隔の拡大やaortic knobの不鮮明化，横隔膜損傷では，腹腔内臓器の胸腔への脱出などの所見がみられる．これらの外傷の存在が疑われた場合は，造影CTを撮像し診断する．

4. 各疾患の対応のポイント

　いくつかの疾患について，治療などについて述べる．詳述することは誌面の関係でできないため，ぜひ成書で学んでいただきたい．

1 緊張性気胸

　緊張性気胸は呼吸不全と循環不全を呈する．心タンポナーデと同じ，閉塞性ショックである．静脈還流が阻害され，心臓に血液が流入しないため，右心不全をきたす．診断は前述の身体所見が重要である．鎖骨中線第2肋間から太いサーフロ針を刺し，脱気する．つづいて，第4または5肋間中腋窩線から胸腔ドレナージを行う．その際，ドレーンなどの準備を待つ必要はない．皮膚をメスで切開し，ペアン鉗子で鈍的に剥離をすすめ，胸膜を突き破る．緊張性気胸であれば，大きな脱気音がするはずである．つづいて指（示指）を胸腔内に挿入し，肺虚脱を確認する．その後，ゆっくりドレーンを留置すればよい．

　危機的状況では，画像診断に頼るとあっという間に心停止に至る．くれぐれも緊張性気胸が疑われる患者の胸部CT画像を撮像したりしないように注意したい．

2 フレイルチェスト

　多発肋骨骨折で，特に同一の肋骨に複数カ所骨折があり，その肋骨が連続している場合，胸郭の動きについていけない部分（フレイルセグメント）ができ，呼吸不全をきたす．その病態をフレイルチェストという．吸気時に陥没し，呼気時に膨隆する奇異性運動となる．フレイルセグメントは胸壁の側面・前面であることが多い．肺挫傷を合併し，低酸素血症をきたすことになる．治療は，気管挿管・陽圧換気により内固定を行う．2週間前後経過しても奇異性呼吸が改善しなければ，肋骨固定術を行う．

　実際に奇異性呼吸を見たことがなければ，web上でflail chestと検索すれば，動画が出てくるので，参照してほしい．

3 外傷性横隔膜損傷

　右側には肝臓があるため，外傷性横隔膜損傷は左側に多い．胸部X線にて腹腔内臓器の胸腔へ

表4 外傷性心肺停止に対するERTの適応

鋭的外傷	現場で生命徴候を認めたが，心停止に至った体幹部外傷．CPR15分以内
鈍的外傷	現場で生命徴候を認めたが，心停止（PEAならなお良い）に至った体幹部外傷．CPR10分以内

PEA：pulseless electrical activity（無脈性電気活動）
文献1より

表5 ERTの3つの目的

・心タンポナーデの解除（心膜切開）
・心マッサージ，下行大動脈遮断
・心臓，肺，大血管からの出血コントロール

の脱出（ヘルニア）にて診断できる．造影体幹部CTを撮像し，診断を確定する．相当の外力が加わっているため，腹腔内臓器損傷を合併していることが多い．患者は，胸腔へのヘルニアにより呼吸不全を呈する．治療は全身麻酔下に緊急手術を行う．仰臥位，腹部正中切開にて，腹腔内より横隔膜を縫合閉鎖する．

5. 救急室開胸術（ERT）

その昔，開胸心マ，とよんでいたが，現在はERT〔emergency room thoracotomy，もしくはEDT（emergency department thoracotomy），日本語に訳すと救急室開胸術〕と呼んでいる．文字通り，ERで開胸することである（施設によっては病院前で）．その適応は，表4にあるとおりである．特に鋭的外傷の場合は，ERTの救命率は鈍的外傷よりもはるかに高い（8.8％ vs 1.4％）[2]．これは，鋭的外傷は鈍的外傷と比較して，患者が受けるエネルギー量が低いことに起因していると考えられる．当院では，鈍的外傷による心停止であっても表4の適応を参考にしつつ，積極的にERTを施行している．実際にどのような適応でERTを行うかの基準は，各施設に依存している．ERTの目的は，心臓マッサージだけではない．表5の記載のとおり，心タンポナーデの解除，また心臓や大血管からの出血を止血することも重要な目的である．

文献・参考文献

1) 「Trauma, Seventh Edition」（Kenneth L, et al, eds），McGraw-Hill Companies，2013
2) Rhee PM, et al：Survival after emergency department thoracotomy：review of published data from the past 25 years. J Am Coll Surg, 190：288-298, 2000
3) 「外傷専門診療ガイドライン」（日本外傷学会/編，日本外傷学会外傷専門診療ガイドライン編集委員会/監），へるす出版，2014

プロフィール

吉岡勇気（Yuki Yoshioka）
徳島赤十字病院救急部
今年のGW，定宿？の四万十川カヌー館にて目標だったキャンプ100泊を達成しました．医師3年目から始めて，11年かけて達成．4年間の八戸在籍中も，劇的救命のかたわら，北東北を満喫．徳島も自然が豊かで楽しいです．

第1章 重症外傷への対応

8. 重症の腹部外傷

岡田一郎

> **Point**
> ・重症外傷診療はチーム医療である
> ・1分1秒でも早く，診断・治療を行う
> ・ショックや腹膜炎を疑えばすぐに外科へコンサルテーションする
> ・循環動態安定でもFAST陽性ならばショックに備える
> ・緊急IVRは経験豊富な放射線科医が外科医の待機下で行う

はじめに

　重症外傷診療はチーム医療である．周囲から適切なサポートがなければ，いかに優秀な医師であろうとも重症患者を救うことは難しい．
　一方，転倒，スポーツなどの一見軽微な受傷機転であっても重度な外傷が潜んでいることは稀でない．そのような患者は，2次救急へ搬送され，初期診療医が1人で診ることが多いが，診断見逃しや処置の遅れがあると致命的ともなりうる．
　本稿では，重症腹部外傷に焦点をあて，症例を呈示しながら，診療のポイントを述べる．

1. 外傷初期診療

1 鈍的外傷

　高エネルギー外傷であれば，全症例で腹部外傷の存在を疑う．**重症腹部外傷でも腹痛の訴えや腹部打撲痕を認めない例もあるので，損傷の有無を積極的に検索する必要がある**．循環動態が安定していればtrauma pan-scan（以下pan-scan：主に高エネルギー事故の患者に施行される頭部から骨盤までほぼ全身をスクリーニングするCT検査）を用いて，詳細に評価する．ショックや腹膜炎があれば緊急開腹術の適応となる．
　一方，軽微な受傷機転でも，腹痛や腹部打撲痕がある場合は，腹部臓器損傷を常に念頭におく．特にFAST（focused assessment with sonography for trauma）陽性の場合は，腹腔内出血の増加により急激にショックに陥る恐れもあるので注意する．

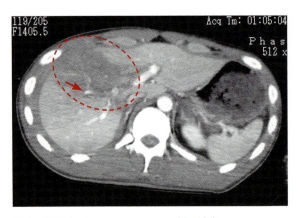

図1　症例1：trauma pan-scan（動脈相）
Ⅲb型肝損傷（⭕），血管外漏出像を認める（➡）

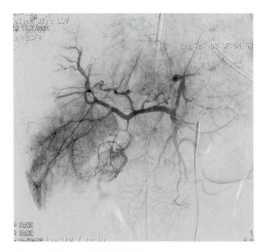

図2　症例1：血管造影所見
中肝動脈，前区域枝，胆囊動脈をスポンゼルにて塞栓

2 鋭的外傷

　創が腹腔内に達していなければ，創処置のみを行う．循環動態が安定している場合は，突然のショックに留意しながら，造影CTを施行して詳細な評価を行う．臨床所見で腹膜炎がなく，CT所見で活動性出血がない場合は保存的治療も選択される．保存的治療では，厳重な監視下に，同一チーム（医師）が定期的に臨床所見を評価することが重要である．判断に迷う場合，ショックや腹膜炎がある場合は緊急開腹術を行う[1]．

2. 症例呈示

1 循環動態が不安定な肝損傷

症例1

21歳男性　主訴：上腹部痛
現病歴：バイク単独事故．転倒し，上腹部をガードレールに強打した．
経過：primary survey（以下PS）にてFAST陽性（Morrison窩）．循環動態はやや不安定だったがpan-scanを施行．肝損傷（日本外傷学会臓器損傷分類Ⅲb型，図1）と第1腰椎破裂骨折を認めた．循環動態は徐々に不安定となり，気管挿管後に緊急IVRを施行，同時に輸血を開始した．中肝動脈，前区域枝，胆囊動脈に造影剤の血管外漏出像（extravasation：以下EV）があり経カテーテル動脈塞栓術（trans-catheter arterial embolization：以下TAE）を行った（図2）．引き続き手術室にて緊急開腹術を行った（図3）．
手術所見：内側区域に深い裂創があり，持続性出血が続いていた．胆囊摘出後，損傷部に大網充填術を行い，手術タオルを用いたperi-hepatic packingとし，簡易閉腹にて手術終了．open abdominal management（以下OAM）とした（図4）．

　FASTが陽性であり，明らかなショックを呈すれば躊躇なく緊急開腹術を行う．pan-scanで肝

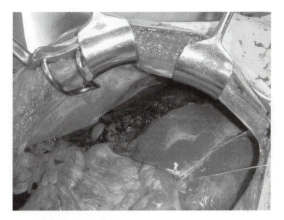

図3 症例1：術中所見
肝内側区域に深い裂傷を認める
（Color Atlas④参照）

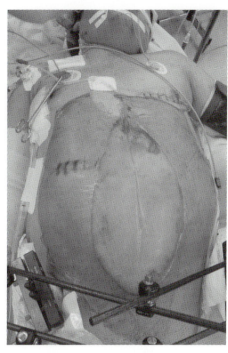

図4 open abdominal managementの1例
腹壁は縫合せず，vacuum pack closure
にて仮閉腹（Color Atlas⑤参照）

損傷があり，EVを伴う場合は循環動態が許せばIVR（interventional radiology）の適応となる．Ⅰ，Ⅱ型肝損傷では保存的治療が可能なことが多い．Ⅲ型でも循環動態安定でEVを伴わなければ，保存的治療は可能であるが，Ⅲb型では胆汁漏，膿瘍形成等の合併率は高い[2]．当施設ではⅢ型以上ではIVRを行い，経過中に循環動態が不安定となる場合は緊急開腹術を追加している．また，開腹術後はOAMとして管理し，second look operationを行うことを原則としている．重症腹部外傷においては，手術，IVRに固執することなく，**両者を柔軟に組合わせる治療も重要**であり，当施設では，IVR中も外傷外科医や手術室スタッフが待機し，必要に応じて緊急手術にすみやかに移行できる診療体制を整えている．

2 脾損傷に対する保存的治療後の再出血

症例2

20歳男性　主訴：左側胸部痛

現病歴：バイク単独事故．転倒し，左側胸部をガードレールに強打した．

経過：防災ヘリに医師が同乗し，現場で初期診療を行った．循環動態は安定していたが，左側胸部に強い疼痛を訴えた．FASTは陰性であった．輸液のみを行い，当院にヘリ搬送された．来院時，PSにてFAST陽性（左胸腔，脾周囲）．左胸腔ドレーンを挿入し，pan-scanを施行したところ，左血気胸，肋骨骨折（左9，10），脾損傷（Ⅱ＋Ⅰb型）と判明した（図5）．EVは認めず，循環動態も安定していたため，脾損傷は保存的治療

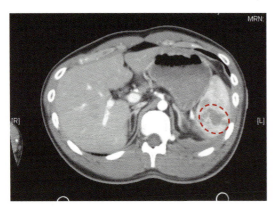

図5　症例2：受傷当日trauma pan-scan（動脈相）
　　　脾損傷（Ⅱ＋Ⅰb型，⭕）

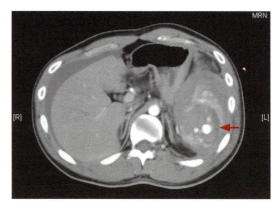

図6　症例2：第3病日造影CT（動脈相）
　　　仮性動脈瘤が出現し（➡），腹腔内出血が増加

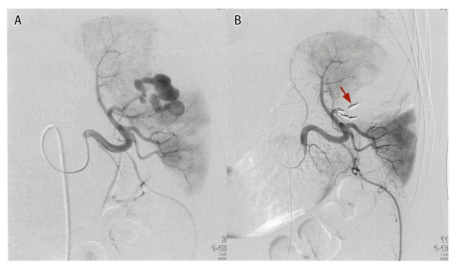

図7　症例2：血管造影所見
　　　A）術前，B）術後．仮性動脈瘤破裂に対しコイルを用いて（➡），TAEを施行

を行った．第3病日，再度腹痛が出現し，CTを再検したところ，脾実質内の仮性動脈瘤破裂と腹腔内再出血を認めた（図6）．緊急血管造影検査を行ったところ，脾動脈分枝に仮性動脈瘤を認めたため，TAEを施行し止血を得た（図7）．

　脾損傷は下部肋骨骨折と合併することが多い．循環動態が安定している脾損傷は保存的治療の適応となる．ただし，**肝損傷や腎損傷より再出血率が高いため**[3]，**受傷から72時間は特に厳重な経過観察を行う**．Ⅲ型の脾損傷でEVを認める症例は循環動態が安定していても保存的治療の不成功率が高く，IVRを考慮すべきである[4]．

　本症例は仮性動脈瘤破裂が再出血の原因であった．一般に仮性動脈瘤を形成するのはⅢ型であるが，Ⅰ，Ⅱ型でも仮性動脈瘤を形成する可能性がある[5]．また，当施設では保存的治療を行った脾損傷は，1週間以内にCT再検を行い仮性動脈瘤の有無を確認しているが，このCT再検前に仮性動脈瘤破裂を生じた症例であった．

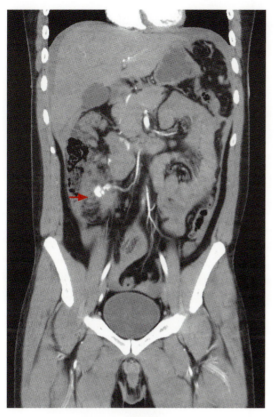

図8　症例3：造影CT（動脈相）
右結腸動脈からの血管外漏出像を認める（→）

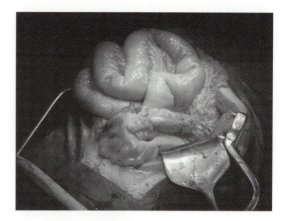

図9　症例3：術中所見
右結腸切除術を施行
（Color Atlas⑥参照）

3 スポーツ外傷に潜む重症腹部外傷

症例3

27歳男性　主訴：下腹部痛
現病歴：サッカー中にボールを追いかけ，石段で転倒し，腹部打撲した．
経過：PSにてFAST陽性（Morrison窩，膀胱直腸窩）．循環動態はやや不安定だったが，造影CTを施行した．腸間膜からのEVを認めた（図8）．CT直後にショックとなり，初療室で気管挿管を施行し，ひき続き緊急開腹術を行った．
手術所見：右結腸動脈が離断され，動脈性出血が続いていた．上行結腸に5 cmの漿膜損傷があり，明らかな穿孔は認めなかった．右結腸切除術を行い，閉腹した（図9）．

　スポーツ外傷による腸間膜損傷でショックに陥った1例である．比較的軽微な受傷機転である場合や，一見循環動態が安定している場合も，**FAST陽性の場合はショックへの準備を怠らないことが重要**である．また，腸管・腸間膜損傷は，原則手術が必要となり，大量出血をきたす恐れもあるため，迅速な対応が求められる．本患者では，FAST陽性と判明した段階で外傷外科医に連絡が入り，輸血準備も行われていたため，すみやかに開腹止血術に移行することができた．

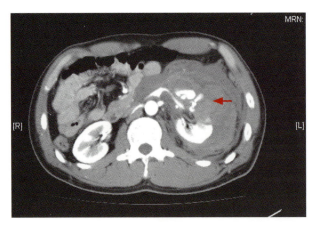

図10　症例4：造影CT（動脈相）
　　　Ⅲb型腎損傷，血管外漏出像を認める（→）

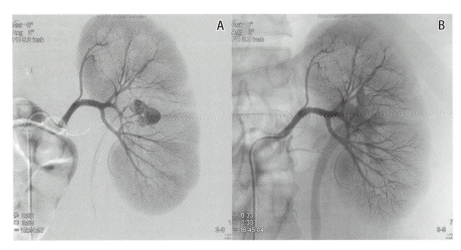

図11　症例4：血管造影所見
　　　A）術前，B）術後
　　　コイルを用いてTAEを施行

4 循環動態が不安定な腎損傷

症例4

33歳男性　主訴：左背部痛

現病歴：ラグビー中に左背部にタックルを受け，動けなくなった．

経過：PSで冷汗あり，循環動態はやや不安定だった．FAST陰性だが，左腎周囲に血腫と思われるモザイクパターンのエコー像を認めた．腎損傷を疑い，造影CTを施行した．EVを伴う左腎損傷（Ⅲb型）を認めた（図10）．ショックに付随する不穏が出現したため，気管挿管後に緊急TAEを施行し，止血に成功した（図11）．

　循環動態が不安定な腎損傷は原則手術である．しかし，初期輸液に反応すれば，腎門部損傷以外ではIVR治療を含めた保存的治療を考慮する[6]．本患者もTAEによる緊急止血が奏効し，開腹

術には至ることなく治療できた．経験豊富な放射線科医との連携がきわめて重要なことを示す症例である．しかし，そのような場合も手術に備えて，外科医の待機下にIVRを行う必要がある．外科医の待機なしでのIVRは止血困難な場合に致死的となりうる．

Advanced Lecture

■ 一時的な血圧コントロールが必要な場合

重篤なショック患者に対しintra-aortic balloon occlusion（IABO：大動脈閉塞カテーテル）が用いられることがある．根治的止血を達成するまでの一時的な血圧コントロールの補助的手段として有効な可能性がある[7]．

おわりに

腹部外傷のなかで比較的遭遇する機会の多い肝損傷，脾損傷，腸管・腸間膜損傷，腎損傷をとり上げた．個々の臓器損傷の診断・治療は同一なものではなく，損傷が複数臓器に及ぶ例や多発外傷例など，患者に応じて治療戦略を打ち立てる必要性もあろう．しかしながら，"**ショックや腹膜炎は緊急開腹術**"の原則は変わらない．重症患者の診療では，日頃から輸血，IVR，手術の緊急実施体制を整備し，経験豊富なスタッフ（救急医，外科医，放射線科医，看護師，メディカルスタッフ）からなるチーム医療を円滑に機能させることが重要である．

文献・参考文献

1) Como JJ, et al：Practice management guidelines for selective nonoperative management of penetrating abdominal trauma. J Trauma, 68：721-733, 2010
2) Stassen NA, et al：Nonoperative management of blunt hepatic injury：an Eastern Association for the Surgery of Trauma practice management guideline. J Trauma Acute Care Surg, 73：S288-S293, 2012
3) Velmahos GC, et al：Nonoperative treatment of blunt injury to solid abdominal organs：a prospective study. Arch Surg, 138：844-851, 2003
4) Stassen NA, et al：Selective nonoperative management of blunt splenic injury：an Eastern Association for the Surgery of Trauma practice management guideline. J Trauma Acute Care Surg, 73：294-300, 2012
5) Weinberg JA, et al：The utility of serial computed tomography imaging of blunt splenic injury：still worth a second look? J Trauma, 62：1143-1148, 2007
6) Morey AF, et al：Urotrauma：AUA guideline. J Urol, 192：327-335, 2014
7) Morrison JJ, et al：A systematic review of the use of resuscitative endovascular balloon occlusion of the aorta in the management of hemorrhagic shock. J Trauma Acute Care Surg, 80：324-334, 2016

プロフィール

岡田一郎（Ichiro Okada）
独立行政法人国立病院機構災害医療センター救命救急センター
専門：救急，外科
特に興味があったというわけではないのですが，上司の命令で救急・外傷にかかわるようになって18年．いつの間にかライフワークになっていました．
イヤなことでもやってみるものだなあ，と思う今日このごろです．

第1章 重症外傷への対応

9. 骨盤外傷

松井健太郎

> **Point**
> ・骨盤外傷治療の2本柱は「出血コントロール」による救命と「骨再建」による機能再建である

はじめに

　骨盤外傷の多くは高エネルギー外傷の結果生じるため，迅速かつ適切な評価と対応が必要な外傷である．骨盤外傷のなかでも特に骨盤輪骨折は複数の問題を同時に評価し対応するべき重症外傷である．日常診療で「骨盤骨折疑い」患者が搬入される際に，骨盤輪骨折に伴い生じる以下の4つの問題点を念頭におく．
① 骨盤骨折部からの出血，骨盤周囲に存在する血管が損傷することで大量の後腹膜出血を生じ，出血性ショックの原因になる
② 骨盤輪を構成する骨靭帯構造がさまざまな程度で破綻する．骨折部が不安定になる
③ 脊髄損傷を合併する場合がある
④ 骨盤内臓器損傷を合併する場合がある
　骨盤外傷のなかでも，特に骨盤輪骨折は「循環の異常」をきたす原因になるため，初期診療で骨盤輪骨折と診断された場合，「出血コントロール」をめざした治療が重要になる．このためには，骨盤輪骨折の重症度を正確に評価することが最初の一歩である．

> **症例1**
> 　50歳女性．自宅3階のベランダから墜落して受傷．来院時，ショック状態．
> 　単純X線骨盤正面像，CT像で，垂直不安定型骨盤輪骨折の診断（図1～3）．赤血球濃厚液10単位，新鮮凍結血漿10単位の輸血，TAE（transcatheter arterial embolization，経カテーテル動脈塞栓術）により血行動態は安定化．

> **症例2**
> 　30歳女性．車の車庫入れを誘導中に，ブレーキとアクセルの誤操作により急発進した車と塀の間に挟まれ受傷．来院時血行動態は安定．単純X線骨盤正面像，CT像で前後圧迫型骨盤骨折の診断（図4～6）．

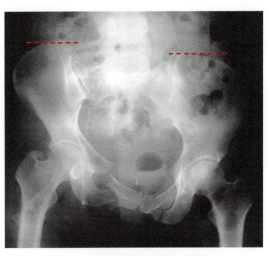

図1　症例1：来院時単純X線骨盤正面像
　　　右骨盤が頭側に転位している（---）

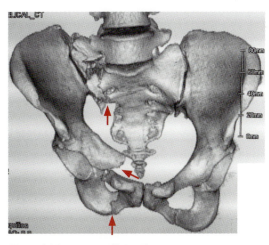

図2　症例1：3DCT像AP像
　　　仙骨骨折，恥骨骨折，坐骨骨折がある（→）．右骨盤の頭側への転位もみられる

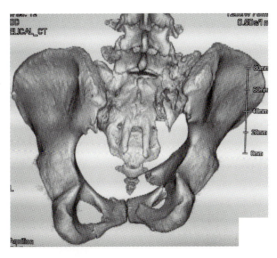

図3　症例1：3DCT像PA像
　　　仙骨骨折，恥骨骨折，坐骨骨折がある．右骨盤の頭側への転位もみられる

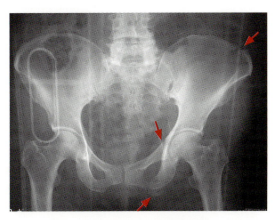

図4　症例2：来院時単純X線骨盤正面像
　　　左腸骨骨折，恥骨骨折，坐骨骨折がある（→）

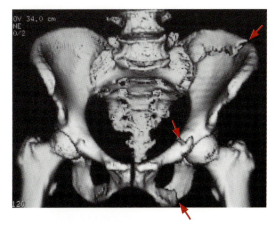

図5　症例2：3DCT像AP像
　　　左腸骨骨折，恥骨骨折，坐骨骨折がある（→）

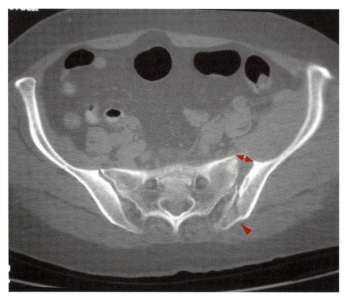

図6　症例2：CT水平断像
仙腸関節前面が開大（◀▶）し，腸骨後面に及んだ骨折線がわずかに側方（後方）に転位している（▶）

1. 骨盤輪骨折の分類

　骨盤外傷の患者では受傷時の単純X線正面像とCTから骨折型を読み解き，骨盤輪骨折かどうかとその重症度を判断し，どの程度血行動態が「ヤバく」なるかを知る．

　骨盤輪骨折にはさまざまな分類があるが，「加わった外力」と「骨折型」を関連付けたYoung-Burgess分類（図7）をもとに骨盤輪骨折の重症度を理解する．

1 側方圧迫型（Lateral compression（LC）type）

　LC typeは，身体の外側から骨盤の輪をつぶすように加わった外力で生じる．オートバイの側方転倒，自動車に側方から追突された歩行者などが典型的な受傷機転である．単純X線正面像で受傷側骨盤が内旋転位して（腸骨翼が小さくなるように）見える．骨盤内の靱帯損傷は基本的にない．

　LC typeは骨盤輪後方成分（腸骨，仙腸関節，仙骨）の骨折型により，3つのサブグループに分けられる．LC-Ⅰは仙骨の骨折，LC-Ⅱは仙腸関節にかかる骨折，LC-ⅢはLC-ⅠもしくはLC-Ⅱに，対側のAPC（次項で説明）を合併した骨折である．原則的にLC-Ⅰ→Ⅱ→Ⅲの順で重症度が増し，血行動態と骨折部が不安定になる可能性がある．

【初期対応時に考えること】

　LC typeであれば，骨折も血行動態も安定していることが多いため，落ち着いて整形外科医に引き継げばよい．このタイプに骨盤簡易外固定（シーツラッピングやSAM Slingなど）を実施した場合，骨折部のズレを悪化させ（骨盤輪をさらに閉じる方向に転位させ）てしまう．その結果，骨盤輪前方の恥骨や坐骨の骨折部による骨盤内臓器（膀胱など）損傷や仙骨骨折部での神経血管損傷を引き起こす可能性があるため，**外固定は実施するべきでない**．

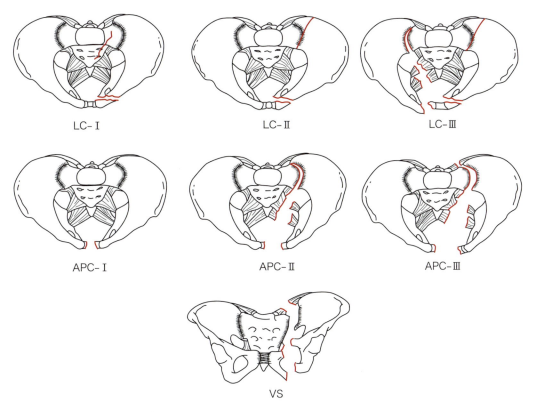

図7　Young-Burgess 分類[1)]
　　　赤線は損傷部位，文献1を参考に作成

2 前後圧迫型〔Antero-posterior compression（APC）type〕

　APC typeは，身体の前方から骨盤の輪が開くように加わった外力で生じる．オートバイの転倒，車と壁，重量物などに体を前後方向で挟まれたなどが典型的な受傷機転である．

　単純X線正面像では骨盤が外旋転位して（腸骨翼が大きくなるように）見える．骨盤底筋群や骨盤内の靱帯がさまざまな程度で破綻する．APC typeもLC typeと同様，骨盤輪後方成分（腸骨，仙腸関節，仙骨）の骨折型により，3つのサブグループに分けられる．APC-Ⅰは2.5 cm未満の恥骨結合の離開を特徴とし，骨盤輪後方の不安定性はない．APC-Ⅱは仙腸関節前面の靱帯は断裂しているが，後方は断裂していない．APC-Ⅲは仙腸関節が完全に離開している．LC typeと同様にAPC Ⅰ→Ⅱ→Ⅲの順で重症度が増し，血行動態と骨折部が不安定になる可能性がある．症例2は来院時単純X線骨盤正面像で左腸骨，恥骨，坐骨の骨折がある（図4）．水平断像と3DCT像から腸骨の骨折は仙腸関節に及ぶ骨折であり，仙腸関節前方が開くように転位し，後方にも骨折し転位していることがわかり，APC-Ⅲの判断をした（図5, 6）．

【初期対応時に考えること】
　APC typeはLC typeより血行動態，骨折ともに不安定になる可能性が高い．骨盤内の組織を引きちぎるように骨盤輪が開き，骨盤内容積が増大するため**大量出血を予測する**．すみやかに**血行動態を評価し，その安定化に移行する**．骨盤腔の容積を減少させるための骨盤簡易外固定法の実施，輸血，造影CTによる出血源の検索（CTを行うことが可能かどうかの判断を含めて），止血術（TAEや骨盤内パッキング）を行う専門家（放射線科医や整形外科医）へのコンサルトなどを

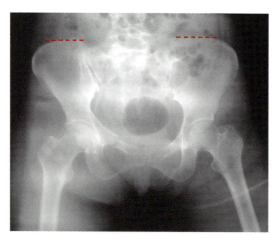

図8 症例1：直達牽引後単純X線骨盤正面像
垂直転位が整復されている（---）

同時に行う．TAEとパッキングのどちらを選択するかは，患者の状況と病院の状況に依存した判断になる．

骨盤単純X線撮影前に簡易外固定法を行った場合，骨折がある程度整復された状態の画像を見ることになる．このとき，**受傷時にあった転位より少なく見積もり，重症度を軽く見誤ることがあるため注意を要する**．

3 垂直剪断型（Vertical shear type（VS））

VS typeは骨盤を頭側へ垂直方向にずらす外力が加わった結果生じる．ほとんどが高所からの墜落により生じる．

単純X線正面像で骨盤が垂直方向に転位して（腸骨翼上縁が頭側にずれて）見える（図1）．回旋を制動する骨盤内靱帯群に加えて，仙骨後方の後仙腸靱帯・骨間仙腸靱帯・腸腰靱帯などが破綻する．症例1では仙骨右側が前方皮質（図2），後方皮質（図3）ともに骨折により破綻し，右骨盤が頭側に大きく転位している．

【初期対応時に考えること】

VS typeは最重症であり，**APCの場合よりもさらにスピードを上げて蘇生や血行動態安定化を超緊急で図らねばならない**．ある程度血行動態が安定した段階で，その後の骨盤骨折に対する手術のために，大腿骨の直達牽引が必要になる場合もある．

症例1では，大腿骨直達牽引により骨折部を可及的に整復し（図8），受傷後3日目に骨折観血的整復内固定術を実施した．

Young-Burgess分類を念頭において骨盤単純X線を見ることが，重症度を理解するうえで重要である．まず「LC，APC，VSのどれにあてはまるか」おおよその見当をつけることで，患者の血行動態と骨折部の不安定性を理解する．そのうえで詳細な評価として，CTを見ることが，骨折重症度のさらなる理解につながる．CT読影において重要なことは，造影剤の血管外漏出像の有無と，骨盤の転位方向と骨盤後方の損傷程度から骨折重症度の詳細な再評価を行うことである．

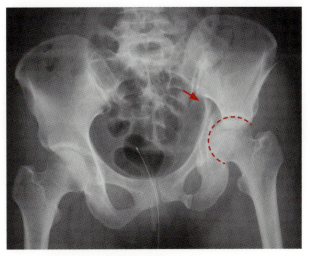

図9 来院時単純X線骨盤正面像
左臼蓋に骨折がある

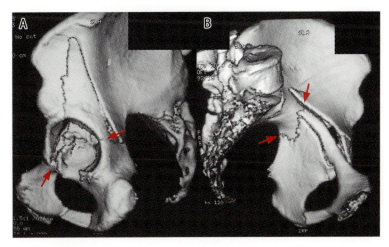

図10 骨盤3DCT像
A) 寛骨臼を外側から見ている．大腿骨頭を取り除いた画像で，臼蓋に骨折があることがわかる（➡）
B) 骨盤を内側から見ている．骨折部が転位していることがわかる（➡）

Advanced Lecture

■ 寛骨臼骨折も知っておこう

　骨盤外傷には，これまで説明した骨盤輪骨折のほかに寛骨臼骨折がある．骨盤輪骨折は，名の通り骨盤の「輪」が骨折し破綻する外傷であるのに対し，寛骨臼骨折は「股関節臼蓋部」の外傷である．両者を見分けることは，ときに難しいが，股関節臼蓋部に骨折線が入っているものは寛骨臼骨折と考えてよい（図9，10）．寛骨臼骨折は骨盤輪骨折と比較して，血行動態が不安定になることは稀であるため，落ち着いて整形外科医にコンサルトすればよい．

おわりに

　骨盤輪骨折は，整形外科外傷のなかでも数少ない緊急の治療を要する外傷である．高エネルギー外傷であることが多く，多部位の外傷を伴うことや血行動態が不安定になることが多いため，チームで治療にあたるべきである．

文献・参考文献

1) Young JW, et al：Pelvic fractures: value of plain radiography in early assessment and management. Radiology, 160：445-454, 1986

もっと学びたい人のために

1) 松井健太郎，他／編：特集ERの整形外傷―機能再建のための診察と処置．ER magazine, 10, 2013

プロフィール

松井健太郎（Kentaro Matsui）
帝京大学整形外科学講座 外傷センター
専門：骨折，足の外科
百聞は一見にしかず．外傷センターで経験を積みませんか？

第1章 重症外傷への対応

10. 看護師の立場からみた外傷への対応

三輪容子

Point

・搬送前の情報からABCDEアプローチに沿った異常の予測と準備を行う
・患者の苦痛緩和につなげる対応を心がける

はじめに

　外傷患者搬送時において，医師だけでなく看護師も外傷治療に必要な知識をもちチームの一員としてすみやかな診断・治療につなげていく必要がある．そのために当院看護師はPTLS[1]（Primary-care Trauma Life Support：http://www.ptls.jp）看護師コースを受講し，そこで習得した知識・スキルを，実践の医療現場において発揮している．PTLS看護師コースでは，収容準備・外傷における気道管理・GCS・外傷患者の全脊柱固定の必要性・極楽対応（三角巾固定）・初期診療の現場におけるトリアージを学ぶことができる．

　本稿では，チームの一員として外傷対応時に看護師がどのように動いているか紹介したい．

1. 収容準備

　外傷患者の多くは救急車で搬送される．そのためまずは救急隊からの収容依頼の電話が病院に入る．救急隊から送られてくる情報は【年齢】【性別】【意識レベルとバイタルサイン】【受傷機転】【受傷部位】である．その情報をもとに看護師はさまざまな病態を予測し準備を行う．物品の準備のみでなく，その物品が適正に使用できるか，すぐに使用できるかの確認や看護スタッフの人員調整および関連部署への連絡も準備の1つである．

　必要物品の準備ではABCDEアプローチに沿って考えていく．PTLSコースでは，収容準備のシミュレーションチェックの方法として図1に示すチェック表を使用している．

　情報に適した収容準備を行うことで，緊急処置が必要となった際にすみやかに施行することができる．このことは外傷患者の予後を大きく左右するといわれている．ゴールデンアワーの処置実施に大きな影響を及ぼすと考える．

```
OSCE Scenario for Nurses
                                  Evaluation Sheet    実 施 日 ：2013年5月25日
1. ■印は評価者が指示・質問・情報を与える項目
2. □の項目には行動・回答できたら☑または○でチェック      受講者名 ：
```

Step1 情報伝達

情報伝達
- ■ 外傷患者の情報を救急隊から受けてMISTで医師に電話連絡
  - □ 年齢・性別　MISTで情報伝達
- ■ 病態の予測は？どこの部位
  - □ ショック　Ｍ Ａ Ｐ Ｔ Ａ Ｆ 3X　（予測病態に○）

Step2 収容準備

□ 感染防御　（ガウン　マスク　ゴーグル　手袋）

A&B 気道・呼吸管理物品
- □ リザーバ付酸素吸入マスク　□ リザーバ付BVM
- □ 気管挿管（気管チューブ（7〜8.5mm）　喉頭鏡　スタイレット　Cuff用注射器　固定用テープ　キシロカインゼリー）
- □ 輪状甲状靭帯切開　（気管チューブ6mm or キット）
- □ 気管・口鼻腔吸引　（吸引器　気管用と口鼻用吸引チューブ）
- □ 人工呼吸器

C 循環管理物品
- □ 胸腔ドレナージ/胸腔・心嚢穿刺
  - （チューブ24Fr〜32Fr（2本）　接続チューブ　低圧持続吸引器　水封用滅菌蒸留水　タイガン　局所麻酔剤・縫合セット・ガーゼ）
  - （静脈留置針14G（1本）　廃液パック）
- □ 圧迫止血用ガーゼ
- □ 末梢静脈路確保　（静脈留置針16〜20G 2本　採血用注射器 20ml 1本）
- □ 加温輸液2L　（39℃　乳酸or酢酸リンゲルor生理食塩液）

モニタリング物品
- □ 心電図モニタ　□ パルスオキシメータ　□ 非観血的自動血圧計

検査・処置に必要な物品
- □ 超音波診断装置
- □ ポータブルX線撮影装置

D 脳神経
- □ 瞳孔計　□ ペンライト

E 脱衣と体温管理に必要な物品
- □ 裁断用ハサミ 1〜2本　□ バスタオル　毛布　タオルケット　電気ブランケットなど
- □ 体温計
- □ 室温調整　24℃より高め設定

記録、所持品管理に必要な物品
- □ 各種記録用紙　ビニール袋 大小

看護人員の調整と関連部署への連絡
- □ スタッフ1人か2人で対応の判断　□ 関連部署に速やかに連絡

図1　臨床シミュレーションチェック表（一部）

2. 極楽対応（三角巾固定）

　外傷患者の対応において看護師は医師の診療介助につくことが多い．診療介助につきながらも看護師は常に患者に声をかけ，観察を行い，患者の安全・安楽を確保することが役割の1つである．特に救急車以外で受診された外傷患者では診療までの時間，また処置開始までの時間も苦痛は強くなることが多い．外傷の苦痛を緩和する固定方法として三角巾を使用した包帯法があり，PTLSコースでは極楽対応と呼ばれている．

　包帯法の目的として以下の3点があげられる．

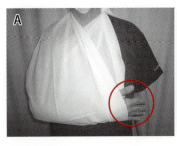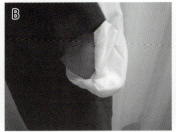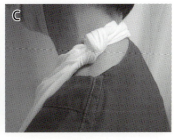

図2　腕の吊り
A）指先が見えるようにする（○），B）肘側の三角巾の頂点を結んで袋状にし，肘を安定させる，C）健側の肩の上で止め結びする

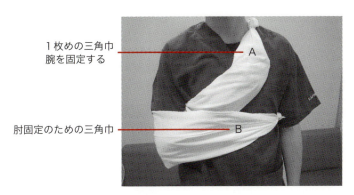

1枚めの三角巾
腕を固定する　　　　　　A

肘固定のための三角巾　　B

図3　鎖骨骨折時の三角巾固定

- 傷にあてたガーゼを支持固定する
- きつめに巻くことにより，出血を止める
- 副子を固定したり，手や腕を吊る

また三角巾の特徴としては以下の2点がある．

- 傷の大きさに応じて使用でき，広範囲に傷や関節部を覆うのに適している
- 巻軸帯ほど技術的に難しくないうえ，すばやく巻くことができるので，救急用として最適

　PTLSコースでは腕の吊り，鎖骨骨折，額・頭の周囲，耳，手の固定方法について学ぶ．今回はそのなかの腕の吊り・鎖骨骨折を示す（図2，3）．また固定方法だけでなく，結び方・ほどき方についても学習する．

1 腕の吊り

　三角巾の頂点を患部の肘に合わせ，一方（腕の内側を通る布）の端を健側の肩に当て，他方（腕の外側を通る布）の端を患側の肩に向かって折り上げ肩に当てる．健側の肩の上で結ぶ．頂点は止め結びにする（図2C）．肩の上で結ぶ理由は三角巾固定した状態で臥床した場合に，結び目が後頸部にあたることがないようにするためである．肘の部分にある三角巾の頂点を結んで袋状にし，肘を置くようにする（図2B）．

2 鎖骨骨折

鎖骨骨折では痛みが強く，健側に比べ，患側の方が下がって健側の手で患側の腕を支えている．大切なことは患者の楽な位置で固定することである．

腕の吊りの場合と同様三角巾の頂点を患側の肘に合わせ，一方（腕の内側を通る布）の端を健側の肩に当てる（図3）．他方の端を患側の脇の下から通して背中に回し，健側の肩の上で止め結びにする．もう1枚三角巾を用いて，患側の肘を体に固定する．

鎖骨骨折の固定法としてクラビクルバンドを使用することがある（第3章3を参照）．この固定法を使用する場合の注意点として以下の3点をあげる．

- ・胸を張った状態で装着する
- ・神経の麻痺や血液循環の異常に注意する
- ・自宅でも家族が装着できるよう固定する位置に印をつける

三角巾・クラビクルバンドなどで固定をする際，以上の注意点に気をつけながら固定することはもちろんではあるが，一番大切なのは患者が安楽を得られることである．そのため固定する際は必ず患者に声をかけながら行うことが大切である．

3. 家族対応

外傷患者のほとんどが予期せぬ不慮の事故などで受傷し来院されることが多い．また家族が受傷現場に居合わせないことも多く，知らせを受け，さまざまな不安や思いを抱いて病院に来院される．初期外傷患者の特性として緊急度・重症度が常に変動する，緊急度の高い病態ほど症状の進展が速い，さらに意識レベルを含むバイタルサインが正常範囲から逸脱する度合いが大きいほど緊急度が高い，ということがあげられる．また外傷は損傷部位による特性があり，複数の損傷になるほど病態もさまざまになる．そのため医師だけでなく看護師を含む医療スタッフは検査，処置，時には心肺蘇生など治療・処置が優先となり多忙となる．施設の規模，また時間帯においては十分な人員配置ができず，家族が来院されていても気が付かないことがある．しかしそのようなときだからこそ家族の不安は大きいため，看護師の役割として家族看護を忘れてはいけない．

1 家族の心理状態に寄り添った対応と説明すべきこと

救急患者家族の心理的特徴としては以下の4点があげられる．

- ・突然の出来事に遭遇して困惑・動揺が強い
- ・起こった出来事や患者の状態を認めることが難しい
- ・救急処置の状況や生命予後についての情報が乏しく過度の期待や悲観をもちやすい
- ・治療（回復に向けて）に参加できない無力感

患者の家族が来院されたと連絡があったら，できるだけ早く家族対応を行うことが必要である．突然の受傷により患者だけでなく家族の困惑，動揺は強い．そのため可能な範囲で患者の状況を説明することで，現状の理解と落ち着きをとり戻してもらうことが必要である．

家族への説明の際には以下の内容を聴取，説明する．

- 自己紹介（職位もあれば）
- 続柄や患者との関係の確認
- 患者の状態と処置の簡潔な説明，面会できる時期
- 家族の反応を見ながら対応

　家族対応ではコミュニケーション能力も重要視される．言語的コミュニケーションとしての会話は，不安が大きい家族に対して前述内容を説明することである．非言語的コミュニケーションは，例えば最初に話しはじめる際の声の大きさや速さがある．困惑・動揺が強い家族に対して早口で話したり，大きな声で攻撃的に話をすることは家族の不安を募らせることにつながり，現状の理解を得ることができない．さらに家族との立ち位置も重要である．家族が立っているのであれば椅子に座らせ，落ち着いた状況で話をはじめる．また医療者も視線を合わせる体勢を整えることにより，家族の話の受け入れを良好にする場合がある．

2 AMPLEによる病歴聴取は家族看護の1つ

　そして患者から得ることができない治療に必要な情報を，家族より聴取する場合もある．家族から情報収集を行う方法としてAMPLEによる病歴聴取がある．

- A：Allergy（アレルギー歴）
- M：Medication（服用薬）
- P：Past history & Pregnancy（既往歴・妊娠）
- L：Last meal（最終の食事）
- E：Events & Environment（受傷機転や受傷現場の状況）

　このAMPLE聴取は治療に必要な患者の情報を得ると同時に，先に述べた救急患者家族の心理的特徴である，治療に参加できない無力感を少しでも軽減するための家族看護の1つである．家族だからこそ知りうる情報を提供することで，家族は少しでも役に立っている，治療に参加しているという思いをもつことができ，その後の治療経過を待つ間の気持ちの支えとなることもある．

3 家族からの質問には可能な範囲で事実を具体的に答える

　家族は病院関係者に対して，まずは患者の容態について質問してくることがほとんどである．その際は可能な範囲で，事実を伝えることが必要である．例えば「現在レントゲン写真をとっているので，後ほど医師から説明をします」「しっかりお話はできますが，傷の処置を行っていますので○分ほどお待ちください」など具体的に時間なども伝えることができれば，家族の心理状態は落ち着く．患者が重篤な状態の場合は「現在懸命に処置をしていますのでここでお待ちください．状況がわかりしだいご説明します」という一言だけでも，大切な家族の治療を医療者に精一杯行ってもらえていると考えられ，動揺を軽減することにつながる．もちろん家族に説明に行く際に医師と相談し時間の調整などを行うことが必要である．また患者の状況を伝えるだけでなく，病院オリエンテーションを行うことも看護師の役割の1つである．救急車で搬送された患者の家族にとって，搬送先病院がはじめて来院する病院であることもある．そのため携帯電話の使用可能な場所・家族が待っている場所・トイレの場所・売店や自販機の場所・事務受付や出入り口を

案内することも必要である．特に重篤な状態である場合や治療・処置に時間を要する場合など，1人の家族だけの待機では不安感が募ることが多い．さらに重篤な状況を説明する際も1人の家族だけでは不安が大きい．そのため待ち時間の間にほかの家族・親類・家族の友人など家族のサポートになる存在の人に連絡し，来院していただくよう案内することも必要である．大勢の家族が来院されている場合，キーパーソンとなる家族を確認し医師に報告する．病状説明の際のセッティングなども看護師として必要な役割である．

外傷初期診療においては医師だけでなく，看護師も含めてチーム医療が重要である．そのため看護師も医師と同様の知識をもち，医師が何を見て，何を評価しているのかを理解することで，その処置のために必要な物品の準備をより早く行うことができる．そして何よりも患者・家族の苦痛・不安を軽減することも看護師として必要な役割である．さらにJPTEC™など病院前救護の知識・技術を習得することで，よりすみやかな継続医療へとつなげることができる．

最後に看護師の立場から研修医の皆さまへ

看護師もスムーズな医療を行うために必要な知識を日々学んでいます．そして患者だけでなくその患者のことを大切に思う家族も医療の対象であることを常に考え行動するようにしています．一緒に頑張りましょう！！

文献・参考文献

1) 「Primary-care Trauma Life Support －元気になる外傷ケア」（箕輪良行，他/編，地域医療振興協会/監），シービーアール，2012

プロフィール

三輪容子（Yoko Miwa）
名古屋掖済会病院 主任看護師
JPTEC中部世話人，PTLS・BLS・ICLSインストラクター
常に患者を疾患でみるのではなく，「その人」をそしてその人にかかわる家族を大切に考えるように指導をしているつもりですが…永遠の課題と思って取り組んでいます．

第2章 重症外傷診療に必要なスキル

1. 気管挿管，輪状甲状靱帯穿刺・切開

萩谷圭一

> **Point**
> - 時間勝負となるため，各手技の準備や手技を手際よくできるようにしておく
> - ビデオ喉頭鏡などの各種デバイス，慣れた上級医のバックアップなど，うまくいかないときの次の手段を準備する
> - 頸椎損傷を考慮し頸部は愛護的に扱うが，気道確保困難時は気道を優先する
> - 手技の介助，手技中のモニタリングや次の手段の準備などチーム全体の協調性も重要

症例
28歳男性．バイク乗車中に転倒，顔面を強打した．呼吸のたびにゴロゴロという音を聴取した．マスク換気では酸素化が保てず，気管挿管の適応と判断し喉頭展開を試みたが出血が多く声門は確認できなかった．酸素化がさらに悪化したため輪状甲状靱帯穿刺を施行し，酸素チューブで酸素を間欠投与しながら輪状甲状靱帯切開し換気したところ，酸素化は改善した．

1. 気管挿管

1 準備
- 喉頭鏡（成人は主にMacintosh型．ブレードサイズは成人男性#4，成人女性#3）もしくはビデオ喉頭鏡
- 気管チューブ：男性内径8.0 mm，女性内径7.0 mmが目安
- スタイレット：チューブガイドがあるビデオ喉頭鏡では不要
- 吸引器：嘔吐に備え太いサクションカテーテルを準備

2 Macintosh型喉頭鏡を用いた挿管手順
事前に可能な限り適切な換気と酸素化を行う．患者の尾側より介助者が正中中間位で頭部を保持し，頸椎カラーの前面を外しておく．

術者は患者の頭側に立ち，右手の第1指，第2指で開口させる．

左手で喉頭鏡をもち（図1），舌の右側から喉頭鏡のブレードを進めていく．舌を左に避けながらブレード先端を進めていき，喉頭蓋を確認する．ブレード先端を喉頭蓋谷に入れ，**喉頭鏡を前方に押し込むように力をかけると喉頭蓋が挙上し声門を視認できるようになる**（図2，3）．

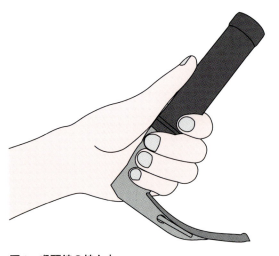

図1 喉頭鏡の持ち方
喉頭鏡はハンドルとブレードの結合部付近を持つ．
親指はハンドルの長軸方向に添えて持つ

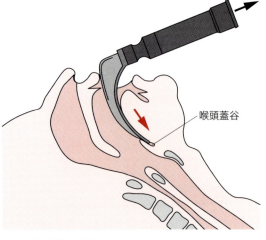

図2 喉頭鏡の操作
ブレード先端を喉頭蓋谷にしっかり入れ（→）前方に押し出す（→）

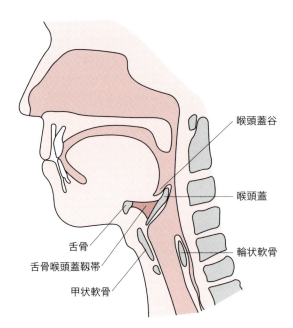

図3 喉頭蓋の挙上
喉頭蓋谷にブレード先端を入れることで舌骨喉頭蓋靱帯が「く」の字に曲がり喉頭蓋が腹側に移動する

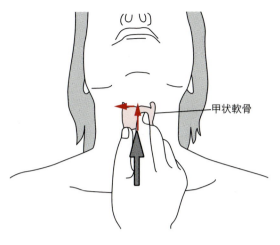

図4　BURP
介助者が甲状軟骨を背側，頭側，右側に圧迫する

●ここがピットフォール

① **喉頭展開中は左手首の角度は変えない**．手首をこねると声門付近は展開されるが口が閉じてしまい，チューブを進めにくくなる．また，歯牙損傷を起こしやすくなる．
② **喉頭展開中は，口を覗き込まない**．術者の目と声門の間にある障害物（舌）を避ければ声門は見える．術者の目が口に近づいても視線上にあるものは変わらないため見えやすくはならず（近視がひどいなら別だが），背中が丸くなると喉頭鏡を前方に押し出す力をかけにくくなるため，喉頭展開しづらくなる．喉頭展開中は背筋を真っ直ぐ伸ばし，格好よく手技を行う．

●ここがポイント

① ブレード先端を喉頭蓋谷にしっかり入れ舌骨喉頭蓋靱帯を押し込むと喉頭蓋が挙上する．
② 声門が見えにくい場合，backward, upward and rightward pressure（BURP），external laryngeal manipulation（ELM）で声門を見やすい位置に移動させる．ともに喉頭展開時に甲状軟骨を背側，頭側，右側に圧迫する方法であり，最初から介助者が行うものがBURP（**図4**），術者がまず自分で行い介助者がその位置を保持するものがELMである．ELMでは術者が自分で適切な位置を見つけるため，より視野が確保しやすい[1]．

声門を視認したら目を離さずに右手で介助者から気管チューブの中央付近を受けとる（目を離すと声門を見失うことが多い）．視野を遮らないようにして気管チューブを右口角から進める．介助者が右口角を引っ張っておくと視野を確保しやすい．気管チューブ先端が声門を越えたところで，スタイレットを抜いてもらう．カフ全体が声門を越えて2〜3 cmのところまで，もしくはカフの口側についている声門マーカーの位置に声門が来るように気管チューブを進める．カフを膨らませてもらい，換気，気管に挿管できていることを胸郭の動きや聴診，呼気二酸化炭素モニターで確認する．固定後に胸部単純X線写真で気管チューブの位置を確認する．

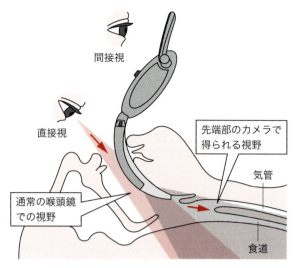

図5 ビデオ喉頭鏡の視野
ビデオ喉頭鏡ではブレード先端のカメラで間接的に見ることができるため，声門付近を確認しやすい．
文献3より引用

●ここがピットフォール

胸部単純X線写真では気管と食道が重なって写るため，気管挿管と食道挿管の区別はできない．真正面から撮影できず気管と食道がずれて写った場合や，気管チューブ先端が気管分岐部を越えて留置されていた場合は判断材料となる．

3 ビデオ喉頭鏡を用いた挿管

ビデオ喉頭鏡による挿管はカメラを通して声門周囲を見ることができるため（図5）頸部可動域制限がある患者で有効とされている．頸椎固定された患者でのメタアナリシスではいずれのビデオ喉頭鏡でもMacintosh型喉頭鏡と比べCormack分類Grade 1（声門全体が目視可能）の割合が増え，初回成功率はエアトラックの方が高いという結果であった[2]．各種とも大きく性能が異なるものではなく，各施設で所有しているデバイスに普段から慣れておくことが重要と思われる．嘔吐，口腔内出血などカメラの視野が塞がれる状況では効果は期待できない．

1) エアトラック

舌の正中から挿入する．曇り止め防止機構がついており，軽い．喉頭蓋谷にブレード先端を入れ，本体を持ち上げるように喉頭展開する．チューブガイドがあり，視野の正中に声門が来るよう位置調整する．

2) GlideScope

比較的大きなモニターにケーブルで接続されている．チューブガイドはなく，専用のスタイレットを用いてブレードに沿わせるようにして気管チューブを挿入する．ブレードの湾曲が強く，慣れが必要．

3) エアウェイスコープ

舌の正中から挿入し，喉頭蓋の下にブレードをかけ本体をもち上げるように喉頭展開する．チューブガイドがあるため気管チューブを導きやすいが，イントロック（ブレードにあたる部分）

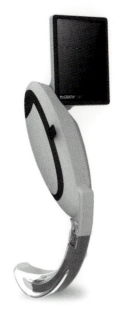

図6　McGRATH™ MAC
（コヴィディエン ジャパン）

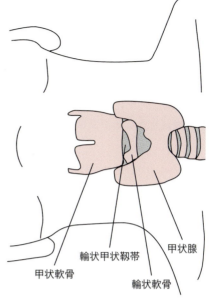

図7　輪状甲状靱帯の位置

が大きく開口制限があると挿入しづらい．

4）McGRATH™ MAC（図6）

カーブがMacintosh型喉頭鏡とほぼ同じであり，カメラ部分が汚れてしまっても直視型喉頭鏡として使える．チューブガイドはない．

2. 輪状甲状靱帯穿刺

1 準備

血管留置針（14 G），シリンジ（5〜10 mL），消毒

2 手順

術者が右利きの場合，患者の左側に立つ．頸部を消毒し，甲状軟骨と輪状軟骨の間にある陥凹部を同定する（図7）．左手の第1，3指で輪状軟骨を左右から挟むようにして固定，陥凹部を第2指で確認し，シリンジをつけた血管留置針を陥凹部の正中に刺す．針を45°傾けて尾側へ向け，陰圧をかけながら気管内へ進める．空気が吸引できたら外筒のみ尾側に進め，内筒を抜去する．**気管後壁を損傷しないように注意**（外筒を食道に留置する危険性あり）．

3 換気法

・上気道閉塞がない場合はマニュアルジェットベンチレーター（MCS-3®）を用いた高圧ジェット換気を行うことができる．圧外傷を防止するため0.14 MPaに設定，ON/OFFバルブを操作して1秒送気と3秒停止をくり返し，換気する．胸郭の動き，経皮的酸素飽和度を確認しながら圧力計に示された緑の範囲内で圧力を調整する．排気が不良だと圧外傷を起こすため，胸郭

が換気のたびに毎回下がるか，皮下気腫がみられないか注意する．
- 上気道の閉塞がある場合，高圧ジェット換気ができない場合には高流量酸素投与を行う．10〜15 L／分の酸素を流した酸素チューブを留置針に接続し，送気する．上気道が閉塞している場合は1秒送気，4秒開放をくり返し，上気道が閉塞していない場合は1秒送気，1秒開放をくり返す
- 2.5 mL シリンジの外筒に内径7.0 mm 気管チューブのコネクタを接続すると，換気用バッグに接続することができる

● ここがピットフォール
高流量酸素投与，換気用バッグでは一時的な酸素化しかできない．換気量も十分ではなく二酸化炭素が貯留するため，すみやかに他の確実な気道確保を行う．

3. 輪状甲状靱帯切開

1 準備

尖刃，曲ペアン鉗子，気管切開チューブまたはスタイレットを入れた気管チューブ（内径5.0〜7.0 mm），シリンジ（カフ用），消毒

2 手順

術者が右利きの場合，輪状甲状靱帯穿刺とは逆に，患者の右側に立つ．消毒し甲状軟骨を左第1,3指で固定，陥凹部を第2指で確認し，尖刃で横切開をおく．このとき頸動脈を損傷しないように注意する．曲ペアン鉗子を創に入れて横方向に開き，鉗子を頭側に倒して切開孔を開く（メスの柄を尾側に入れて開いてもよい）．チューブを入れ，カフが見えなくなる程度まで進め，カフを膨らませ換気する．

おわりに

気道確保はときに多大な労力を費やすことになるが，気道が確保できても外傷診療のファーストステップをクリアしただけに過ぎない．気を抜かずに，患者の命を守るため頑張ってほしい．

文献・参考文献

1) Levitan RM, et al：Laryngeal view during laryngoscopy：a randomized trial comparing cricoid pressure, backward-upward-rightward pressure, and bimanual laryngoscopy. Ann Emerg Med, 47：548-555, 2006
2) Suppan L, et al：Alternative intubation techniques vs Macintosh laryngoscopy in patients with cervical spine immobilization：systematic review and meta-analysis of randomized controlled trials. Br J Anaesth, 116：27-36, 2016
3) 「必勝！気道管理術ABCははずさない」（則末泰博，他／編，林 寛之，他／監修），学研メディカル秀潤社，2015

プロフィール

萩谷圭一（Keiichi Hagiya）
茨城県立中央病院麻酔科
専門：麻酔，集中治療
麻酔科専門医取得後に救急・集中治療の道に進み，2016年4月より麻酔科に戻りました．気道確保はある程度経験したつもりですが，ちょっと判断が変わっていたら，ちょっと状況が違っていたら，と思う危ない経験もありますし，上級医の助けがなければどうしようもなかった症例もありました．緊迫した状況のなかでどこまで最善の選択肢をとっていけるか，まだまだ経験や知識が必要と感じています．

第2章 重症外傷診療に必要なスキル

2. 骨髄穿刺

池田勝紀

> **Point**
> ・外傷診療において輸液路確保は重要である
> ・骨髄穿刺は簡便確実に輸液路確保が可能

はじめに

　重症外傷における初期輸液は，ショックによる循環動態の破綻から来る生命危機を回避させ，その後の外傷治療の方針に影響を与えるとても重要な因子である．そのため，外傷診療において早期に輸液路を確保することは非常に重要である．その緊急性を考慮すると，輸液路確保のために多く手法をもっておくことは，外傷診療において有利である．

　外傷に伴うショック状態の成人や小児では，末梢静脈を使用した輸液路の確保が困難な場合があり，代替法として骨髄穿刺や中心静脈穿刺が行われる．早期の骨髄穿刺による輸液路の確保は，中心静脈穿刺と比較しても，安全に確実に行われるとの報告がある[1]．本稿では，この骨髄穿刺について説明する．

　骨髄穿刺は，未経験者にとっては危険で難しい手技であるという印象があるかもしれないが，文献的には，中心静脈穿刺と比較しても「安全」「効果的」しかも「費用対効果」が高いといわれている[1]．本稿を読み，一度，JATEC™，PTLSやPALSなどの救急診療のコーストレーニングを受けていただいた後，臨床の現場で積極的に行っていただき，皆さんが少しでも多くの循環動態が不安定な外傷患者の状態を安定化させられることを希望する．

1. 骨髄穿刺の原理と歴史

　骨髄輸液は，Drinekerが1916年に犬の脛骨への輸液を施行したことによってはじまった手技である．1980年代ごろより，主に血管確保が困難な小児等に対する緊急薬剤投与ルートとして普及してきたが，最近では成人にも用いられるようになっている．心肺蘇生中の患者に対しての骨髄輸液と中心静脈輸液を比較しても骨髄輸液の薬物動態は遜色ないと報告されている[2]．

　骨髄内に投与された薬剤は，すみやかに中心静脈に到達する．その結果カテコラミン等の循環作動薬をはじめ，濃厚赤血球や新鮮凍結血漿などの血液製剤も投与可能である．しかも骨髄穿刺は，ある程度のトレーニングは必要であるが，慣れれば迅速（30〜60秒）に安全に輸液路を確

表1　国内で手に入る主な骨髄針の種類

通称	名称	方式	穿刺針サイズ
イリノイ針	ディスポーザブルイリノイ骨髄穿刺針	用手式	15 G×20〜48 mm
クック針	ディックマン骨髄内インフュージョンニードル	用手式	16 G
Bone Injection Gun (BIG)	骨髄内薬品注入キット（BIG-A15 G, P18 G）	半自動（バネ式）	15 G（青：成人用） 18 G（赤：小児用）
EZ-IO	EZ-IO 骨髄穿刺システム	電動（ドリル式）	15 G 赤：15 mm 　　　青：25 mm 　　　黄色：45 mm

保できる[3]．

1 骨髄穿刺の適応

緊急に薬剤投与が必要な静脈路確保が困難な症例の場合は，次項に触れる禁忌がなければ適応となる．

2 骨髄穿刺の禁忌

以下のような場合は禁忌とする．
- 穿刺部位の感染，挫滅，熱傷が認められる場合（骨髄炎発症の危険性）
- 骨折している，あるいは以前に骨髄穿刺をした骨へ穿刺する場合（輸液の漏出の危険性）
- 骨形成不全や骨粗鬆症などの骨が脆い場合（骨折の危険性）

3 骨髄穿刺の合併症

文献的な報告[3,4]では，合併症の発生率は1％未満と言われており，安全性は高いと思われるが，患者には合併症に関しても説明する．外傷診療においては，一刻も早く輸液路を確保しなければならないことが多く，その場合は，合併症と循環動態維持のトレードオフの状況になるが，合併症を恐れて手技を行わない方が，患者の不利益が大きいため，積極的に手技を行うべきである．

〈合併症〉
- 骨髄炎
- 挿入に伴う骨折
- 周囲への薬剤の漏出
- 脂肪塞栓

2. 骨髄穿刺の手順

1 準備する器具

骨髄針，消毒用薬剤，滅菌ドレープ，輸液，輸液セット，シリンジ（10〜20 mL），固定用テープ，包帯，滅菌ガーゼ，手袋

2 骨髄針

現在，日本国内で入手可能で主要な骨髄針は4種類ある（表1）．

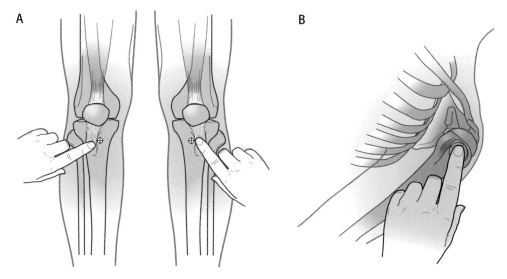

図1 穿刺部位の選択
A）脛骨近位，B）上腕骨頭（テレフレックスメディカルジャパン株式会社より提供）

　各施設での使用頻度によって，最適な骨髄針の種類を検討する．使用頻度が少なくて，小児のみを対象とするような施設では，用手骨髄針のみあればよいが，成人も対象とするような施設では，用手骨髄針では挿入困難なため，確実に穿刺が可能なドリル式骨髄針の導入をお勧めする．当施設では，ドクターカーにドリル式骨髄針のEZ-IOを導入し，病院前診療での小児や成人の末梢静脈路確保困難例に，EZ-IOを用いた骨髄穿刺を行っている．骨髄穿刺の安全性や確実性から考慮すると，骨髄針の施設導入は妥当な選択であると思われる．
　実際にこれらの器具に触れてみたい方は，全国で行われている，JATEC™，PTLSやPALSなどの救急初療コースを受講していただきたい．

3. 手技手順

　今回は，基本的な用手骨髄針とドリル式骨髄針の挿入法の説明を行うが，用手骨髄穿刺はさまざまな文献や救急初療コースで紹介されており，本稿ではより簡便に骨髄穿刺が行えるドリル式骨髄針の手技に重きをおいて紹介する．
　しかし，あくまでも基本は用手骨髄穿刺であることは言うまでもない．

1 用手骨髄穿刺

① 滅菌手技である
② 穿刺部位の選択（図1）
　　第一選択は，脛骨近位（骨端線を破損しないように，膝蓋骨直下の脛骨粗面から1〜3 cm遠位）．穿刺部位をよく消毒し，滅菌ドレープをかける（骨髄炎予防）
　　代替部位：上前腸骨棘，脛骨遠位（内顆），上腕骨頭，橈骨遠位端，大腿骨遠位，胸骨
③ 患者の意識があり，必要なときは，局所麻酔を行った後に，皮膚に対して垂直に骨髄針を穿刺する

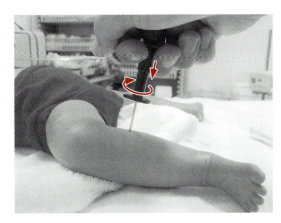

図2　骨髄針の穿刺（用手式）
文献5より転載

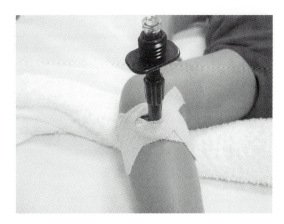

図3　骨髄針の固定
文献5より転載

④ 脛骨に針先が当たったら，針を左右に回転させながら「ぐるぐる」と優しく針を進める（図2）．骨皮質が抜けたところで「フッ」と抵抗が抜ける感触があるはずである．誤穿刺の原因となるので，針を進める先に術者の手を置かないこと
⑤ 骨髄穿刺の確認として，骨髄針から手を離し骨髄針が立てば骨髄内に針が入ったと考える
⑥ 蓋を外して，内筒を抜く
⑦ シリンジに接続して陰圧をかけ骨髄液が引ければ，確実に針が骨髄内に入っているといえる．針が骨髄内に入っていても，骨髄液が引けないこともある
⑧ 輸液を満たした輸液チューブを接続し，ラインの三方活栓から生食10 mLでフラッシュ
⑨ スムースに輸液が滴下するか確認する．穿刺部位の周囲に腫れがないことを確認する
⑩ その後，骨髄針のタイプに合わせて，テープまたは，包帯で固定する（図3）．固定部に滅菌ガーゼを使用することもある

2 ドリル式骨髄穿刺（EZ-IO）

成人の場合，骨皮質が硬いため，用手骨髄穿刺が困難な場合が多く，半自動式のBIGもしくはドリル式のEZ-IOを使用することを推奨する．ここでは，ドリル式であり，挿入が確実に行えるEZ-IOの説明を行う．当然のことだが，骨髄針を小児用に交換すれば，小児にも使用可能である．
① 滅菌手技で行う
② 穿刺部位の選択（図1）
　第一選択は，用手骨髄穿刺と同様に脛骨近位部である．代替部位：上前腸骨棘，脛骨遠位（内顆），上腕骨頭，橈骨遠位端，大腿骨遠位，胸骨
③ 穿刺部位をよく消毒し，滅菌ドレープをかける（骨髄炎予防）．患者の意識がある場合，必要なら局所麻酔を行う
④ 骨髄針の選択を行う．EZ-IOの骨髄針の太さは15 Gに統一されていて，患者の体重によって，対応する針の長さを選択する（表2）
⑤ 穿刺部位に応じた適切なサイズの骨髄針をパワードライバーにとり付けて，穿刺する骨に対して垂直に立て，ゆっくりと先端が骨膜に接触するまで皮膚を貫き穿刺をする（図4）
⑥ 先端が骨に到達した時点で，針の目盛りを目安として，最低5 mm以上マーカーが見えること

表2　骨髄針の選択

対象体重	骨髄針の色	骨髄針の長さ	
3～39 kg	赤	15 mm	EZ-IO PD 15 mm Needle Set
3 kg 以上	青	25 mm	EZ-IO AD 25 mm Needle Set
40 kg 以上	黄色	45 mm	EZ-IO LD 45 mm Needle Set

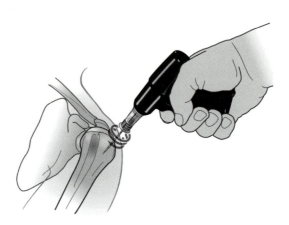

図4　ドリル式骨髄穿刺
（テレフレックスメディカルジャパン株式会社より提供）

を確認する（図5）．トリガーを引きゆっくりと一定の速度で穿刺方向に力を加え，骨皮質を貫通させる

⑦ 骨髄腔に到達した感触があるか，あるいは適切な穿刺の深さに到達したら，穿刺を終了しパワードライバーのトリガーから指を離す．さらにパワードライバーとハブを分離してスタイレットを抜去する（図6）

⑧ 輸液チューブの接続は，用手骨髄穿刺と同様．なおEZ-IOは専用の固定キットで容易に固定できる（図7）

EZ-IOに関しては，英文になるが専用サイトや無料アプリがある．EZ-IOの骨髄針の選択から実際の使用動画まで収められており，下記にアドレスを紹介する．

EZ-IOの関係WEBサイト・アプリ

専用サイトURL：http://www.arrowezio.com/
iOSアプリ　　　：https://itunes.apple.com/app/arrow-ezio/id929707664
Androidアプリ：https://play.google.com/store/apps/details?id=com.vidacare.ezio&hl=ja

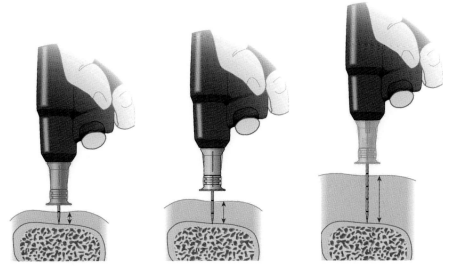

図5　穿刺の深さの目安
針の先端が骨に到達した時点で，針の目盛りを目安として，最低5 mm以上の長さが見えるようにする（テレフレックスメディカルジャパン株式会社より提供）

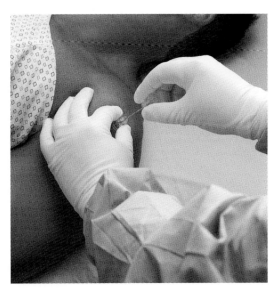

図6　スタイレットを抜去
（テレフレックスメディカルジャパン株式会社より提供）

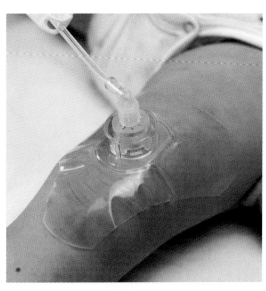

図7　専用のキットで固定
（テレフレックスメディカルジャパン株式会社より提供）

3 骨髄針の抜去

骨髄針は長期使用に向いていないため,中心静脈や末梢静脈などにより輸液路が確保でき,不要になったら可及的すみやかに抜去する.抜去後穿刺部は数分間,圧迫止血を行う.その後,止血しなければガーゼを厚めに当ててテープで圧迫固定する.

おわりに

骨髄穿刺による輸液路の確保は,外傷の初期診療において習得しておく必要があるスキルの1つである.しかし,実際に臨床現場で外傷の初期診療を経験するだけでその手法を身につけることは,困難である.JATEC™やPTLS,PALSなどの救急初療のコースを受講して,スキルのトレーニングを積むことをお勧めする.

文献・参考文献

1) Dolister M, et al：Intraosseous vascular access is safe, effective and costs less than central venous catheters for patients in the hospital setting. J Vasc Access, 14：216-224, 2013
2) Hoskins SL, et al：Pharmacokinetics of intraosseous and central venous drug delivery during cardiopulmonary resuscitation. Resuscitation, 83：107-112, 2012
3) 「PALSインストラクターマニュアル AHAガイドライン2010準拠」(American Heart Association/ 著),シナジー,2013
4) Rosetti VA, et al：Intraosseous infusion：an alternative route of pediatric intravascular access. Ann Emerg Med, 14：885-888, 1985
5) 辻 聡：骨髄針の使い方と最近のトピック.レジデントノート,15：2320-2325, 2013
6) 田口博一 他：成人心肺蘇生時の骨髄穿刺ドリルEZ-IOシステムの使用経験.日本救急医学会雑誌,21：143-145, 2010
7) 関 義元：骨髄輸液.「Primary-care Trauma Life Support－元気になる外傷ケア」(箕輪良行,他/編,地域医療振興協会/監),pp74-76,シービーアール,2012

プロフィール

池田勝紀(Katsuki Ikeda)
船橋市立医療センター救命救急センター 副部長
1999年 聖マリアンナ医科大学医学部卒業
専門：救急医学全般および病院前診療
救命救急センターでは,業務拡大に伴いスタッフを募集しております.
当センターでは,ドクターカーによる病院前診療からICUにおける集中治療まで幅広い分野を扱っております.
ご興味のある方は,一度ご連絡ください.

第2章 重症外傷診療に必要なスキル

3. 胸腔穿刺・ドレナージ
ドレーン挿れたら終わり!!ではない

田村暢一朗

> **Point**
> - 外傷における胸腔穿刺は一時的処置に過ぎない．その後必ず，胸腔ドレナージを行う
> - 胸腔ドレーン挿入は，重篤な合併症が起こりうる手技である．日頃から頭のなかでシミュレーションを行っておこう
> - 胸部外傷を治療するためには初期治療に続き，疼痛管理や呼吸理学療法，栄養管理などの集中治療管理を行う

はじめに

　治療として行われる胸腔穿刺と胸腔ドレナージは重要な手技である．しかし，肋間動脈損傷やチューブ誤挿入などの合併症が起こりうる．本稿では胸腔穿刺，胸腔ドレナージの方法について述べる．

1. 胸腔穿刺

　JATEC™ではprimary surveyにおいて緊張性気胸を認知した際に，胸腔穿刺が適応になるとされる．胸腔ドレナージよりも簡便で迅速に実施でき，時に救命的ではあるが，あくまで一時的処置に過ぎない．可及的に胸腔ドレナージを行う必要がある．

■ 方法

第2肋間鎖骨中線アプローチ（図1）
　第2肋骨は，胸骨柄と胸骨体の連結部位である胸骨角（胸骨柄結合）で関節を形成している．

準備物品：局所麻酔薬，太さ18 G以上で長さ5 cmの外筒のついたカテーテル，消毒
① 患者を仰臥位にさせる
② 鎖骨中線上第2肋間周囲を消毒する
③ 鎖骨中線上，第3肋骨上縁の直上から皮膚に垂直にカテーテルを挿入していく
④ 胸腔内にカテーテルを進め，空気が吸引されれば外筒を胸腔内に進める

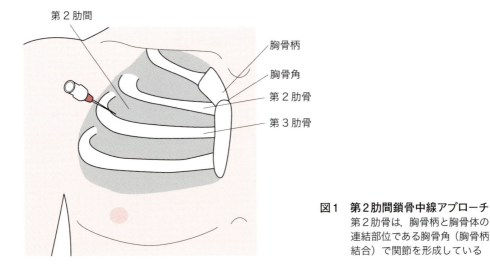

図1 第2肋間鎖骨中線アプローチ
第2肋骨は，胸骨柄と胸骨体の連結部位である胸骨角（胸骨柄結合）で関節を形成している

2. 胸腔ドレナージ

　外傷における胸腔ドレナージの適応は血胸と気胸である．胸腔ドレナージが根本的手技となり手術が必要とならないことが多い．しかし胸腔ドレナージは肋間動脈損傷や肺損傷などの合併症が起きる危険性がある．

　胸部外傷の治療において，胸腔ドレナージを含めた初期診療だけでは患者さんをよくすることはできない．疼痛管理や呼吸理学療法，栄養管理などの集中治療管理が重要である．胸腔ドレナージは胸部外傷治療の根本的手技になることが多いが，それだけでは胸部外傷を治療することはできないということを肝に銘じておくべきである．

1 適応

1）血胸

　EAST（eastern association for the surgery of trauma）ガイドライン[1]では胸腔内に貯留した血液の量にかかわらず，血胸があればドレナージを考慮するとされている．これはドレナージすることで初期治療後の血胸の量がモニタリングできることと，遺残血胸の減少が膿胸への進展予防効果をもつためである．

2）気胸

　外傷性気胸で胸部X線にて肺虚脱がある場合や酸素化が低下している場合は胸腔ドレナージの適応である．

　胸部X線ではわからず，胸部CTでしか診断できない気胸（occult pneumothorax）に関して，Mooreらは呼吸状態が安定していれば胸腔ドレーンなしでも経過観察可能と報告している[2]．しかし，人工呼吸やNPPV（noninvasive positive pressure ventilation，非侵襲的陽圧療法）などの陽圧換気を行う場合は気胸が増悪し，緊張性気胸に至る可能性があり注意が必要である．

2 方法

第4肋間中腋窩線アプローチ

　第4肋間は体表から胸腔までの距離が短く，剥離する筋肉が肋間筋のみであり，腋窩神経，腋窩動静脈，横隔膜などの構造物から離れていることから，外傷時の胸腔ドレーン挿入位置として適切である．

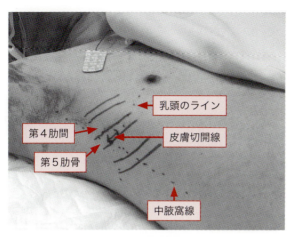

図2 第4肋間中腋窩線アプローチ：ドレーンの挿入位置
第5肋間は乳頭の高さと中腋窩線の交差点が目安である．
第5肋骨上に皮膚切開を行い，第4肋間から胸腔内へ
到達する（Color Atlas⑦参照）

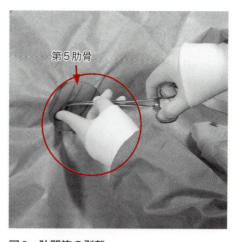

図3 肋間筋の剥離
ケリー鉗子で肋間筋を剥離する．肋骨直上
で胸腔内に入る．
左手を患者の体に添えて，ケリー鉗子が胸
腔内に入り過ぎないようにコントロールす
る（Color Atlas⑧参照）

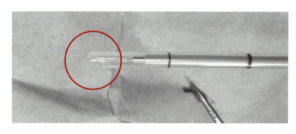

図4 挿入前の内筒の位置
内筒の先がドレーンから（○）出ない位置まで引
き，このまま胸腔内に進めていく
（Color Atlas⑨参照）

準備物品：滅菌穴あきドレープ，メス，ケリー鉗子，28 Fr以上の胸腔ドレーン，持針器，角針
と1-0ナイロン糸，局所麻酔薬

① 患者を仰臥位にさせ，可能であれば胸腔ドレーン挿入と同側の上肢を拳上する
② 事前に挿入予定部位から肺尖部までドレーンを進めた場合の距離の目安を付ける
③ 第4肋間中腋窩線に印を付け，その周囲を消毒する（乳頭の高さが第5肋間の目安，図2）
④ 局所麻酔の後，胸腔ドレーンを挿入する肋間の，すぐ下の肋骨上の皮膚を3～4 cm切開する
   （図2，第5肋骨上の両矢印）
⑤ ケリー鉗子を用いて肋骨上縁の肋間筋を剥離し，胸膜を貫き胸腔を開放する（剥離の際，患者
   が疼痛を訴えれば局所麻酔を追加する）．この際，脱気があるかどうか確認すること（図3）
⑥ 指を胸腔内に挿入し，周囲に癒着がないことを確認する
⑦ 内筒で肺などを損傷しないようにするため，ドレーンの内筒を先が出ない位置まで引き（図4），
   内筒とドレーンを先端から数cm胸腔内に確実に挿入させた後，背側，肺尖部に向けて進める
   （図5）．ドレーンを最初の目安の距離まで進めるか，ドレーン先に抵抗を感じたら少し引き抜
   いた位置でドレーンを固定する（この際，皮膚とドレーンの間に縫合糸の遊びをつくると，ド
   レーン抜去後に縫合糸の遊びの部分がそのまま皮膚縫合に使える，図6）
⑧ ドレーンを固定後，胸部X線にて胸腔ドレーンの位置，肺野の変化を確認する．もしドレーン
   挿入後も肺野の陰影に変化がなければ，肺実質の損傷である肺挫傷の可能性を考慮する

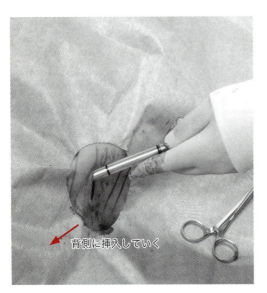 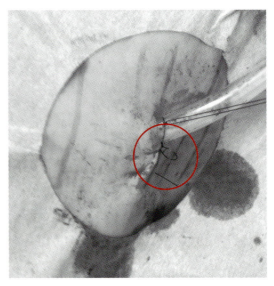

図5　ドレーンの挿入
ドレーンをまずしっかり胸腔内に入れた後，背側肺尖部に向かって挿入していく
(Color Atlas ⑩参照)

図6　ドレーンの固定方法
皮膚とドレーンを固定する際，糸に遊びを作ることでドレーン抜去の際に皮膚縫合糸としてそのまま使える（Color Atlas ⑪参照）

3　ドレーンバッグの管理

　胸腔ドレーン留置後，胸腔ドレーン内腔を大気圧に開放させないように，チェスト・ドレーン・バッグなどにつなげる必要がある．チェスト・ドレーン・バッグは図7のような3連ボトルシステムを1つにしたものである．3連ボトルとは排液ボトル，水封室，吸引圧制御ボトルを連結したもので，排液ボトルは血液などを貯留する役割を果たしており，水封室はチューブの先端を水で封じ，吸引圧制御ボトルに入ってくる外からの空気が胸腔へ流れこむのを防ぐ役割を果たしている．吸気圧制御ボトルは水位を調整することで陰圧の強さを調整する役割を果たしている．当院の初療室ではメラサキュームに接続するようにしている．メラサキュームの利点としてはバッテリーが内臓されており，CT室などへの移動時でも持続的に陰圧がかけられること，またドレーンバッグの準備が簡易であることがあげられる．

Advanced Lecture

■ 胸部外傷の合併症と集中治療管理

　胸部外傷の治療において集中治療管理が重要である．胸部外傷後に肺炎や疼痛による換気不全，それによる無気肺などの合併症が発症しやすい．Chapmanらは，① 総肋骨骨折数≧6本，② フレイルチェスト，③ 胸部の両側骨折，④ 肋骨骨折の転位，⑤ 胸部の腹側，側方，背側のすべてに骨折がある，⑥ 第1肋骨骨折，の6項目のうち4項目を満たせば換気不全，肺炎を発症する，もしくは気管切開が必要になる可能性が上がると報告している[3]．適切なアセスメント基準を用いて患者のリスクと集中治療のニーズを把握しておこう．

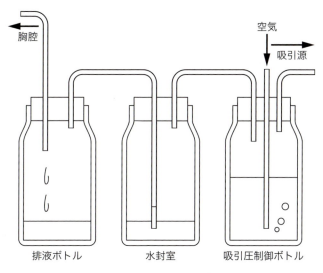

図7　3連ボトルのしくみ

おわりに

　本稿では胸腔穿刺・ドレナージについて適応と方法を述べた．穿刺は一時しのぎであり，安全で迅速な胸部ドレナージが重要である．これらの初期治療が，集中治療での回復，そして社会復帰へと，患者の命をつなぐことになる．

　重症の外傷患者管理を通して，突然患者が担うことになる多様で複雑で深刻な，身体的・精神的・社会的問題を解決するためには，多職種の医療関係者と家族・地域が連携することが重要であると感じている．

文献・参考文献

1) Mowery NT, et al：Practice management guidelines for management of hemothorax and occult pneumothorax. J Trauma, 70：510-518, 2011
2) Moore FO, et al：Blunt traumatic occult pneumothorax：is observation safe?--results of a prospective, AAST multicenter study. J Trauma, 70：1019-1025, 2011
3) Chapman BC, et al：RibScore：A novel radiographic score based on fracture pattern that predicts pneumonia, respiratory failure, and tracheostomy. J Trauma Acute Care Surg, 80：95-101, 2016

プロフィール

田村暢一朗（Nobuichiro Tamura）
倉敷中央病院救急科
趣味：乗馬，競馬観戦，新日本プロレス観戦，温泉めぐり
日頃は外傷診療と集中治療を必要とする急性腹症の診療を主に行っています．
外傷患者，集中治療患者のQOLなどの長期的予後に興味があり，現在SF-36というQOLの評価尺度を用いた研究を行っています．軽症，重症にかかわらず急性期治療の後に，自宅退院もしくは転院された患者さんがどういう生活を送られているかに興味をもち，このような研究をはじめました．

第2章 重症外傷診療に必要なスキル

4. 心嚢穿刺

吉岡勇気

Point

- エコーガイド下で穿刺がのぞましい
- 頭部挙上し,心嚢液を尾側へ集める
- 凝血塊のため吸引できないことがある

はじめに

　心タンポナーデと診断した際には,まず心嚢穿刺を行う.その手技の詳細について,本稿で述べる.

1. 心タンポナーデの診断

　心タンポナーデの診断は,FASTでの心窩部からのエコー検査により確定される.また,所見としてBeckの3徴と呼ばれるものがある(① 心音の減弱,② 血圧低下,③ 静脈圧上昇).心タンポナーデでは,循環不全をきたすため,末梢の冷感やCRTの延長などのショック徴候を身体所見で認める.静脈還流が阻害されるため,頸静脈の怒張もみられる.緊張性気胸と同じ閉塞性ショックを呈する.急速に貯留した心嚢内の血液(鈍的心損傷などによる)により右心系が圧迫され,静脈還流が阻害されて,ショック・血圧低下をきたす.したがって,エコー所見としては,心嚢液の貯留を認め,それによる右心系の虚脱が認められる(図1).

2. 心嚢穿刺の手順と手技のポイント

1 穿刺前の準備のポイント

　上記のように,心タンポナーデと診断できれば,心嚢穿刺を行う.禁忌は特にない.心タンポナーデとなる場合,重症外傷であり,モニターは装着していると思うが,特に不整脈の出現に注意するため心電図モニターは必須である.頭部を30°程度挙上する.こうすることで,心尖部近辺に心嚢液が集まりやすくなり,穿刺しやすくなる.また可能であれば,胃管を挿入して胃拡張を解除し,尿道カテーテルを留置して,膀胱拡張を解除しておく.これは,胃や膀胱の誤穿刺を

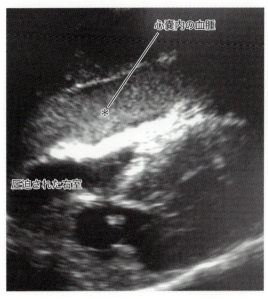

図1 心タンポナーデのエコー写真

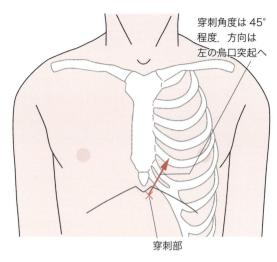

図2 心嚢穿刺の穿刺角度と方向

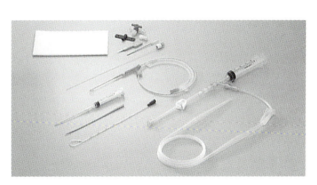

図3 市販のキット
Argyle™アスピレーションセルジンガーキット（日本コヴィディエン）

予防するためである．また，心窩部を中心に広く消毒を行い，滅菌覆布をかける．

2 穿刺のポイント

穿刺するポイントは剣状突起左縁と肋骨弓の交点のやや尾側である．局所麻酔を行う．「穿刺角度は45°程度．方向は左の烏口突起を狙う（図2）」と，教科書には記載されているが，現在では，エコーが手元にあれば，滅菌カバーを用いて，エコーガイド下で行う．心嚢穿刺に用いる穿刺針はカテラン針（18 G）などであるが，穿刺した後，そのままカテーテルを留置するのであれば，市販のキット（図3）に入っている穿刺針を用いる．そのような専用のキットがないのであれば，中心静脈カテーテルをガイドワイヤーを用いて留置するか，内腔の太い透析用カテーテルをガイドワイヤーを用いて留置することもある．シリンジを穿刺針につけ，陰圧をかけながら針を進める．エコーガイド下であれば確実であるが，4～6 cmくらいの深さで心嚢に到達する．心外膜を貫く感触がわかるかもしれない．深く穿刺しすぎると心筋を刺激し不整脈が出現することもある

ため，必要以上に深く穿刺しない．心嚢穿刺では10 mL程度の血液がひけたら，それだけで循環は改善する．ドレーンを留置するのであれば，外筒を心嚢内まで進め，ガイドワイヤーを心嚢内に留置する．ダイレーターで拡張した後，カテーテルを留置する．

ただし，**心嚢穿刺自体は，心停止を回避するための手技であり，その後，開胸手術を行うまでの時間稼ぎと考えておかなければならない**．また，心嚢内が血腫であれば，穿刺しても吸引できない場合も多い（急性出血の場合，凝血塊となるため）．その場合は，心窩部から心膜開窓術を行うか，救急室開胸術（emergency room thoracotomy：ERT，第1章7参照）を行い心膜切開を行う．

●ここがポイント
- 頭部を30°挙上（可能であれば胃管挿入・尿道カテーテル留置）
- （できれば）エコーガイド下に穿刺
- 心電図モニターで，不整脈に注意しながら穿刺
- 凝血塊で吸引できない場合は，心膜開窓術やERTを考慮する

3. 合併症

例えば，心嚢穿刺の合併症としては下記があげられる．くれぐれも深く穿刺しないよう注意する．

心室穿刺，心筋損傷，冠動脈損傷，気胸，心嚢気腫，不整脈など[1]．

4. カテーテルの管理

専用キットなどを用いて，カテーテルを留置した場合，血性心嚢液を大量に抜くと血圧が上昇しすぎて，さらに出血を助長してしまうことがある．そのため，5〜10 mLずつ心嚢液を排出するようにしておく．動脈圧ラインを留置して，その血圧を参考に，血圧が低下してきたら，5 mLずつ排出し，血圧上昇を図る．心嚢穿刺はあくまで心停止回避のための手技と考えておく．

5. 開胸手術を考慮する場合

外傷性心タンポナーデの原因としては，心損傷がまず第一に考えられる．ERで心嚢穿刺を行い，心停止を回避した後は，胸骨正中切開による開胸術を行い，心損傷の有無を検索しなければならない．心臓血管外科や外傷外科のない施設であれば，それらの緊急手術に対応できる施設に転送する必要がある．

6. 内因性疾患でも使いどころがある心嚢穿刺

　外傷性の心タンポナーデの症例に遭遇し，実際に穿刺する機会はなかなかないが，心筋梗塞における自由壁の破裂やStanford A型の急性大動脈解離などの内因性疾患で，心タンポナーデをきたした症例に遭遇することは比較的多い．それらの疾患により心肺停止状態で病院へ搬送されてくることもある．心肺蘇生のときは，必ずエコー検査を蘇生と並行して行う．心嚢液の貯留があり，心停止の原因として心タンポナーデが疑われた場合は，心嚢穿刺を行うようにしている．

　ちなみに心肺蘇生のときに行うエコー検査としては，いくつか報告されているプロトコルがある[2]．筆者は次のように実践している．① 心窩部からアプローチして心タンポナーデの有無をみる，② Morrison窩をみて腹腔内貯留液の有無を確認する，③ 腹部正中を頭側尾側にみて腹部大動脈瘤の有無をみる，以上は必ず行うようにしている．その他，気胸の診断や（心停止に至るような緊張性気胸の診断はエコーなしでもできると思うが），下大静脈径をみて血管内容量の評価を行う，傍胸骨アプローチで心臓を観察したときに右心系が張っていれば肺動脈血栓症を疑う，などのように蘇生の際，エコー検査を用いて原因検索を行っている．

　心嚢穿刺の機会はなかなかないため，外傷性に限らず，内因性疾患の場合でも行うようにしてほしい．

文献・参考文献

1) 「改訂第4版 外傷初期診療ガイドラインJATEC」（日本外傷学会外傷初期診療ガイドライン改訂第4版編集委員会/編，日本外傷学会，日本救急医学会/監），へるす出版，2012
2) Perera P, et al：The RUSH exam: Rapid Ultrasound in SHock in the evaluation of the critically ill. Emerg Med Clin North Am, 28：29-56, 2010

プロフィール

吉岡勇気（Yuki Yoshioka）
徳島赤十字病院救急部
平成27年4月，当院着任後よりドクターカーの運用をはじめました．病院前救急診療は，すばやい判断・決断が要求され，若い救急医にとってよい訓練の場です．病院前のダイナミックな病態の変化は，怖くもあるけど，おもしろい！八戸仕込みのプレホスピタル診療に興味ある方，ぜひ一緒に劇的救命しましょう．

第2章 重症外傷診療に必要なスキル

5. 外傷における超音波

入江 仁

> ● Point ●
> ・重症外傷によるショックの原因検索に超音波検査（エコー）は必須のアイテムである
> ・エコーの入門編としても最適なFASTをマスターしよう
> ・FASTに気胸の検索を加えたE-FASTも知っておこう
> ・骨や軟部組織の評価にも挑戦してみよう

はじめに

　重症外傷の初期診療では，生理学的機能にもとづいたABCDEアプローチ（primary survey）を行う．このなかでC：循環の異常（ショック）の原因は大半が大量血胸，腹腔内出血，骨盤骨折などによる出血性ショックであり，次に多いのが緊張性気胸や心タンポナーデによる閉塞性ショックである[1]．本稿ではエコーでこれらの原因を検索するポイントを中心に解説し，最後に骨折など局所の評価に用いるエコーにも触れる．

FAST：外傷エコーの基本！

　先に述べた外傷によるショックの原因のうち，大量血胸，腹腔内出血，心タンポナーデを検索するエコーがFAST（focused assessment with sonography for trauma）である．重症外傷診療で重要であるのはもちろん，初学者がエコーに親しむ入門編としても最適であり，初期研修の間にぜひマスターしてほしい．

1. FASTの進め方（プローブの当て方）

　プローブは腹部エコーに用いるコンベックス型か，心エコー等に用いるセクター型を用いる．心窩部，右季肋部（Morrison窩・右胸腔），左季肋部（脾臓周囲・左胸腔），膀胱周囲の4カ所における液体貯留の有無を評価する（図1）．FASTの所見を得たら患者の循環動態を踏まえて診療方針を決定する（表）．

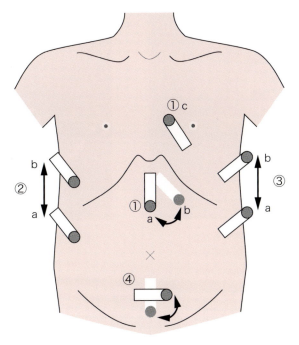

図1　FASTで調べる4つのエリア
① 心嚢，② 肝腎境界と右胸腔，③ 脾周囲と左胸腔，
④ 膀胱直腸窩
文献2より引用

表　FAST評価に基づく診療方針

FAST所見	輸液負荷後の循環動態	方針
陽性	ショック状態	緊急開腹手術
陽性	安定	CT検査
陰性〜曖昧	ショック状態	FAST再検やほかの原因を検索
陰性〜曖昧	安定	CT検査

文献1p97をもとに作成

1 心窩部（図2）

　剣状突起下やや左側に当て（図1-①a），左肩に向けて肋骨弓下に潜り込ませるようにプローブを当てて心臓を描出し（図1-①b），心嚢内の液体貯留を確認する．痛みなどでプローブを強く当てられない場合には左第2〜4肋間胸骨左縁からアプローチしてもよい（図1-①c）．ショック状態で心嚢に液体貯留を認め，頸静脈怒張を認めれば心タンポナーデの可能性が高くなるが，出血性ショックを合併している場合は頸静脈怒張が目立たないこともある．

2 右季肋部（Morrison窩・右胸腔）（図3）

　Morrison窩は患者さんが仰臥位の場合，膀胱周囲についで低い位置にあるため血液が溜まりやすく，重要な観察ポイントである．まず解剖学的に目安となる右中腋窩線，第7，8肋間付近からプローブを当て，肝臓に接する横隔膜が描出できるポイントを探して右胸腔の液体貯留（血胸）

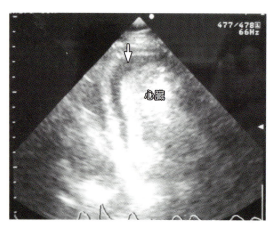

図2　心窩部からのエコー画像（異常あり）
　　　心臓周囲に心嚢液貯留を認める（⇨）

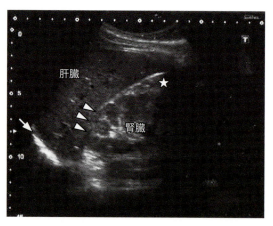

図3　右季肋部からのエコー画像（正常画像）

を確認する（図1-②b，図3 ⇨）．ついで尾側へ移動し，肝臓を音響窓にしてMorrison窩から肝下面の液体貯留（腹腔内出血）を確認する（図1-②a，図3 ▷）．腹腔内出血がごく少量の場合，Morrison窩よりも先に肝下面（図3☆付近）にのみ液体貯留を認める場合がある．

3 左季肋部（脾臓周囲・左胸腔）

　右季肋部と同様な操作で左胸腔と腹腔を観察するが（図1-③a，b），音響窓となる脾臓は肝臓よりも小さく，胃内のガスがかかり見えづらいことも多いため描出はやや難易度が高い．右季肋部で最適とされた中腋窩線，第7，8肋間よりも頭側かつ背側から当てるのがコツだ．検者がプローブを持つ手がベッドに触れるくらいの位置でちょうどよいこともある．

4 膀胱周囲

　恥骨結合の直上付近にプローブを当ててビームの方向を尾側に向ける．骨盤腔内では女性はDouglas窩から，男性は膀胱直腸窩から液体貯留がはじまるので，膀胱を音響窓にしてこの部位を矢状断と軸位断の2方向から観察する（図1-④）．そのため膀胱内の尿が少ないと観察困難なことがある．下着などを下げる必要があるため，意識清明な患者さんの場合には声かけなどの配慮を忘れないようにしたい．

2. FASTのピットフォール

1 偽陰性〜正常に見えるが…

　FASTが陰性でも高エネルギー外傷の場合や，患者さんの状態が不安定で出血性ショックが否定できないときは，以下のような可能性がないか検討する．

1）FASTではわからないところへの出血

　FASTで観察しているのは心嚢，胸腔，腹腔のみだ．体表からわからない出血源としてはほかに骨盤骨折や，大血管損傷，腎損傷などによる後腹膜出血がある．

2）出血量が少ない

受傷直後で出血量が少なければFASTで指摘できないため，時間をあけて再評価する．FASTによる再評価のタイミングは確立されていないが，初回評価から4時間後のFASTが陰性であれば重篤な腹腔内出血はみられなかったとする報告がある[3]．

3）出血のように見えない血腫

腹腔内などに出血した血液は最初は低エコー（黒っぽい）に見えるが，時間が経過して凝固してくると高エコー（白っぽい）に見える．高エコーになると実質臓器や脂肪組織と見誤ることがある．

2 偽陽性～FAST陽性！と思ったら…

FASTが陽性であるにもかかわらず，受傷機転が軽微，受傷部位が合わない，患者さんの状態が安定しているなどの場合には偽陽性の可能性も考えておこう．

1）血液ではない液体の貯留

外傷とは別の疾患により胸水や腹水などが貯留していることがある．既往歴を確認するなどして原因を追究する．また，その疾患により意識障害やめまいなどを生じて今回の外傷を生じた可能性はないかについても検討する．

2）他臓器を液体と誤認している

内容物が貯留して拡張した腸管や胆嚢，腎嚢胞，卵巣腫瘍，肥大した前立腺，脂肪組織などを液体貯留と見誤ることがある．見極めるポイントとして，腸管は蠕動運動の有無を，その他の組織は周囲との連続性を確認することがあげられる．

3 実質臓器損傷はわからない

FASTで観察しているのはあくまで液体貯留の有無であり，陰性であっても腹腔内出血を伴わない内臓損傷は否定できない．疑わしい場合はCTなどで確認する．

E-FAST：FASTをマスターしたら挑戦したい

従来のFASTに，エコーによる気胸の検索を加えたものをE（extended）-FASTとよび，胸部X線よりも高い感度で気胸を検出できる[4]．気胸の有無をX線やCTを撮る前に推定できる優れものであり，FASTが身についたらぜひトライしてほしい．

> ● ここがポイント：緊張性気胸の診断は身体所見がカギ！
>
> 緊張性気胸は悪化するスピードが速く，胸部X線を撮影する余裕がないため，身体所見のみで診断して治療する[1]．E-FASTは現在のところ，この原則を変えるものではない．しかし，気胸の診断において身体所見より感度が高く，X線よりも迅速に行えることは示されつつあり[5,6]，今後の研究に注目していきたい．

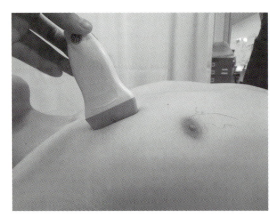

図4 E-FASTにおける気胸評価の観察位置
実際に観察する際とは異なり,観察位置を明示できるようにエコープローブを持っていることに注意してほしい

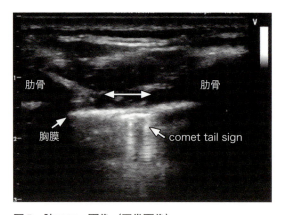

図5 肺エコー画像(正常画像)
正常であれば呼吸に合わせて胸膜が左右に動くlung sliding signが観察される

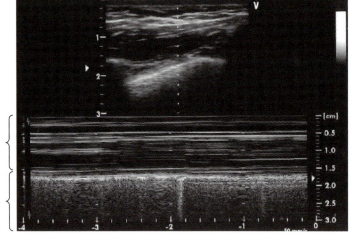

図6 肺エコー画像(正常画像Mモード)
正常であれば胸膜を境に「海」と「砂浜」のようにうつり,海岸を空から見下ろすように見える(seashore sign).気胸の場合は,「砂浜」が消え,Mモード全体が「海」部分のようになり,その見え方からbarcode sign(またはstratosphere sign)とよばれる

1. E-FASTの進め方(プローブの当て方)

　E-FASTでは,表在エコーに用いるリニア型のプローブを使用する.プローブを当てる位置は文献によってやや異なるが,仰臥位の場合,空気は前胸部に集まるため,まず観察したい側の鎖骨中線上,第2〜5肋間で,矢状断方向に当て,ついで側胸部などにあてる(図4).

　正常であれば,呼吸のたびに臓側胸膜が背側に音響陰影(comet tail sign)を呈しながら壁側胸膜とこすれるところが観察できる(lung sliding sign,図5).この状態でMモードにすると,seashore signが観察される(図6).これらのサインが消失し,Mモードでbarcode sign(またはstratosphere sign)がみられれば,臓側胸膜と壁側胸膜の間に空気が入り込んでいると考えられるため,気胸を疑う.さらに観察部位を変え,臓側胸膜と壁側胸膜が接するところ(lung point)

を認めれば気胸と診断するが，そこまで確認するのは難しいことが多い．エコーで気胸を疑ったらX線やCTで評価するのが現実的だろう．

なお，正常な肺エコーの所見は胸膜同士がこすれる「動き」がポイントになる．webサイトのyoutube上にわかりやすい動画が複数掲載されているのでぜひご覧いただきたい．

2. E-FASTのピットフォール

E-FASTで注意すべき点として以下のようなものがある．見逃しを回避するポイントは身体所見や既往歴の確認である．

1 皮下気腫の存在

プローブ直下に皮下気腫があると胸壁を観察できない．そもそも皮下気腫が存在する時点で気胸を疑うべきであり，身体所見が重要である．

2 偽陰性の可能性

気胸で漏れた空気が肺疾患など何らかの理由で，前胸部ではなく観察部位から離れた場所に限局して溜まると通常のE-FASTの当て方では指摘できない．また，稀だが両側性の気胸の場合，健側の所見と比較できないため異常に気づきにくいことがある．

3 偽陽性の可能性

観察部位の直下にブラや胸膜の癒着があった場合，sliding signが見えずに陽性（気胸あり）と判断してしまうおそれがある．

さいごに：骨や軟部組織の損傷に対するエコー

primary surveyでは用いないが，骨折や軟部組織損傷の評価にもエコーは有用だ．まず病歴聴取と身体診察により受傷部位を同定する．診察では触診を丁寧に行い，解剖学的にどの骨，筋肉や腱が損傷しているかを見極める．エコープローブはリニア型を用い，診察で絞り込んだ部位を検索する．実際の例としてエコーで指摘した骨折，筋挫傷のエコー像を図7, 8に示した．

なお，骨折では骨の全体像や合併症の確認のために，腱断裂では剥離骨折の確認のために，最終的にはX線やCTが必要になることもあるし，腱や筋肉の精密な評価のためにMRIが必要になることもある．

結局，X線やCTなどが必要になるならエコーによる評価はあまり意味がないように思われるかもしれないが，妊婦さんの外傷，小さな病院の当直，往診先のお宅，災害医療の現場など，画像検査がすぐにできない（しづらい）状況ではエコーが強い武器になるはずだ．FAST，E-FASTに限らずエコーは基本を学んだら，あとは経験を積むのみである．ぜひ明日から聴診器のような位置づけで診療に組込んでみてほしい．

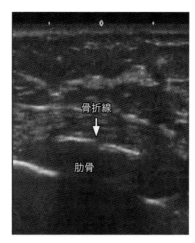

図7 肋骨骨折のエコー画像
胸部打撲で独歩来院され,診察で肋骨に一致した圧痛を認めたためにエコーを実施した症例.骨折線（⇨）を認めたが,血気胸や肺挫傷を除外するために撮影したX線写真では異常を認めなかった

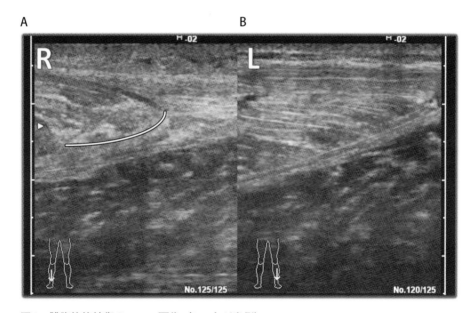

図8 腓腹筋筋挫傷のエコー画像（A：右が患側）
Bに示す左（健側）と比較して筋線維の連続性が途絶している（A：白曲線）.
※本画像は京都府立医科大学救急医療学教室の武部弘太郎先生から提供いただきました

引用文献

1) 「改訂第4版 外傷初期診療ガイドラインJATEC」（日本外傷学会外傷初期診療ガイドライン改訂第4版編集委員会/編, 日本外傷学会, 日本救急医学会/監), へるす出版, 2012
2) 鈴木昭広：すべての基本！入門に最適！FASTを必ずマスターしよう．レジデントノート, 14：1273, 2012
3) Blackbourne LH, et al：Secondary ultrasound examination increases the sensitivity of the FAST exam in blunt trauma. J Trauma, 57：934-938, 2004
4) Kirkpatrick AW, et al：Hand-held thoracic sonography for detecting post-traumatic pneumothoraces：the Extended Focused Assessment with Sonography for Trauma（EFAST). J Trauma, 57：288-295, 2004
5) Nandipati KC, et al：Extended focused assessment with sonography for trauma（EFAST）in the diagnosis of pneumothorax: experience at a community based level I trauma center. Injury, 42：511-514, 2011
6) Zhang M, et al：Rapid detection of pneumothorax by ultrasonography in patients with multiple trauma. Crit Care, 10：R112, 2006

参考文献・もっと学びたい人のために

1) Williams SR, et al：The FAST and E-FAST in 2013：trauma ultrasonography：overview, practical techniques, controversies, and new frontiers. Crit Care Clin, 30：119-150, 2014
   ↑FAST, E-FAST, これからの重症外傷に対するエコーの可能性について詳しく解説されています．
2) Moore CL, et al：Point-of-care ultrasonography. N Engl J Med, 364：749-757, 2011
   ↑聴診器代わりにベッドサイドで行うエコーが外傷以外の分野にも広がって, point of care ultrasonographyという概念で確立されてきたことを解説したreviewです．
3) 亀田 徹, 他：急性期診療におけるpoint-of-care ultrasonography. 日救急医会誌, 26：91-104, 2015
   ↑上記のpoint of care ultrasonographyの概略を日本語で解説しています．
4) 「あてて見るだけ！劇的！救急エコー塾」(鈴木昭広/編), 羊土社, 2014
   ↑外傷だけではなくさまざまな分野のエコーのあて方が実践的に解説されています．

プロフィール

入江 仁（Jin Irie）
京都府立医科大学大学院医学研究科総合医療・医学教育学 助教
日本救急医学会救急科専門医 日本プライマリ・ケア連合学会認定指導医
2005年弘前大学卒業後, 津軽保健生活協同組合健生病院, 聖マリアンナ医科大学病院にて初期臨床研修, 救急科後期研修．昨年, 人生初の入院で患者体験しました．およそ2カ月間のベッド上生活で学んだ一番のことは「患者の気持ちは患者になってみないとわからない」でした．これまで同様に相手の気持ちを考えつつ, そのことに満足してしまわないように気をつけて診療していきたいと思います．

第2章　重症外傷診療に必要なスキル

6. 外傷全身CTを読みこなす！

妹尾聡美

Point

- 外傷全身CTで造影をする主な目的は「出血性病変」や「血管外漏出像」を捉えることである
- 外傷全身CTで出血性病変や血管外漏出像を捉えたら「どこに」「どのような形」で出ているのかを判断する
- 外傷全身CTの結果から治療方針や凝固障害の有無を評価する

はじめに

　2009年にLancetで外傷全身CTを撮影することで実生存率が予測生存率を上回るという報告[1]がされた．以降，外傷患者に対する外傷全身CTの有用性[2,3]についての報告が続いており，多くの施設で撮影されているだろう．ここで重要なことは外傷全身CTを撮影することではなく，外傷全身CTから何を読影し，どう治療に活かすかということである．本稿では外傷全身CTの撮影タイミングや造影の適応に加え，外傷初期診療ガイドライン（JATEC™）第4版[4]や外傷専門診療ガイドライン（JETEC）第1版[5]で標準的読影法として掲載されている3段階読影法を解説しながら，外傷全身CTから外傷による凝固障害をどう予測するのかについて述べる．

1. 外傷全身CT撮影のタイミング

　JATEC™における外傷診療のなかでCT撮影はsecondary surveyに含まれており，primary surveyで蘇生が完了したあとに撮影することになっている．しかし，外傷全身CTを撮影することにより一度に複数カ所の損傷部位を確認することができること，損傷形態や損傷部位による治療の優先順位をつけられることなどから，臨床現場ではショックを呈する外傷患者に対しても外傷全身CTが撮影されているだろう．実際，ショックを伴う重症患者を対象にした外傷全身CTの有用性の報告もみられる．[6〜8]

　一方でCT撮影においては初療室とCT室との位置関係を含めた診療施設のハード面の問題や，そのとき診療にあたる構成メンバーやマンパワーなどのソフト面の問題も大きく影響すると考えられる．重症腹部鈍的外傷におけるCT施行群では有意に生存率が低下する，手術開始時間の遅延につながる[9]という報告や，ショックを呈する重症腹部外傷患者でCT撮影を含めた初療時間

が3分延長するごとに死亡率が1％上昇する[10] という報告もある．結果としてCT撮影のタイミングについて一定した見解は得られていない．大事なことは目の前にいる外傷患者に適切なタイミングで適切な治療を行うことであり，外傷全身CTを撮影することで患者の不利益につながらないよう留意すべきである．

2. 外傷全身CT造影の適応

外傷全身CT撮影において造影を行う主な目的は，
① 出血性病変の有無を捉えること
② 血管外漏出像（extravasation，以下EV）の有無を評価すること
であるため，基本的にダイナミック撮影（動脈相＋平衡相の2相撮影）を行う．外傷全身CTの撮影方法の詳細はJETECにも掲載されているためここでは割愛するが，全例で全身のダイナミック撮影をする必要はない．考え方のポイントは，頭頸部損傷の可能性が低い場合には胸部以下を，胸部損傷の可能性が低い場合には腹部以下をダイナミック撮影するということであり，症例に応じて撮影範囲を決定すればいいだろう．

頭部以外で単純CTが必要か否かについては，他院からの転送症例ですでに造影後である場合や血管撮影後にCTを撮影する場合に限っては全身の単純CT撮影が必要である．それ以外の場合には，造影CTで動脈相から静脈相にかけての広がりを認識することやCTのwindow幅を調整することで，上記の①②を評価することは可能であるため，単純CTは必ずしも必要ではない．2016年4月に行われた日本医学放射線学会総会では鈍的外傷患者における外傷全身CTでの単純CT撮影の有効性について報告がされており，単純CTがなくともその後の診断・治療には影響しないことが示された[11]．

3. 外傷全身CTを大いに利用するには

外傷全身CTは再構成画像まで含めると実に1,000枚を超える画像になる．そのすべてを読影するにはかなりの時間を要するため，時間との戦いを強いられる重症外傷診療では効率よくかつ適切に読影をする必要がある．その読影方法が，現在JATEC™第4版で標準的読影法として掲載されている「3段階読影法」である[4]．

1 外傷全身CTの3段階読影法

大量に撮影されたCTを外傷診療に活かし患者の予後改善につなげるためには「迅速」かつ「適切」に読影をする必要がある．ここでいう「迅速」とは患者への治療介入が緊急で必要かどうかを判断することであり，読影の第1段階にあたる．そして第1段階だけでは十分な判断を下すことができないため，第2段階の読影を行うわけであるが，ここで「適切性」が求められる．「適切性」とはこの読影の結果，「適切な治療方針を決定」することである．手術やIVR（interventional radiology：血管内治療）による治療介入が必要かどうかの判断に加え，複数カ所での治療介入が必要な場合には，優先順位をどのようにつけるのかについても決定する読影段階となる．そして

表　FACTにおける観察項目

① 頭部	緊急開頭を要するような頭蓋内血腫
② 大動脈弓部〜峡部	大動脈損傷や縦隔血腫
③ 肺野→肺底部	広範な肺挫傷，血気胸，心嚢内血腫
④ ダグラス窩/膀胱直腸窩	腹腔内出血
⑤ 骨盤→腰椎	骨盤や腰椎の骨折や周囲血腫
⑥ 上腹部	実質臓器損傷および腸間膜血腫

文献12を参考に作成

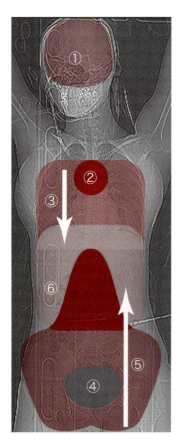

図1　FACTにおける読影順序
観察項目は表1に示す
文献12より転載
（Color Atlas⑫参照）

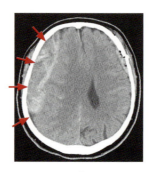

図2　FACT① 頭部
右側に硬膜外血腫を認める（→）．右側脳室は圧排されてヘルニアを伴っており緊急開頭が必要な状況である

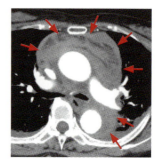

図3　FACT② 大動脈弓部〜峡部
大動脈周囲の縦隔内に大量の血腫（→）を認め，大動脈損傷が疑われる

　第3段階目の読影は患者の状態が落ち着いてから行う読影であり，時間をかけて見落としのないように撮影範囲の上端〜下端まで読影を行う．

2 読影の第1段階＝「FACT」

　focused assessment with CT for traumaの略であり外傷診療のprimary surveyで行うFASTのCT版と考えると理解がしやすいであろう．外傷全身CTの読影に慣れていない場合に，目立つ損傷にとらわれて見逃しの原因になることや見る場所の多い腹部臓器に時間を割いてしまうことを避けるための読影方法であり，緊急での治療介入が必要かどうかをおおまかに判断する．

　読影の実際はCT撮影開始と同時にコンソール上で以下に示す6つの点（図1，表）に絞って3分程度で読影を行い（図2〜7），その結果で手術もしくはIVRに向かうべきなのか，初療室に戻って患者評価を行うべきかを判断する．評価項目のポイントは①〜⑥の通りである．
① 微小な出血の拾い上げは後回しにする
② 左肺動脈本幹が分岐するレベルが大動脈峡部である．大動脈損傷の好発部位である
③ 肺野と縦隔が同時に観察できるwindowレベルに合わせる．水平断像において**肺底部が肺の一番高い場所**であるため，ここで気胸の有無を判断する

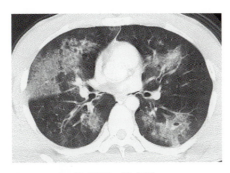

図4　FACT③ 肺野→肺底部
両肺にスリガラス影がみられ広範な肺挫傷を認める

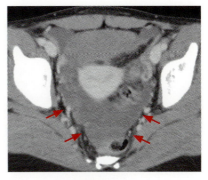

図5　FACT④ 骨盤底
大量の液体貯留（→）を認めており，この段階で腹部臓器損傷があることを濃厚に疑う

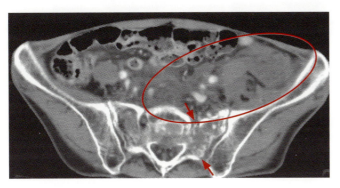

図6　FACT⑤ 骨盤→腰椎
左仙骨骨折を認め（→），仙骨前面や腸骨前面に大量の血腫を認める（○）．
腸骨前面の左右差があることで血腫に気づくことができる

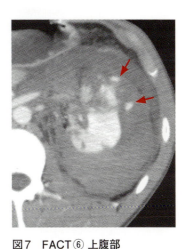

図7　FACT⑥ 上腹部
平衡相で評価を行う．左腎損傷を認め，周囲に大量の血腫がみられる．
FACTではEVの評価はしなくてもよいが，受動的に目に入ってくるEVは評価を行ってもよい．この症例では損傷した左腎の左側に点状高吸収を認めEVを伴っていることがわかる（→）

④ 被膜損傷を伴う実質臓器損傷や腸間膜損傷がある場合には，**体幹部の一番低い場所**である膀胱直腸周囲に液体貯留を認め大量出血であることが示唆される．ただし，腹腔内に癒着がある場合にはその限りではないことに注意する
⑤ 骨条件で観察を行い，**左右差に注意しながら**観察を行う
⑥ 動脈相では実質臓器の染まりムラを損傷と見間違うため，**必ず平衡相で観察を行う**

　FACTを行った段階ではあくまでおおまかな治療方針のみであるため，後述する第2段階読影にすみやかに移行することは忘れてはならない．

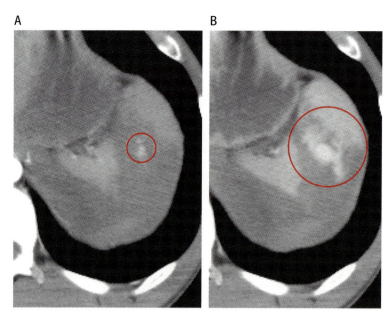

図8 第2段階読影①：活動性出血・臓器損傷
A）造影早期相
B）造影平衡相
FACTで腹部臓器損傷を見つけたら，造影早期相と平衡相を並べて，早期相から平衡相にかけて広がる造影剤漏出像があれば，それがEVである．
この症例は脾損傷の症例で，脾臓が割れているところからEVを認める．
さらに被膜損傷も伴っており，腹腔内にはとめどなく溢れ出る活動性出血がみられる

3 第2段階読影（Secondary Reading）から治療方針決定を

　FACTで拾い上げられない活動性出血の有無（図8），臓器損傷の形態（図8），消化管穿孔（図9）の有無，機能予後に関与する損傷〔例：脊椎・脊髄損傷（図10），大腿骨骨折（図11），大動脈損傷（図12）など〕などの読影を行い，治療方針を決定する．特にEVはその数だけではなく，EVが起きている空間を認識することにより，患者の状態変化を予測することができる[13, 14]．図13に示すように，出血が広がりやすい場所での出血であればあるほど短時間でショック状態へ移行することが予測される．また，臓器損傷を認める場合には被膜損傷の有無の評価に加え，深達度の評価を行う．深達度が深ければ静脈や門脈などの合併損傷を疑わなくてはならないからである．大事なことはこれらの損傷を評価する際には水平断像だけではなく，**多断面構成画像や thin slice を使用して「適切な」評価をする**ことである．

　これらの評価をもとに外傷患者に対して，多数みられる損傷のなかで何を優先し，どのような手段を使って治療をするのかを決定する．

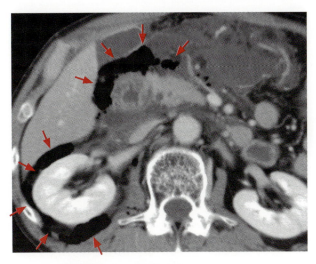

図9 第2段階読影②:消化管穿孔
十二指腸腹側や右腎周囲腔に気腫（→）を多数認める．十二指腸損傷の症例である

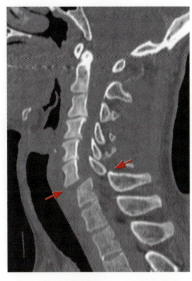

図10 第2段階読影③:脊椎損傷
脊椎矢状断像でC6/7で頸椎の脱臼を認める（→）

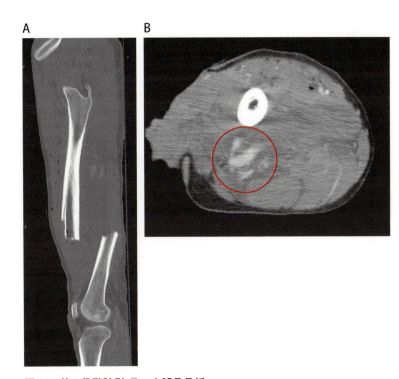

図11 第2段階読影④:大腿骨骨折
矢状断像（A）で右大腿骨骨折が明らかである．水平断像（平衡相：B）をみると骨折部周囲に比較的多いEVが認められた（○）．
このEV単独でも容易にショックになりうるため，大腿骨骨折に対してのすみやかな介入が必要となる

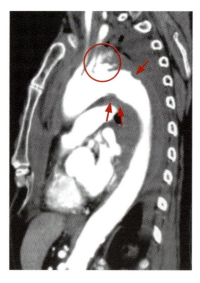

図12　第2段階読影⑤：大動脈損傷
図3と同じ症例である．FACTで陽性となった所見については Secondary Reading で詳細評価をする．大動脈が観察しやすい多断面構成画像を作成すると，大動脈の口径不整（→）が明瞭となり，EVもとらえることができる（○）

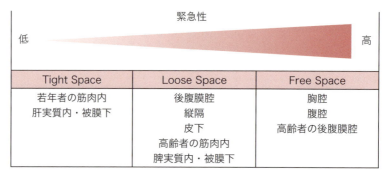

図13　bleeding space
文献12より転載

4. 外傷による凝固障害の有無も評価を

　重症外傷であればあるほど先手を打った治療介入が必要である．しかし，凝固障害の有無を採血結果が出るまで待っていては手遅れになってしまうこともあり，それを避けるために**画像情報と現病歴や既往歴，受傷時間，受傷機転などの臨床情報から総合的に凝固障害の有無を判断**することが必要である．JETECでは「ABCDEFGS」という記憶術も紹介されている[5]．受傷から時間がかかっているにもかかわらず，tight space に活動性出血がある，組織因子が多く含まれる臓器（脳・肺）の損傷，広汎な組織挫滅を伴う損傷，直達外力が及んでいない全身の筋肉内や椎体周囲の筋肉内にEVを認める場合は，「凝固障害を起こす」，もしくは「すでに起こしている」と判断する．このような患者に対しては適切な凝固因子の補填や積極的な止血介入，IVRの際には凝固能に依存しない塞栓物質を選択するなどの治療方針をとらなくてはならない．

おわりに

　重症外傷全身CTは損傷が「ある」「ない」を評価するだけではなく，「何が」「どこに」「どのような形」で存在するのかを評価することで治療方針につなげるという，非常に重要な位置付けであることがわかってもらえただろうか．外傷全身CTはとにかく非常にたくさんの画像であるため読影することはたいへんであるが，最終目標は「重症外傷患者の救命」である．ぜひ，この読影方法を身につけて臨床に活かしてほしい．

文献・参考文献

1) Huber-Wagner S, et al：Effect of whole-body CT during trauma resuscitation on survival：a retrospective, multicentre study. Lancet, 373：1455-1461, 2009
2) Caputo ND, et al：Whole-body computed tomographic scanning leads to better survival as opposed to selective scanning in trauma patients：a systematic review and meta-analysis. J Trauma Acute Care Surg, 77：534-539, 2014
3) Yeguiayan JM, et al：Impact of whole-body computed tomography on mortality and surgical management of severe blunt trauma. Crit Care, 16：R101, 2012
4) 「改訂第4版 外傷初期診療ガイドラインJATEC」（日本外傷学会外傷初期診療ガイドライン改訂第4版編集委員会/編, 日本外傷学会, 日本救急医学会/監），へるす出版，2012
5) 「外傷専門診療ガイドライン」（日本外傷学会/編, 日本外傷学会外傷専門診療ガイドライン編集委員会/監），へるす出版，2014
6) Wada D, et al：Impact on survival of whole-body computed tomography before emergency bleeding control in patients with severe blunt trauma. Crit Care, 17：R178, 2013
7) Huber-Wagner S, et al：Whole-body CT in haemodynamically unstable severely injured patients--a retrospective, multicentre study. PLoS One, 8：e68880, 2013
8) Weninger P, et al：Emergency room management of patients with blunt major trauma: evaluation of the multislice computed tomography protocol exemplified by an urban trauma center. J Trauma, 62：584-591, 2007
9) Neal MD, et al：Over reliance on computed tomography imaging in patients with severe abdominal injury: is the delay worth the risk？ J Trauma, 70：278-284, 2011
10) Clarke JR, et al：Time to laparotomy for intra-abdominal bleeding from trauma does affect survival for delays up to 90 minutes. J Trauma, 52：420-425, 2002
11) 棚橋裕吉，他：Whole body CT in blunt trauma patients；Can the unenhanced CT be eliminated？ 第75回日本医学放射線学会学術集会抄録集：S230, 2016
12) 一ノ瀬嘉明，他：外傷パンスキャンの読み方．画像診断，33：1517-1526, 2013
13) 一ノ瀬嘉明，他：腹部外傷の画像診断 ―緊急性の解釈から治療方針の決定まで―．臨床画像，28：88-107, 2012
14) 松本純一，他：腹部外傷の画像診断と治療方針決定の考え方：画像情報をどのように得て，どう活かすのか？ 日本小児放射線学会誌，28：4-13, 2012

プロフィール

妹尾聡美（Satomi Senoo）
国立病院機構災害医療センター放射線科，DIRECT研究会
現在，放射線科に属していますが元救急医です．救急放射線をきわめ中ですが，DIRECT研究会との出会いがなければ迷走していたと思います．この研究会では内因性・外傷の画像診断とIVRハンズオンセミナーを開催しています．今回の内容だけではまだ言いたいことが言い足りず，もっともっと勉強したいという先生方，実際自分で画像を動かしながら勉強をすることができますのでぜひホームページを覗いてみてください！（http://direct.kenkyuukai.jp/about/index.asp？）お待ちしております．

第3章 軽症外傷への対応

1. 軽症の頭部外傷

入江康仁

●Point●

- 軽症頭部外傷における重要なファクターの1つは「意識障害」の程度である
- リスク因子を適切に抽出することでciTBIの低リスク患者を同定することが可能である
- 2歳児以下ではCT撮影時にmotion artifactを伴いやすい
- 創部感染を防ぐ，唯一ともいえる方法は創部に死腔をつくらないことである

はじめに

　救急外来を受診する頭部外傷患者のうち，「軽症」患者の割合は約80％以上と言われている[1]．そのなかで予後悪化に至る可能性のあるリスク因子を抽出し，適応があれば頭部CTを施行する―と言うと聞こえはよいが，では実際に「軽症」とはどの範疇のことを意味しているのだろうか？
　はっきり言えば，中等症や重症などはある程度「見ればわかる」ので，頭部CTを行うことに躊躇はないはず…だが，頭部外傷の80％以上を占めると言われる「軽症」のうち，どの患者に頭部CTを適切に行うかということは，臨床では悩ましいものである．
　そんなあれこれや，頭部外傷に付きものである創傷に対する処置方法などについて示す．

1. 軽症頭部外傷とは？

1 軽症頭部外傷の定義

　「軽症の頭部外傷」と銘を打ってみたものの，じつはこの「軽症」の定義は実に曖昧である．論文によって定義に微妙な違いがあり，軽症頭部外傷を扱う論文を読むときは確認が必要である．
　頭部外傷の症状は脳損傷部位やエネルギー量により多彩であるものの，**意識障害**は最も多い症状であり，多くの重症度分類に用いられている．従来，ATLSではGlasgow Coma Scale（GCS）14～15点を軽症と分類していたが，The Canadian CT Head Ruleや米国疾病予防センター（CDC）などが13～15点を採用したため，「ATLSコースマニュアル」第8版でも同様に変更された経緯がある[1]．
　しかし，例えばGCS 15点であっても頭に異物が刺さったような頭部外傷を「軽症」とするには違和感が拭えないし，小児や高齢者などの所見はとりにくく，正確な評価さえままならない．無理にでもまとめるならば「中等症・重症以外」とするしかないのかもしれない．

表1 The Canadian CT Head Rule

high-risk群
① 受傷2時間後の時点でGCS＜15点
② 頭蓋開放骨折または陥没頭蓋骨折が疑われる
③ 頭蓋底骨折が疑われる 　（鼓膜内血腫，raccoon's eye sign，髄液鼻漏・耳漏，Battle徴候）
④ 2回以上の嘔吐
⑤ 65歳以上
medium-risk群
⑥ 30分以上の逆行性健忘
⑦ 重大な外力が加わったと予想されるもの 　（対人事故，車外放出，90 cm以上もしくは5段以上からの転落など）

7項目のうち，1つでも該当すれば頭部CTを施行する．
文献2より引用

表2 The New Orleans Criteria

① 頭痛
② 嘔吐
③ 60歳以上
④ 薬物またはアルコール中毒の状態
⑤ 持続的な前行性健忘（短期記憶障害）を認める
⑥ 鎖骨より頭側に外傷を認める
⑦ 痙攣

7項目のうち，1つでも該当すれば頭部CTを施行する．
文献2より引用

2 軽症頭部外傷の予後悪化リスク因子の抽出

　予後悪化のリスク因子を抽出することができれば，無駄なCT検査は減少し，救急外来の回転率も上がり，患者の被曝を抑制することができる．

　CT施行の判定基準として以下の2つが有名である．ただし，臨床的に重大でない，つまりあったとしても治療方針に影響がないような損傷（直径5 mm未満の脳挫傷，厚さ1 mm未満の局在性くも膜下血腫，直径4 mm未満の硬膜下血腫，孤立性気脳症，外板のみの陥没骨折など）は除外されており，日本では問題になる事例も含まれている．なお，以下の感度・特異度はそれらを含めた値である．

1) The Canadian CT Head Rule（以下CCHR，表1）

　感度93.1％，特異度51.4％[2]．

　適応：外傷の既往なし，目撃のある意識消失や健忘，失見当識がある軽症頭部外傷でGCS 13～15点．

　除外：16歳未満，GCS 13点未満，抗凝固薬の服用または出血性障害，明らかな頭蓋開放骨折，神経巣症状，痙攣，不安定なバイタル．

　7項目のうち，1つでも該当すれば頭部CTを施行．

2) The New Orleans Criteria（以下NOC，表2）

　感度98.6％，特異度12.9％[2]．

　適応：GCS 15点．

　7項目のうち，1つでも該当すれば頭部CTを施行．

3 CT施行判定基準の注意点

　その他，脳外科手術の既往がある（V-Pシャント術など），頭部X線で骨折が疑われるなど，実際の病歴聴取，所見等を総合して判断することは必要である．

　CCHRやNOCは，あくまでも海外でのツールであり，日本の医療状況に沿うように各臨床医の工夫が必要と思われ，そのままあてはめることには無理がある．

　筆者は，意識障害（GCS 13〜15点）のある鈍的頭部外傷には上記いずれかのツールを用いて，該当するならCT施行し，該当がなくても一般的病歴聴取と身体所見を合わせて評価し，最終的な判断を行っている．

　本邦のCT施行の判定基準が作成される日が待ち遠しい．

2. 小児の軽症頭部外傷について

　さて，今までの経緯で述べてきたのは，16歳以上の頭部外傷の評価であるが，小児の頭部外傷についてはどうなのか？

　実際に頻度も多く，軽症頭部外傷の評価で一番迷う状況は，小児の場合である．患児はそんなに症状を訴えないものの，ときどき嘔吐をしては，ケロッとしている…というように，なんとも判断が煮詰まらないことも多い．

1 乳幼児，小児における軽症頭部外傷のciTBIリスク因子の抽出

　小児の場合も意識障害は重要な所見であり，やはりGCS 13〜15点で「軽症」に分類される[3]．ただし，普段われわれが見慣れているGCSの評価方法と4歳未満の小児や乳幼児の評価方法は異なる（第4章2参照）．

　また，2歳未満の小児・乳幼児は臨床評価がより困難で，またしばしば非典型的な症状を呈するなどの理由で「軽症」頭部外傷を評価すること自体が困難とされており，臨床経験豊富な脳外科医や小児科医などの判断に委ねられていた[4,5]．

　しかし，Kuppermann[6]らによると図1, 2のプロトコルを使用し，7項目をすべて否定できれば，臨床的に重大な外傷性脳損傷（clinically-important traumatic brain injuries，以下ciTBI）のリスクは2歳未満では0.02％，2歳以上では0.05％未満とされている．これらのプロトコールを用いれば，ルーチンのCT検査が不要なciTBIのリスクが低い患児を同定することが可能であるとされる．

　この場合はGCS 14〜15点が対象とされている．従来の2歳未満，2歳以上の区切りは必要であるものの，それぞれにプロトコールが示されており，専門医の判断を仰がずに判断できるようになった．

2 小児の頭部CTにおけるmotion artifactについて

　ところで，リスク因子のある患児に，いざ頭部CT撮影っ！となったとき，泣きじゃくって，じっとしてもらえそうにない場合は少なくない．頭部CT撮影時の動きに伴った画像上の障害陰影（motion artifact）は読影の障害になるため，どうしようもないときは患児に鎮静をかけて撮影することになるが，慣れていないとかけにくいし，実臨床では頭を誰かが固定して撮影することが多いのではないだろうか？

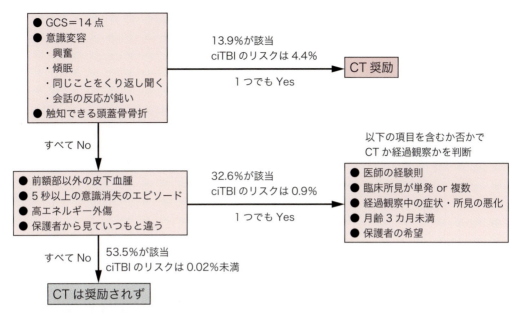

図1 2歳未満の小児軽症頭部外傷のプロトコール
文献6より引用

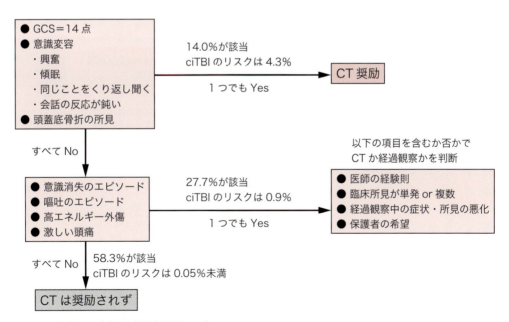

図2 2歳以上の小児軽症頭部外傷のプロトコール
文献6より引用

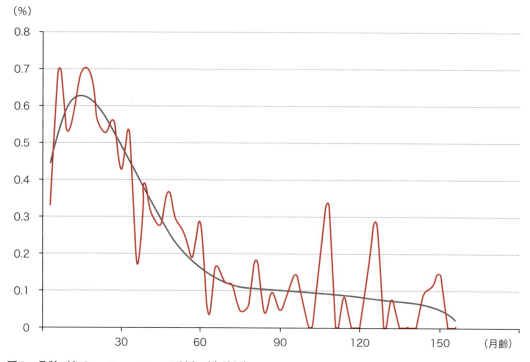

図3 月齢ごとのmotion artifactの割合（自験例）
赤線は実際の割合を，黒曲線は近似6次式であらわしたものを示す．24カ月（2歳）以下の乳幼児でmotion artifactが多い傾向にある

表3 異常所見とmotion artifactの関係（自験例）

	motion artifact症例数
異常所見あり：35症例	12症例
異常所見なし：10症例	1症例

異常所見のある症例にmotion artifactが認められる傾向があり，motion artifactによるover readingの可能性が示唆される

1）motion artifactの多い年代とは？

筆者が以前に勤めていた川崎市立多摩病院で，小児頭部外傷のmotion artifactを検討したことがある．小児〔156カ月（13歳未満）〕の頭部外傷例における頭部CT撮影時のmotion artifactから，制動の必要性を検討したもので，頭部CTを施行した1,107人のべ1,120例の検討である．

この結果，1,120例中357例にmotion artifactを認め，0カ月〜26カ月内の乳幼児ではmotion artifactがほかの月齢と比べ有意に多く認められた（図3）．

2）motion artifactの影響

また入院症例のうち，motion artifactがある症例では，画像上の異常所見ありと認識される傾向がある（表3）．これは病態により制動できなかったという可能性は否定しきれないものの，むしろmotion artifactによるover readingのためと考えるのが妥当と思われる．つまり，motion artifactが外傷性くも膜下出血や脳挫傷と誤って判断されている可能性が少なからず存在すると思われる．

そのため，特に2歳以下の乳幼児には，初療医による積極的なCT施行時の制動が必要である．

3. 頭部外傷の創処置

　頭部は血流の豊富な部位であり，また高齢者や心疾患患者の転倒では患者が抗血小板薬，抗凝固薬などを内服している場合も多い．さらにほかの部位の皮膚と違い，頭髪が創処置の妨げになることもある．

1 まずは止血をしなければはじまらない

　当たり前のことであるが，深い傷や細動脈を損傷してしまった場合の創傷は，出血のコントロールが大事である．

1）まずはしっかり止血！

　微小な血管から動脈性に出ている出血や，抗血小板薬や抗凝固薬などの内服で圧迫止血でもなかなか治まらない出血の場合，出血部位をピンポイントで摘んで縫合止血することは困難であり，時間もかかる．また創部を焼灼止血することもあるが，機材の用意もないといけないため，準備に時間がかかり，煩雑になることは否めない．

　筆者は1-0ナイロン糸などの太めの糸を使用して創部をZ字に止血縫合し，少しテンションをかける．短時間でシンプルな処置にもかかわらず，しっかり止血できる．また麻酔に関しては，アドレナリン入りのキシロカイン®を使用し，細動脈からの出血をコントロールするが，出血量の多い場合は麻酔なしで短時間に処置をする方法をとらざるを得ない場合もある．

　ただし，この処置は翌日必ず来院してもらい，抜糸して止血を確認してから再縫合しなければ止血部位の壊死をきたしてしまうため，あくまでも緊急処置の扱いである．

2）小児の頭皮挫創に毛髪縫合は有効か？

　幼い子どもでは頭皮部分の挫創を，毛髪を「こより」にして針を使わず縫合する方法がある．痛みの少ない方法であるが，筆者が実践したところ，意外にヒトの毛髪は滑り，しっかり固定できないことが多かった．中途半端な縫合となるくらいであれば，ナイロン糸でしっかり縫合すべきである．

2 創部感染をきたさない処置とは？

　「創部を消毒して，滅菌グローブをし，生食での洗浄後に処置を行う．処置後は抗菌薬3日分処方」…といったこれらの処置は，結論から言うと根本的な創部感染の解決法ではない[7～9]．

　創部に血腫を含めた異物を留まらせないことが，唯一の解決策と言っても過言でない．そのためには死腔をつくらせず，浸出液を適度に吸収し，湿潤環境を維持することが重要である（図4）．乾燥状態は痂皮を形成し，創の入口を塞ぐことで死腔を形成し血腫が溜まり，そこに感染をきたすのである．

　また前述のように，一次縫合処置は止血コントロールのためであるが，創自体が大きかったり，深かったりすると，止血がうまくいっても皮下組織に感染の培地となる血腫が溜まることがある．その場合，筆者はナイロン糸をドレーン代わりに使って創部内に留置し，そのうえからハイドロコロイド製剤を置き，圧迫止血を行うことで，常に体内→体外へのルートを確保し，死腔形成をきたさないようにしている．消毒も滅菌グローブも使用しないシンプルな処置だが，外来フォローを行っても感染巣になっている患者を見ることはない．

　また，処置前の毛髪処理は特に必要なく，筆者は処置を妨げる場合のみ，一部を除去するにとどめている．

　以下に当科外来で頭部外傷の処置を行った方への処方を参考にあげる．抗菌薬は基本的に使用

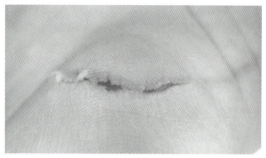
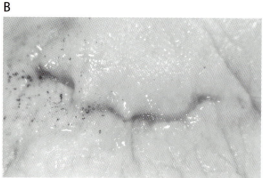

図4 湿潤環境で経過した創
受傷1日目（A）に1,000 mLの水で洗浄を行ったが，湿潤環境にて経過した受傷2日目（B）では創周囲に異物が浸出液とともに排泄されている．どれだけ水洗浄や消毒を行うかより，創部を湿潤状態に置くことの方が重要であることがわかる

しない．またここでは桂枝茯苓丸を選択しているが，治打撲一方，通導散なども皮下血腫を呈する，いわゆる血液の流れが滞った状態（瘀血）の所見に対して使用することで，創部の改善と症状の緩和に寄与する．筆者が頻用している処方である．

● 頭部外傷での処置後の処方
　アセトアミノフェン（カロナール®）　1回400〜600 mg　頓用　1日3回まで
　桂枝茯苓丸　1回1包　1日3回毎食前

おわりに

　重症患者の対応時にはアドレナリンが出るものだが，日常のごくありふれた症状や疾患のなかに重症患者を見つけることも必要とされる能力である．
　たかが軽症頭部外傷，されど軽症頭部外傷．その奥行は広く，二次救急医療機関に勤める醍醐味である．
　忙しいからといって，何でもかんでも頭部CTというのは，被曝の問題からも控えるべきで，手順を踏まえて診療していくことで，より適切な評価につながり，診療への自信につながる．

文献・参考文献

1) 「改訂第4版 外傷初期診療ガイドラインJATEC」（日本外傷学会外傷初期診療ガイドライン改訂第4版編集委員会/編，日本外傷学会，日本救急医学会/著），へるす出版，2012
2) Stiell IG, et al：Comparison of the Canadian CT Head Rule and the New Orleans Criteria in patients with minor head injury. JAMA, 294：1511-1518, 2005
3) Hamilton NA & Keller MS：Mild traumatic brain injury in children. Semin Pediatr Surg, 19：271-278, 2010
4) Schutzman SA, et al：Evaluation and management of children younger than two years old with apparently minor head trauma：proposed guidelines. Pediatrics, 107：983-993, 2001

5) Duhaime AC, et al：Head injury in very young children：mechanisms, injury types, and ophthalmologic findings in 100 hospitalized patients younger than 2 years of age. Pediatrics, 90：179-185, 1992
6) Kuppermann N, et al：Identification of children at very low risk of clinically-important brain injuries after head trauma：a prospective cohort study. Lancet, 374：1160-1170, 2009
7) Balin AK & Pratt L：Dilute povidone-iodine solutions inhibit human skin fibroblast growth. Dermatol Surg, 28：210-214, 2004
8) Perelman VS, et al：Sterile versus nonsterile gloves for repair of uncomplicated lacerations in the emergency department：a randomized controlled trial. Ann Emerg Med, 43：362-370, 2004
9) Valente JH, et al：Wound irrigation in children：saline solution or tap water? Ann Emerg Med, 41：609-616, 2003

プロフィール

入江康仁（Yasuhito Irie）
聖隷横浜病院救急科/キズ・やけど外来 医長
横浜市にある二次救急病院で，一般的な内科救急や整形疾患，循環器・脳外科疾患など救急全般の初期対応をしていますが，全国に先駆けてキズ・やけどの専門外来を立ち上げ，プライマリ・ケアの面から創傷治療を救急医が実践しています．救急科の新たな可能性を模索中！ 興味ある方はwebを検索！

第3章　軽症外傷への対応

2. 顔面外傷を中心に「少しでもキレイに治す」には

薬丸洋秋

Point

- 初療によって傷跡が決まる
- 急ぐ必要はない，顔面の創傷は24時間以内に処置を行えばよい
- 十分止血をして創の観察をしなければいけない
- 挫滅した組織は洗浄してもとれない，デブリードマン（切除）が必要

はじめに

　顔面の創傷は，頻度の高い損傷であり，救急外来に毎日何人かは受診している．しかしながら，形成外科医からみると，初療が不適切と思われる患者さんに遭遇することも多い．顔面は露出部で患者さんからも結果が見えて，その傷跡から治療した医師の技量がわかり，ときには，患者さんからのクレームのもとになることもある．

　傷跡をなくすことはできないが，最小限の，目立たない傷跡とするように心掛けなければならない．特に**小児の創傷は初療後，再度処置，縫合をすることはできない**．初療を担当する医師の責任は重大である．

1. 受傷機転と局所観察

1 受傷機転を聴取

　刃物やガラスなどによる鋭的な損傷か，鈍的な外傷による損傷か，または，動物に咬まれた傷かなどによって全く対処法が異なる．

　鈍的な外傷でも，家のなかでテーブルなどにぶつけたりした場合と，外で転倒して受傷した場合では異物が混入している可能性が異なってくる．そのため，受傷状況を詳細に聴取する必要がある．特に小児では，受傷機転がはっきりしないことが多いので，受傷場所，何をして遊んでいたかなどの情報を詳しく聞いておくことが重要である．

●ここがポイント
出血するような傷の方が感染に強く，治りがよく瘢痕も少ない．

2 局所観察

　顔面は血流豊富であり，小さな浅い傷でも出血が多い．特に鋭的な損傷では止血に時間がかかるため，救急に受診している時点でも出血が止まっていないこともあり，傷を押さえながら受診することもある．

　止血している傷は辺縁が挫滅されて血栓が形成されており，出血は少なく，止血しているからたいしたことがない傷と思いがちだが，**挫滅している部分は壊死になり目立つ傷跡になる**．

　まず局所麻酔を行う前に，顔面神経損傷による顔面表情運動の麻痺がないか，左右差がないか確認する必要がある．

　創の状態を確認するには出血していては不可能である．まず止血を行う．局所麻酔薬として，**エピレナミン（アドレナリン）含有の麻酔薬**を使用し，軽く圧迫し，止血するのを待つ．5分ほど待つことが重要である．麻酔が効いてから，まだ止血していないようであれば，出血点を確認し，バイポーラー電気メスで止血する．**決して止血を兼ねて縫合するようなことはしてはいけない**．

　止血ができたら，創縁，深部の確認を行う．どの程度の深さの傷か，辺縁の挫滅の程度，深部に異物がないか，深部組織の損傷がないか，重要組織に異常がないかを確認する．

　顔面の損傷では，顔面骨骨折の有無（顔面は腫脹，皮下出血が著しいことから外見での判断が難しいので注意），眼球損傷，眼瞼挙筋断裂，涙小管切断，耳下腺管損傷，顔面神経損傷などに注意が必要である．これらが疑われたら上級医に判断を仰ぐ必要がある．

　また，眼瞼縁，口唇の縁の断裂の縫合では，辺縁をきちんと合わせるよう注意が必要である．

3 画像診断

　顔面骨骨折にはCT検査が有用である，骨条件の撮影が必要で，左右差の有無，副鼻腔内の出血の有無などに注意して読影する．

　ただし，ガラス異物，小石などの有無に関しては顔面骨の単純X線撮影の方が診断に優れている．異物があると思われる部位を**接線の条件で撮影**することを忘れないように．

　撮影のタイミングは，出血が多ければ止血の後，少なければ局所麻酔だけ行って，効果が出るまでの間に行うのがよいであろう．

2. 創の処置

1 擦過創

　非常に頻度が高い創傷であるが，いったん処置を間違えると醜い傷跡になりトラブルとなるので十分注意が必要である．特に**小児では，暴れて処置が難しいため手を抜きがちである**．しかしながら，受傷翌日などに追加処置をすることが難しいので初療が重要である．

　道路で転倒した際などは，頤部，上口唇，頬部などに多数の線状の傷が生じ，中に砂や，アスファルト，タイヤのゴムの粉が刷り込まれている．これらは生食で洗浄しただけでは除去できない．必ず局所麻酔を行って，歯ブラシなどを用いて除去する．それでも色が残るようであれば，18Gなどの針を用いて，黒くなった部分を削りとって必ず黒色部分がないようにしなければならない．黒色部分が残ると外傷性刺青となって醜い跡を残し治療は困難になる．

> ●ここがピットフォール
> 異物が刷り込まれている傷は生食で洗っても異物は除去できない．外傷性刺青が残る．

2 切創

　鋭的に切れた創は，十分止血をし，創内に異物などがなければ，元の位置に創面同士を合わせるように縫合することで線状の傷跡とすることができる．

　縫合に際しては創面を元の位置に戻すのみでよく，**縫って寄せようとは決してしない**．縫合糸の緊張が強ければ糸の跡が残ってしまうし，辺縁の捲れこみの原因になる．

3 挫創

　創の辺縁が挫滅されている創は，出血は少ないが，このまま縫合したのでは，挫滅された部分が壊死となり，創癒合しないか，閉鎖まで時間がかかり，**幅広い醜い傷跡**になる．

　挫創で重要なことは，挫創を切創につくり変えてしまうことである．局所麻酔下に辺縁の挫滅された部分を，メスと鋏を用いて切除してしまう．この際，辺縁に付着する砂なども一緒に切除してしまえば，わざわざ洗浄する必要はない．

> ●ここがポイント
> 挫滅された部分をデブリードマンすることで，切創と同様に扱うことができる．

　デブリードマンすると再度出血をするので躊躇しやすいが，エピレナミン（アドレナリン）含有の局所麻酔薬を用いることによって出血は少量ですむ．

> ●ここがポイント
> 目立たない瘢痕とするためにはデブリードマンが最も重要である．

　デブリードマンを行わない，または，最小限にする部位もあるので注意が必要である．眼瞼，鼻翼，鼻尖部，眉毛部などは切除することによって変形を生じてしまうので，切除を行わないか，完全に壊死になると思われる部分を最小限に切除するに止めておく．

> ●ここがピットフォール
> 眼瞼の縦の傷は左右に大きく開くが，縫合の際，上下が近接していることが多く横方向に縫合されてしまうことがある（図1）．この場合，縦方向につれた瞼になってしまうので必ず左右を寄せて元の位置になるように縫合する．

4 動物咬創

　開放療法が原則であるが，顔面では十分なデブリードマンを行うことができた場合のみ縫合閉鎖してもよい．ただし，十分な経過観察を行い，感染してきたら早めに抜糸排膿を行う必要がある（第4章3を参照）．

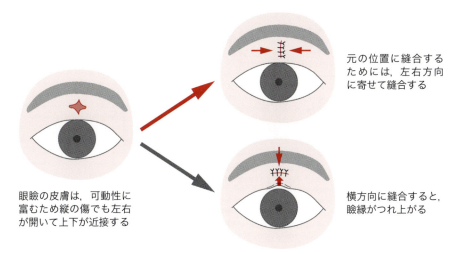

図1　眼瞼が縦に切れた場合の縫合

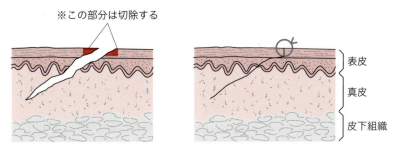

図2　斜めに切れた創
薄く剥けた部分と表面が削れた部分（※）は切除して縫合する

3. 縫合の実際

1 小さい弁状創

2〜3 mm以下の小さい弁状創は縫合しても膨隆が残ってしまう．縫合の必要はないので，基部から切除して開放創としておいた方がきれいな傷跡になる．

2 斜めに切れた創

薄く切れている部分と，表面がそがれたような部分を切除して，垂直な傷につくり変えて縫合する．そのまま縫合すると，辺縁が壊死になったり，段差ができたり，捲れこみの原因になる（図2）．

3 V字型に切れた創

先端が挫滅されていることが多く，挫滅部分は切除しY字状に縫合する．縫合糸によって血流を妨げないように，糸を小さく掛け，先端は皮下で寄せるようにする（図3）．

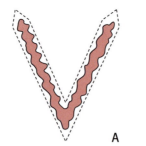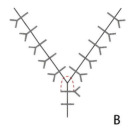

図3　V字型に切れた創の縫合
挫滅された辺縁を切除し（A点線部），Y字型に縫合する．
先の部分は真皮に糸をかけて（B赤線のように）縫合．先に近い縫合糸は掛ける皮膚の量を少なくし血流を保つ

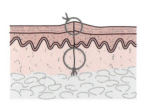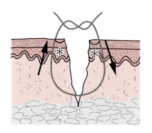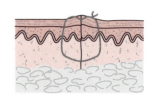

図4　真皮縫合と表皮の縫合
真皮縫合を行って死腔をなくすとともに，皮膚縫合に緊張がかからないようにする

図5　縫合針の刺入方向
深部の組織を多めに掛け，縫合部を持ち上げ気味に縫合する

図6　垂直マットレス縫合
縫合箇所の一部は垂直マットレス縫合を行うと創面を正しく合わせることができる

4 使用する針と糸

　顔面の皮膚縫合に使用する糸は針付き5-0ナイロン糸を基本とし，針の長さは12 mm前後1/2弯曲角針を使用し，真皮縫合には針付き5-0モノフィラメントの吸収糸を使用する．太い糸は糸の跡が残る可能性がある．
　顔面には皮膚ステープラーは決して使用しない．

5 縫合法

　皮膚表面の**縫合は糸の跡を残さないようにゆるめに縫合する**必要がある．皮膚表面の縫合糸に張力がかからないようにするためには，皮下組織，真皮を縫合して，皮膚表面が密着するようにする．真皮縫合の際には，結節が深部になるようにし，死腔をつくらないように注意する（図4）．
　皮膚縫合は皮膚に針を垂直に刺入，**深部の組織を多めに掛ける**ようにし創縁に出た位置と同じ深さで対する創縁に刺入し最初の刺入部と同じ距離で針を皮膚に出し（図5＊）結節する．
　縫合して寄せるという感覚ではなく，**創縁をもとの位置に戻して合わせるという感覚で縫合する**．
　初心者は縫合に際し創縁に段差ができたり捲れこんだりしやすいので，それらを防ぐために縫合数の半分程度に垂直マットレス縫合を行った方がよい（図6）．特に，皮膚に余裕があって簡単

に縫合できると思われる部位で捲れこみが生じやすい．

> ● **ここがポイント**
> 創面断端を確実に合わせるために垂直マットレス縫合を利用する！

> ● **ここがピットフォール**
> 皮膚に余裕がある部分では創縁の捲れこみが生じやすい！

6 縫合後の説明

　いったん付いた傷は多少なりとも傷跡は残るが，縫合後の経過を説明しておくことが患者さんの心配をとり除くうえで必要である．

　縫合創は受傷後2〜3カ月後が，一番赤く硬くなって目立つ．その後徐々に軟化白色化し落ち着くまで受傷後半年程度かかる．顔面の皺の線に沿った傷跡は，かなり目立たなくなるが，長い時間がかかることを説明しておかなければならない．

　縫合やその後の経過，注意などを説明した事項を書類として渡すことが必要である．

7 縫合後の対応

1）抗菌薬の投与

　鋭的な創で汚染がなければ必ずしも必要でない．挫滅があり，感染が生じそうな場合，数日間投与し，縫合後経過観察し，感染徴候がなければやめるようにする．漫然と長期間の投与を行ってはいけない．

2）鎮痛薬

　顔面は鈍的外傷を受けると腫脹が強くなる．このような場合まず1日程度の冷却を指示する．冷却することによって痛みはかなり減弱する．それでも痛いようであれば鎮痛薬を使用するように説明する．

3）破傷風トキソイド

　十分な免疫をもっているか聴取し，不明であったり基礎免疫があっても最近10年程度の間に追加投与を受けていなければ追加投与する．

4）縫合後の処置

　翌日，または2日後，創内に血腫がないか確認し，溜まっているようであれば一部抜糸して圧出することも考慮する．

　感染が危惧されるような創は4〜5日目に創を再度確認する．感染の恐れがないと判断されれば抜糸のときに来院してもらうようにする．

5）抜糸

　抜糸を行う時期の目安は縫合後1週間程度だが，真皮縫合がきちんと行われていれば早めに抜糸することができる．抜糸後は，皮膚表面に緊張がかからないようにテープ固定を行う．患者さんの不安を予防するために，抜糸後に瘢痕が目立ってくることを再度説明しておいた方がよいであろう．

Advanced Lecture

■ **顔面の打撲血腫について**

　顔面は血行豊富のため打撲で皮下に血腫をつくることが多い．受傷直後から腫脹，血腫をつくるが，出血斑は1日2日たってから紫色が目立ってくる．特に重力によって受傷部より足側の部分，例えば前額を打った際に眼窩周囲が紫色になったり，頬を打って顎の下から首にかけて出血斑が生じる．あらかじめそのような部位に皮下出血斑が生じることを話しておくと，患者さんは無駄な心配をしないですむ．

おわりに

　救急センターなどで顔面の縫合を受けてくる患者さんが増えてきている．各病院が増収目的に救急患者さんを断らない方針を打ち出しているせいだろうか？ その際に形成外科の専門医が対処していることは稀である．救急患者さんに対応している医師は，救急を回っている研修医だったり，救急科，外科，整形外科，脳外科などの先生であり，この先生方が縫合している場合が多いようである．残念ながら顔面の縫合については専門ではない．このような先生方のなかには丁寧に，細かく縫合される先生もおられるが，多くは，腹部や，頭皮，手足などの縫合と同じように顔面を縫合してしまっている．研修医も見よう見まねで縫合を行っているのではないだろうか．きちんとした縫合方法を学んでから患者さんに対応することが必須と筆者は思う．

文献・参考文献

1) 上田晃一/編：コツがわかる！形成外科の基本手技―後期臨床研修医・外科系医師のために―．PEPARS, 88, 2014
2) 久徳茂雄/編：救急で扱う顔面外傷治療マニュアル．PEPARS, 61, 2012
3) 研修医・外科系医師が知っておくべき形成外科の基本知識と手技．形成外科, 55, 増刊, 2012
4) 「外傷形成外科」(安瀬正紀/監, 菅又章/編), 克誠堂出版, 2007

　　↑1)～4)には本稿にて字数の都合上割愛した内容など網羅されており，1) 2) は手に入りやすいと思いますので，ぜひ読んでいただきたいと思います．

プロフィール

薬丸洋秋（Hiroaki Yakumaru）
船橋市立医療センター形成外科
外傷外科を標榜している形成外科医です．外傷を扱うことのある先生方はぜひ形成外科の知識をとり入れて，治すだけではなく，患者さんに満足してもらえるような結果を出してもらいたいと思います．

第3章　軽症外傷への対応

3. 軽症の胸部外傷

田中　拓

> **Point**
> ・胸部外傷の診断は，画像（エコー，X線，CT）を上手く使おう
> ・鎖骨骨折，肋骨骨折は救急外来で初期治療可能
> ・鎖骨骨折，上位肋骨骨折では大血管損傷の可能性を否定しよう

はじめに

　胸部外傷は怖い．primary surveyで否定すべき損傷はほとんど胸部である．胸部の重症外傷では他部位以上に迅速かつ慎重な対応が求められ，他項に詳述する（**第1章7参照**）．
　本稿では歩いて受診したり，バイタルサインが安定していたり，と，一見軽症に見える症例について述べる．特に研修期間中や，ある程度経験を積んで一定の自信がつくまでは，最初から軽症だと油断するのではなく，「ちょっとやり過ぎかも」と思われるくらい基本に忠実なアプローチでよいと考える．

1. 本当に軽症？

　「胸部を打っています」という主訴だが一見軽症に見える患者．本当に軽症なのだろうか．
　まずバイタルサインを確認する．特に呼吸数の増加，SpO_2の低下がないかを確認する．第一印象で「呼吸が苦しそう」という患者はやはり要注意である．初見から重篤な外傷が疑われる患者では，JATEC™に則り対応する．

1 primary surveyを意識した診療

　そこまで重篤感のない場合，手順を追った診察から検査への精度を上げていく．まずはprimary surveyを意識した診察を行う．「視診，聴診，触診，打診」を一連の診察手順として自身に癖づけておきたい．視診で頻呼吸，努力様の呼吸がないか，腫脹や打撲痕がないかを見る．聴診で両側の呼吸音に低下，消失，左右差がないかを確認する．肺挫傷によってcrackleを聴取することもある．触診で圧痛部位，皮下気腫の有無を確認する．打診で鼓音の有無を確認する．状態の安定した患者では緊張性気胸を示唆する「明らかな」鼓音は期待できないと思われるが，打診によって胸水貯留や心拡大などの思わぬ異常を拾い上げることもある．

2 secondary survey としての慎重な診療

呼吸，循環にかかわる異常を認めない場合，すなわち軽症であると判断される場合には，次のsecondary surveyで，特に胸部に限定して再度慎重な診察を行う．

胸部に痛みがあり，肋骨骨折を疑う場合，丹念に肋骨1本1本の上を触診する．局在した圧痛があれば骨折を疑う．また，骨折を疑う部位から離れた部位を押して胸郭を変形させ，痛みが誘発されるかを診る．聴診上骨折部で骨が動くことによるクリック音を聴取する．

気胸，血胸，肋骨骨折はエコーで確認できる．ある程度の経験が必要なので，日頃から多くの正常像を見慣れておく必要がある．エコーの方が臥位胸部X線より気胸の検出感度が高かったという報告[1]もあるので，ぜひ日常臨床にとり入れたい．

次に胸部X線を撮影する．ここでもまず注視すべきはprimary surveyに相当する気胸，血胸である．立位，座位，臥位，それぞれ読影すべき所見が異なるため，撮影された画像の条件も考慮して読影する必要がある．

2. 頻度の高い肋骨骨折，鎖骨骨折とその治療を知ろう

1 肋骨骨折の受傷機転と診断

肋骨骨折は，一般に胸部打撲に伴って，打撲部位もしくは打撲側の後方から側方に起こることが多い．それ以外の契機として，咳嗽や大きな上半身の動作（ゴルフのスイングなど）に伴って起こることもある．軽度の打撲でも複数本の骨折を伴っていることがあり，打撲部とその上下には注意が必要である．安静時にも疼痛があり，体動時や吸気時に疼痛の増強を認める．

肋骨骨折の診断には肋骨X線の撮影を行う．しかし，ごく軽度の転位のない肋骨骨折はX線で同定できない（ことが多い），と筆者は最初からあまりアテにしていない．明らかな骨折が指摘できなくても，受傷機転から疑われ，同部位に局在した圧痛があれば，肋骨骨折があるものとして対応する．患者にも肋骨骨折の可能性があること，経時的に骨折が顕在化する可能性があること，治療方針に変更はないことを伝え，整形外科へのフォローアップ受診を指示する．

肋骨骨折はときに重篤な内臓損傷を合併することがある．肋骨骨折はその部位によって第1～3，第4～9，第10～12肋骨の3つに分けてその損傷形態を評価する．

1）第1～3肋骨

第1肋骨骨折は稀であり，高度な外力が加わったことを想定しておかなくてはならない．上位肋骨骨折では頸椎頸髄損傷や鎖骨下の大血管損傷，腕神経損傷を伴っている可能性がある．同部の変形や腫脹，血流不全など少しでも血管損傷，神経損傷を疑う所見があれば造影CT検査，もしくは血管造影検査を行う．

第1肋骨単独の骨折は直接の外力以外にも付着した筋による外力で生じうる．この外力はサーフィンのときの後方へ腕を伸ばした姿勢から起こることがあり，surfer's ribとよばれている．

2）第10～12肋骨

下位肋骨骨折では，その深部にある腹腔内臓器（右：肝臓，左：脾臓，両側腎）の損傷を合併することがある．また胸椎，腰椎の損傷にも注意が必要である．

2 肋骨骨折の治療

肋骨骨折単独で他部位の損傷を認めない場合には，鎮痛薬とバストバンドを使用する．バスト

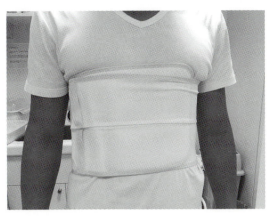

図1　バストバンド

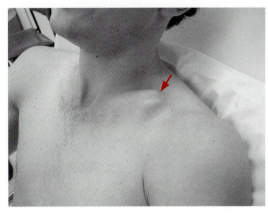

図2　tenting
健側と比較して明らかに盛りあがっている（→）

バンドの使用については治癒を促進するわけではなく，呼吸機能を抑制するとして異論もあるが，装着すると「多少は痛みがマシになる」と言う方が多い[2]．

サイズを合わせ，下着1枚のうえに巻く．巻いた状態で息を吐いてもらい，胸郭が収縮した状態でマジックテープを固定する（図1）．

3 鎖骨骨折の受傷機転と診断

一般に転落や転倒によって肩を打撲して受傷することが多い．

骨折は中央1/3，遠位1/3，近位1/3の3つに分類する．鎖骨骨折の69％は中央1/3，28％は遠位1/3であり，近位1/3に骨折を認めるものは少ない[3]．

鎖骨部の変形，圧痛から診断は容易だが，同時に頸椎，肩関節，肋骨，肩甲骨を触診し，他部位の損傷がないかを確認する．鎖骨X線にて骨折部位，転位の程度を確認する．

いずれの部位の骨折でも，皮膚の損傷（開放骨折）もしくは，骨片によって皮膚が突き上げられた状態（tenting，図2）をきたしている症例では，すぐに整形外科コンサルトを行う．もちろん骨折に伴い，神経，血管損傷を疑う症例でもすぐに整形外科コンサルトを行う．

上記以外の中央1/3，遠位1/3の骨折では，整形外科コンサルトが望まれるが，さほど緊急性は高くないため翌日でも許容される．患者の全身状態や活動性にもよるが転位の著しい例（骨1本分ずれている），2 cm以上の短縮，粉砕骨折ではその後の手術療法が考慮される．

近位1/3の骨折は稀だが，その90％に多発外傷を伴っていると報告されており[4]慎重な対応を要する．

4 鎖骨骨折の治療

鎖骨骨折では鎮痛薬とクラビクルバンドを使用する．十分に背筋を伸ばした状態で固定する．（図3，4）またアイスノン®などで患部の冷却を行う．

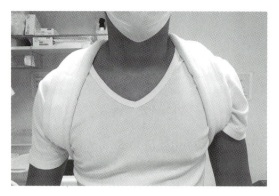
図3　クラビクルバンド前

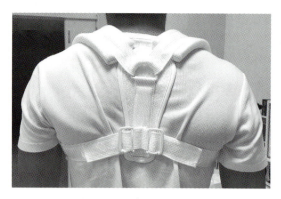
図4　クラビクルバンド後

表　NEXUS胸部クライテリア

- 年齢＞60歳
- 急速減速性の受傷機転
- 胸痛
- 中毒
- 意識障害
- 注意をそらすような他部位の外傷
- 胸部触診上の圧痛

文献7を参考に作成

Advanced Lecture

■ それでも注意すべき外傷の特徴は？

　近年JATEC™でもFACT（focused assessment with CT for trauma）が推奨されており，外傷診療において積極的なCTの活用が効果的な診療に寄与していることは論を俟たない．

　その一方で外傷患者に限らない傾向であるが，CTの撮影数が急激に増加している．これは日本だけでなく，他の先進諸国においても同様である．米国においては1993〜2007年の間にCT検査の件数は3倍以上になり，年間およそ7,000万件が実施されている[5]．それに伴い，放射線被曝による発癌のリスクが高くなるとした報告もある[6]．

　このようなCTの過剰な利用に警鐘を鳴らすべく，どのような患者に胸部の画像を撮るべきかという問題が提起されている．すなわち，一見軽症で受診する患者のなかから，特に注意すべき症例の特徴を認識しなくてはならない．より適切な画像検査の適応を検討するために，NEXUS（national emergency X-radiography utilization study）Chest decision ruleは鈍的胸部外傷に対して，どのような症例に画像検査を行うべきか検討し，prediction ruleを示している．

　このルールでとり上げるクライテリアは表の7項目である．これらに1項目も当てはまらなかったときには感度98.8％（なかでも重篤な損傷に限ると99.7％），negative predictive value（陰性適中率）98.5％と高い値を示している[7]．

　NEXUS Chest Decision Instrument for Blunt Chest Trauma（http://www.mdcalc.com/nexus-chest-decision-instrument-for-blunt-chest-trauma/）などWebでも計算できる．

NEXUS Chest decision ruleとエコーを活用すればほぼ完璧！とも思える結果である．しかし実際にNEXUS Chest decision ruleを使用してみると，いきなり60歳よりも高齢という項目があるため，高齢者の多い当院のような病院，おそらく多くの日本の病院において，すべて当てはまらない，ということはむしろ少ないかもしれない．

　ここで注意すべきはNEXUS Chest decision ruleが評価したものは，胸部X線とCTの両者もしくはいずれか，ということである．実際，胸部X線だけではやはり見逃しが多く，全体の24.6％に胸部X線で指摘できなかった損傷が胸部CTで指摘されたとの報告もある[8]．

　あくまでもruleをそのまま鵜呑みにするのではなく，個々の項目の意味するところを汲みとって，最終的に検査手段を決定するのは診察する医師である．また当然のことながら小児や妊婦など特別な配慮が必要な患者も存在する．

　昨今の日本における救急病院では，よりCT検査実施の閾値は下がっていると思われる．筆者らも「受付にCT置いとけばいいんじゃない」などと冗談を交わしたことがある．上記の報告[8]からもCTの有用性は十分想定されることであるが，放射線被曝の問題，またさらに造影を行う場合には造影剤によるさまざまな副作用の可能性も伴う検査でもある．特に軽症外傷の診療においては，その1例1例について適切な適応を吟味する意識をもつ必要がある．

おわりに

　軽症外傷では危険な損傷のパターンを知っておくことが大切である．特に胸部では大血管や神経，臓器損傷を合併している可能性を意識しておく．

文献・参考文献

1) Alrajhi K, et al：Test characteristics of ultrasonography for the detection of pneumothorax：a systematic review and meta-analysis. Chest, 141：703-708, 2012
2) Quick G：A randomized clinical trial of rib belts for simple fractures. Am J Emerg Med, 8：277-281, 1990
3) Robinson CM：Fractures of the clavicle in the adult. Epidemiology and classification. J Bone Joint Surg, 80：476-484, 1998
4) Hatch RL, et al：Clavicle fractures. Up to Date, 2016
5) Berrington de González A, et al：Projected cancer risks from computed tomographic scans performed in the United States in 2007. Arch Intern Med, 169：2071-2077, 2009
6) Brenner DJ & Hall EJ：Computed tomography--an increasing source of radiation exposure. N Engl J Med, 357：2277-2284, 2007
7) Rodriguez RM, et al：NEXUS chest：validation of a decision instrument for selective chest imaging in blunt trauma. JAMA Surg, 148：940-946, 2013
8) Langdorf MI, et al：Prevalence and Clinical Import of Thoracic Injury Identified by Chest Computed Tomography but Not Chest Radiography in Blunt Trauma：Multicenter Prospective Cohort Study. Ann Emerg Med, 66：589-600, 2015

プロフィール

田中　拓（Taku Tanaka）
川崎市立多摩病院救急災害医療センター
若い頃，先輩医師は立派でした．とても及ばないと思いながら背中を見ていました．最近，若手医師はとても立派です．こりゃかなわないと思いながら背中を向けています．でもいいんです．お天道様に顔を向けていれば．
自分の「等身大」って大事なんです．
救急，総合診療に興味のある方，見学，研修などなどお待ちしております．

第3章　軽症外傷への対応

4. 軽症の腹部外傷
軽症の判断って結構難しい！

宮道亮輔

> **Point**
> ・「軽症＝重症ではないこと」，重症ではないと確認するまで軽症とは言えない
> ・判断のためには9時間の経過観察が必要
> ・きちんとした説明が，患者と家族と医師を助ける

はじめに

軽症にみえる腹部外傷が必ずしも軽症であるとは限らない．来院時は軽症にみえる重症腹部外傷（時間が経過すると重症化する腹部外傷）を見逃さないようにしよう．

> **症例**
> 12歳女性．友人と公園で遊んでいて足を滑らせ転倒．鉄製の柵で左背部を打った．受傷から30分後に左腰背部痛を訴えて母親と独歩来院．痛みは安静時NRS注）：3/10，体動時NRS：6/10とのこと．ほかのところは打っておらず，意識消失や嘔気・嘔吐，血尿なし．特記すべき既往歴はない．
>
> 注）NRS（numerical rating scale）：痛みが全くないのを0，考えられるなかで最悪の痛みを10として，0〜10の11段階で痛みを評価したもの

1. 猫の子か虎の子か，それが問題だ

1 外傷の時間経過を考えよう

外傷患者で問題になるのは，出血と感染である．出血は血管や臓器の破綻で起こるが，微小な損傷の場合，受傷直後の出血は少量であり，無症状なことがある．微小出血例のうちの何割かは自然に止血して回復するのだろうが，時間経過とともに出血量が増大して症状が顕在化するケースもある．外傷を契機とした感染も，受傷直後ではなく，時間が経過してから症状が顕在化する．診察開始時に状態が落ち着いていて軽症にみえる患者が，特に問題も起こらず治癒するのか，時間経過とともに重症化するのかの判断が，外傷診療の難しいところである．

表　腹腔内損傷と関係のある所見

所見	感度（%） （95％信頼区間）	特異度（%） （95％信頼区間）	陽性尤度比 （95％信頼区間）	陰性尤度比 （95％信頼区間）
シートベルト痕（図）	50 （35〜65）	91〜95	5.6〜9.9	0.53〜0.55
反跳痛	5 （0〜10）	99 （99〜100）	6.5 （1.8〜2.4）	0.96 （0.91〜1.0）
低血圧（収縮期血圧＜90 mmHg）	12 （9〜16）	98 （97〜98）	5.2 （3.5〜7.5）	0.9 （0.87〜0.94）
腹部膨満	13 （6〜20）	97 （95〜98）	3.8 （1.9〜7.6）	0.9 （0.83〜0.98）
筋性防御	26 （16〜35）	93 （91〜95）	3.7 （2.3〜5.9）	0.8 （0.7〜0.94）
大腿骨骨折の合併	12 （9〜16）	96 （95〜97）	2.9 （2.1〜4.1）	0.92 （0.88〜0.96）
GCS＜14点	23〜27	85〜88	0.8〜2.0	0.586〜0.87
腹痛	70 （57〜81）	57 （51〜63）	1.6 （1.3〜2.0）	0.52 （0.34〜0.79）
肋骨前縁の圧痛	52 （46〜57）	65 （63〜66）	1.5 （1.3〜1.7）	0.74 （0.66〜0.84）
触診による腹部の圧痛	71 （57〜82）	50 （44〜57）	1.4 （1.3〜1.5）	0.61 （0.46〜0.80）

文献1より引用（図は筆者が追加）

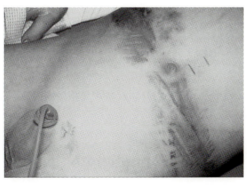

図　シートベルト痕
　　文献2より転載
　　（Color Atlas⑬参照）

2 身体所見のみでは軽症と判断できない

　表に腹腔内損傷と関係のある所見を示した．特異度が高い（ルールインに使える）所見はいくつかあるが，感度が高い（ルールアウトに使える）所見はあまりない．つまり，これらの所見がなければ腹腔内損傷は否定的かというと，そうでもない．

　GCS 14，15点と意識障害のない患者では，胸腹部や骨盤・脊椎の触診で異常がなかった場合の腹腔内損傷の有病率は，頭部などほかに気をとられる外傷があると2％，ほかに気をとられる外傷がないと1％だったという観察研究[3]がある．しかし，この研究で見つかった腹腔内損傷は，

手術と輸血が必要なかったとのことだ．別の観察研究[4]では，胸腹部の症状がない血行動態の安定した鈍的外傷患者にCTを撮影したところ，7.1％に肝損傷や脾損傷などの臨床的に有意な異常が見つかったとのことだ．

身体診察が重要なのは言うまでもないが，診察時点で異常がなくても，その後の経過までは保証しないと思っておいた方がよさそうだ．

3 軽症腹部外傷患者への検査
1）造影CTを撮影するかどうか

腹腔内損傷の診断にはマルチスライスCT（multidetector helical computed tomography：MDCT）が有用で，感度97〜98％，特異度97〜99％と言われている．CTで異常所見がない鈍的腹部外傷患者の見逃し率は0.06％未満であり，陰性尤度比も0.034と言われているため，腹腔内損傷のルールアウトにも使える．

高エネルギー外傷や意識障害のある患者で造影CTを撮影するのは当然のこととして，血行動態の安定した腹部症状に乏しい患者に全例CTを撮影していると，過剰医療と言われてしまうかもしれない．そもそも造影CTが撮影できない診療所などで診療している場合は，腹部に外傷のある患者は全例CT撮影のために転院搬送した方がよいのだろうか？

2）FASTの特性

FAST（focused assessment with sonography for trauma：腹腔内および胸腔内液体貯留，心嚢水貯留の有無に的を絞った超音波検査）はエコー（超音波検査装置）があれば行うことができる迅速かつ簡易的な手法である．しかし，その検出精度は200 mL程度の水分からと言われており，血行動態が安定している鈍的腹部外傷患者では感度43％，特異度99％という報告[5]もあるため腹腔内出血のルールアウトには使えない．

その一方で，FASTをくり返すと感度が上昇するという報告[6]もある．初回FASTは感度31.1％だが，24時間以内に2回目のFASTを行うと，感度72.1％まで上昇するというのだ．さらに4時間後にFAST陰性だった患者は，臨床的に有意な腹腔内出血を発症していなかったと報告されている．

4 経過観察は9時間！

鈍的外傷患者の8％に腹腔内損傷がある外傷センターの調査[7]では，腹腔内損傷診断までの平均時間は74分で，手術や血管塞栓術などの介入を必要とする患者はほとんどが60分以内に診断されたと報告された．しかし，診断されるまでに8時間25分もかかった腹腔内損傷患者もいたようである．別の後ろ向き調査では，バイタルサインなどが安定している腹部外傷患者を8時間経過観察したところ，0.4％で腹腔内損傷が見つかったと報告している．これらの結果からは，9時間程度の経過観察が必要と考えられる．

5 腹部外傷への対応のまとめ

高エネルギー外傷や意識障害のある患者，腹腔内損傷を疑う所見（表）のある患者は，FASTを行わなくても，またFASTの結果が陽性でも陰性でも腹部造影CTが必要だ．

腹腔内損傷を疑う所見に乏しい患者ではFASTを行い，陰性であれば4〜9時間は経過観察した方がよい．しかし日本の救急外来や診療所にはすべての腹部外傷患者を9時間経過観察する余裕はないと思われるので，自覚症状がほとんどない場合は自宅経過観察として，腹腔内損傷を疑

う所見が出現した場合は再度来院してもらってFASTを再検するか，可能なら造影CTを撮影するのがよさそうである．

●ここがピットフォール
FAST陰性だからといって腹腔内損傷を否定しない！

●ここがポイント
受傷後9時間は経過を観察する！

2. 患者さん（やその家族）と折り合いをつけることが大切

われわれ医師の頭のなかでは「診察時の状態（所見）は，外傷の臨床経過のなかでの一場面に過ぎない」ことが理解できているだろう．しかし，患者本人や家族が理解できているとは限らない．

1 医学的判断と今後予想される経過を伝える

われわれが診察時点で判断したこと（例「現時点では腹腔内損傷は否定的であり，腹部打撲と考えている．腹腔内臓器損傷を否定するための腹部CTは必要ないと考える」）と，予想される経過（例「痛みは徐々に治まって，数日で消えるだろう」）を伝える．一般的な臨床経過を伝えることで，患者や家族の不安を減らし，さらには一般的な経過を外れたときの対応を伝えやすくなる．

2 患者さん（や家族）の意向を聞く

医学的判断を伝えたうえで，患者本人や家族の意向を聞く．それぞれの心理的・社会的背景によって状態の解釈は異なるため，具体的な意向を聞いておくとよい．

3 患者本人のQOLを高めるための方法を一緒に考える

医学的適応と患者の意向を踏まえ，患者本人のQOLを高めるために最も適していると思われる方法を検討する．その際，検査の特性などを数値で知っておくと検討の際に役立ってよい．

> 例
> 診療所外来にやってきた，腹部を打った患者．バイタルサインに異常なく圧痛も軽度，FASTも陰性なので軽症と考えCTは必要ないと思われる．しかし患者は心配だからCTが撮影できる施設に紹介してほしいと言っている．
> →必要ないと思うから断りたい．
> →身体診察やFASTのみでは腹腔内損傷を否定できないと勉強した．
> →患者の考えにも妥当性があるから，紹介することにしよう．

また，患者のQOLを高めるためには，疼痛コントロールは必須である．痛みが増悪したら再受診することを伝えたうえで，鎮痛薬を処方しよう．

●薬剤の処方

ロキソプロフェンナトリウム（ロキソニン®）1回60 mg　疼痛時頓用　5回分
アセトアミノフェン（カロナール®）1回500 mg　疼痛時頓用　5回分

おわりに

　冒頭で示した症例は，痛み以外のバイタルサインに異常を認めなかった．左上腹部に軽度の圧痛を認めたものの，腹部膨隆や筋性防御，反跳痛なし．FASTを行ったが異常所見を認めなかった．診察時点では腹腔内損傷は否定的であること，しかし経過観察は必要なことを患者と家族に伝えたところ，自宅で休んでいたいとのことだったため，疼痛増悪時などの再来を説明したうえで鎮痛薬を処方して帰宅とした．4時間後に痛みが増悪したとして再来．FASTはやはり陰性だったが，CT目的に基幹病院に紹介．造影CTの結果は脾損傷だった．

文献・参考文献

1) Nishijima DK, et al：Does this adult patient have a blunt intra-abdominal injury? JAMA, 307：1517-1527, 2012
   ↑鈍的腹部外傷についてのシステマティックレビュー．
2) 小淵岳恒，林 寛之：救急外来におけるSnap Diagnosisを教えてください（外因性疾患編）．レジデントノート増刊，14：24-31, 2012
3) Rostas J, et al：The validity of abdominal examination in blunt trauma patients with distracting injuries. J Trauma Acute Care Surg, 78：1095-1100, 2015
   ↑ほかに気をとられる外傷がある鈍的外傷患者の身体診察についての比較的新しい論文．
4) Salim A, et al：Whole body imaging in blunt multisystem trauma patients without obvious signs of injury：results of a prospective study. Arch Surg, 141：468-473, 2006
   ↑目立った徴候のない鈍的外傷患者へのCT撮影についての観察研究．
5) Natarajan B, et al：FAST scan：is it worth doing in hemodynamically stable blunt trauma patients? Surgery, 148：695-700, 2010
   ↑血行動態の安定した鈍的外傷患者へのFASTについての観察研究．
6) Blackbourne LH, et al：Secondary ultrasound examination increases the sensitivity of the FAST exam in blunt trauma. J Trauma, 57：934-938, 2004
   ↑FASTの2度見を試した観察研究．
7) Jones EL, et al：Intra-abdominal injury following blunt trauma becomes clinically apparent within 9 hours. J Trauma Acute Care Surg, 76：1020-1023, 2014
   ↑外傷センターで行われた，診断までの時間を調査した後ろ向きコホート研究．

プロフィール

宮道亮輔（Ryosuke Miyamichi）
医療法人あいハンディクリニック
救命センター→へき地診療所→2次病院→救命センターと勤務して，また診療所に戻りました．自分のセッティングで診る患者層/疾患群は違いますが，医学的判断やそれを患者さんや家族とどう折り合いをつけるかという点は同じだと思います．いろいろなセッティングを経験するとおもしろいですよ．

第3章　軽症外傷への対応

5. 軽症の四肢外傷

野村　悠

> **Point**
> ・受傷機転を必ず確認する．原因が内因性疾患の場合は要注意！
> ・骨折の画像所見がなくとも，疑わしい場合は骨折として初期治療を開始する
> ・神経障害や循環障害がみられるもの，緊急手術が必要なものなどはすぐに整形外科にコンサルトする

1. 四肢外傷の分類と定義[1]

　救急外来やプライマリ・ケアでよく遭遇する四肢外傷は，打撲・捻挫といった軟部組織の損傷や，脱臼・骨折といった関節や骨の損傷など多岐にわたる．代表的な外傷の分類と定義を表1に示した．

2. 診療手順：診察と検査

1 現場での応急処置：RICE

　現場でできる応急処置はRICEとして知られ，四肢外傷の種類を問わず行われる（表2）．
　受傷から初期治療が開始されるまでの間の二次損傷を防ぐことが目的であり，受傷部位の内出血や腫脹をコントロールする．

2 緊急度判定：第一印象とABCDアプローチ

　まず五感で気道（A）・呼吸（B）・循環（C）・意識（D）を確認し，「ヤバそう」かどうかの印象をつかむ．次にバイタルサインを測定し，測定器具を用いてABCDの評価を行う．異常が認められた場合は必要な蘇生処置を開始する．問題なければ病歴聴取を開始する．

3 病歴聴取・受傷機転

　疼痛部位やしびれなどの随伴症状の有無と，どのように受傷したか（受傷機転）を必ず確認する（表3）．受傷機転は疑うべき外傷や注意すべき外傷のヒントとなる．受傷の原因が内因性疾患の場合，外傷よりも重要となることがある（表4）．

表1　四肢外傷の分類と定義

分類	損傷臓器	定義
骨折	骨	骨が直接的または間接的な外力を受けることによって，その解剖学的連続性を断たれた状態
打撲（挫傷）	軟部組織	打撃などの外力で内部の軟部組織が損傷したもののうち体表に創がないもの．医学用語としては「挫傷」
捻挫（靱帯損傷）	軟部組織（靱帯や関節包）	外力により関節が生理的可動域を超えて動いた結果，関節包や靱帯の損傷が生じて，一時的に関節を構成する相互の骨の位置関係が乱れるが，すぐに正常に戻った状態．脱臼や骨折を伴わない
脱臼	関節	強い外力により関節が生理的可動域を超えて動いた結果，関節を構成する相互の骨の位置関係が完全に失われたもの

表2　RICE

処置		内容
R（rest）	安静固定	患部の安静や副子（シーネ）固定を行う 捻挫や骨折部位を安定化させ，不安定性による二次損傷を防ぐ 基本は二関節固定
I（icing）	冷却	患部の組織を冷却する 疼痛コントロールとともに，血流増加と炎症拡大を抑制する
C（compression）	圧迫	弾性包帯などで患部を圧迫する 内出血の進行を予防する
E（elevation）	挙上	患部が心臓の位置より高くなるように挙上する 血流低下により腫脹と浮腫を軽減する

文献2，3を参考に作成

4　身体所見

基本は圧痛点を探すことである．骨折部に限局した圧痛はMalgaigne（マルゲーニュ）の圧痛点といい，骨折部位特定のための診断価値が高い．

1）視診

打撲痕（紫斑），腫脹，発赤，擦過傷や挫創を確認し受傷部位を検索する．
変形や短縮による肢長差，回旋などの異常肢位を確認する．

2）触診

圧痛，動揺，軋音の有無を確認する（TIC）．圧痛があれば骨折を疑う．
関節の可動域制限や不安定性，異常可動性の有無を確認する．
受傷部位より末梢での動脈拍動，運動障害，感覚障害を必ず確認する（PMS）．

TIC：受傷部位の評価
圧痛（tenderness）
動揺（instability）
軋音（crepitating）

PMS：血管と神経損傷の評価
動脈拍動（pulse）
運動障害（motor）
感覚障害（sensory）

表3 受傷機転と疑うべき外傷

	受傷機転	よくある外傷	注意すべき外傷
上肢	突き指で腫れた	中節骨基部剥離骨折 末節骨基部骨折（マレットフィンガー）	側副靱帯損傷 側副靱帯付着部剥離骨折
	握り拳で殴った	小指中手骨頸部骨折（boxer's fracture） fight bite（相手の歯による創）	中手骨基部骨折
	スキーストックを握ったまま転倒	母指MP関節尺側側副靱帯断裂（gamekeeper's thumb）	
	転倒して手をついた	橈骨遠位端骨折 舟状骨骨折	尺骨茎状突起骨折 尺骨遠位端脱臼 月状骨骨折
	手首背側を強打した	Galeazzi脱臼骨折	
	転倒して曲げたまま肘をついた	肘関節前方脱臼 肘頭骨折	橈骨頭骨折 上腕骨外顆骨折 上腕骨内上顆骨折
	手を伸ばした状態で転倒	上腕骨顆上骨折（小児） 肘関節後方脱臼	鎖骨骨折 上腕骨外顆骨折（小児） 橈骨頭骨折
	子どもが腕を引っ張られた 腕を動かさない	肘内障	
	高齢者が転倒して肩の痛み	上腕骨頸部骨折	鎖骨遠位端骨折 肩甲骨骨折
下肢	転倒して膝をついた	膝蓋骨骨折	脛骨顆間隆起骨折 脛骨高原骨折
	膝を過伸展した	前十字靱帯損傷 後十字靱帯損傷	
	膝外反（内反）ストレス	内側（外側）側副靱帯損傷 脛骨外側（内側）高原骨折	
	膝をねじった	半月板損傷	
	足を踏み外してくじいた	足関節捻挫 第5中足骨基部骨折（ゲタ骨折）	足根骨剥離骨折
	足関節をひねった	足関節内果骨折 足関節外果骨折	足関節後果骨折 骨端線離開（小児）
	階段を踏み外して着地 高所墜落	脛骨高原骨折	踵骨骨折 膝側副靱帯損傷
	ランニングで足の痛み	中足骨疲労骨折	
	運動中に足を背屈	アキレス腱断裂	
	足を底屈した状態で転倒	リスフラン関節脱臼骨折	
	高齢者が転倒して立てない 尻もちをついた	大腿骨頸部骨折	恥骨骨折，坐骨骨折， 尾骨骨折，腰椎圧迫骨折
	高齢者が起床時から腰痛	腰椎圧迫骨折	悪性腫瘍による椎体圧潰

文献2，3を参考に作成

5 画像検査[3]

1）X線撮影（表5）

基本は正面＋側面の2方向撮影を行う．場合により，斜位2方向や左右両側撮影（小児では必須）を追加する．

表4　四肢外傷で考慮する内因性疾患

骨折を起こしやすい病態
骨粗鬆症，骨転移など
治癒を遷延させる病態
糖尿病，末梢血管障害など
受傷要因となる病態
心筋梗塞，痙攣，貧血など
《ノーブレーキ事故の原因7S》 Syncope：失神・不整脈 Stroke：脳卒中・意識障害 Seizure：けいれん・意識消失 Sugar：低血糖 Sleep：睡眠 Suicide：自殺 Sake（Sauce）：アルコール，薬物

文献3，4を参考に作成

表5　X線基本撮影と追加撮影の例

撮影部位	基本撮影	追加撮影	追加が必要なとき
肩関節	正面＋軸位	scapular Y撮影	脱臼や上腕骨頭上面の観察
肩甲骨	正面＋scapular Y撮影	軸位やstryker撮影	肩峰や烏口突起の骨折を疑うとき
肘関節	正面＋側面	両斜位＋健側2方向	上腕骨顆上骨折（小児）
手関節・手指	正面＋側面	両斜位＋健側2方向 尺側位＋45°回内位斜位	橈骨遠位端骨折 舟状骨骨折
股関節	両股関節正面＋ 患側Lauenstein法	軸位	寛骨臼・大腿骨骨頭・大転子の観察
膝関節	正面＋側面	ストレス撮影 両斜位	靭帯損傷のとき 脛骨近位端骨折
膝蓋骨	正面＋側面	skyline撮影	膝蓋骨脱臼や分離膝蓋骨患者
足関節 足	足関節：正面＋側面 足：正面＋30°斜位	内旋位＋外旋位 踵骨側面＋軸射＋Anthonsen法	果部骨折 踵骨骨折

文献3を参考に作成

2）その他の画像検査

骨折を強く疑うがX線で骨折がない場合は，CT・MRI・エコーなどを考慮する．

3. 診断

いずれの外傷も局所の疼痛・腫脹がみられる．病歴聴取・身体所見と画像診断を組合わせて確定診断や治療方針の決定を行う．優先すべきは臨床診断であり，特に骨折は画像所見がなくとも疑わしい場合には「骨折」として初期治療を開始すべきである．

表6　四肢外傷治療の基本

分類	治療の基本	治療目標
骨折	(1) 整復 (2) 固定 (3) リハビリテーション ※開放骨折は緊急手術	・良好な機能でのADLの再獲得
打撲（挫傷） 捻挫（靱帯損傷）	・基本はRICE ・骨折の可能性があれば固定	・症状増悪予防と疼痛緩和
脱臼	(1) 診断がつきしだい整復 (2) 外固定	・血流障害，神経障害，筋緊張亢進を予防 ・再脱臼予防

文献1〜3，5〜7を参考に作成

表7　外固定の分類

	応急処置	初期治療	強固な固定
場面	現場	救急外来/プライマリ・ケア	専門治療
固定具	ソフトシーネ	ギプスシーネ	ギプス
特徴	・局所安静は可能 ・整復位保持は不可	・初療での固定の基本 ・片側固定	・全周の強固な固定 ・コンパートメント症候群に注意

4. 治療

1 基本治療

各外傷の基本治療を表6に示した．

2 骨折の初期治療

骨折治療の基本は表6のように，① 整復，② 固定，③ リハビリテーションという手順をたどるが，救急医やプライマリ・ケア医が大きく関与するのは初期治療としての固定である．

1）固定の種類

固定には，外固定，内固定，創外固定があるが，初期治療で行うのは外固定である．外固定は，応急処置→初期治療→強固な固定という流れになる（表7）．

内固定は手術による強固な固定，創外固定は開放骨折などで適応となる専門医による治療であるため割愛する．

2）外固定の基本
●固定の原則

二関節固定＋良肢位（表8）・整復位

ただし，救急外来から専門医へつなぐまで短時間であれば肢位にこだわる必要なし．

●固定具の選択

シーネ固定＝片側（半周）固定が基本

固定後に患部が腫脹する可能性もあるため，初療において全周固定であるギプスは用いない．

表8　良肢位

部位	良肢位	参考
手指（MP関節）	70〜90°屈曲位	物をつかむ角度 コップを持ったときの手の形
手指（IP関節）	伸展位〜軽度（5〜10°）屈曲位	物をつかむ角度
手関節	20〜30°伸展位	物をつかむ角度 自然に手を置いたときにできる軽度背屈位
肘	90°屈曲位，前腕回内回外中間位	回内も回外もしない
膝	15〜20°屈曲位	少し曲げる軽度屈曲位
足関節	0°中間位	底屈も背屈もしない 横からみて足関節が直角

文献2, 5, 6を参考に作成

● 固定後の注意

下記のような合併症に注意する．

- シーネによる圧迫→神経障害
- 腫脹の増悪→循環障害
- PMS消失→コンパートメント症候群の発症

5. 整形外科緊急コール[2, 3, 5, 7]

神経障害や循環障害がみられるもの，緊急手術が必要なものなどはすぐに整形外科へのコンサルトが必要である．

1 転位の大きい骨折

腫脹の増大や血管神経損傷を引き起こし機能予後に影響する．

2 開放骨折

出血や感染のリスクが高く，ゴールデンアワー（6時間以内）での洗浄・デブリドマンが必要．

3 血管・神経損傷

不可逆的転帰をたどり，機能全廃や完全麻痺のリスクとなる．

4 コンパートメント症候群

四肢の筋は筋膜，骨，骨間膜によって形成された解剖学的区画により囲まれており，これをコンパートメントという．

このコンパートメント内の組織腫脹により区画内圧が高まった結果，血管や神経が障害され阻血・神経麻痺・筋壊死などが生じることをコンパートメント症候群という．

下腿や前腕に多く，シーネ固定が原因となることもある．

6. 診察終了時の注意点 [3, 6, 8]

1 病状説明

本稿で取り扱う外傷は骨折の有無を判断するのが難しく，初療の段階で「骨折ではない」という説明は適切ではない．以下に要点を示す．

> ●説明の要点
> 「骨折していない」とは絶対に言わない！
> ・最初のX線では診断できない骨折があるため，骨折の可能性は否定できない
> ・骨折があれば時間経過ではっきりしてくる
> ・初療は応急処置のみであり，翌日には整形外科受診が必要である

2 再診指導

帰宅させる際は，再診の指示や夜間でも緊急受診が必要となる場合について具体的に説明しておく．

> ●指導の要点
> ・症状に関係なく翌日は整形外科受診が必要である
> ・ひどい安静時疼痛や末梢蒼白が出現した場合は緊急受診すべきである
> ・運動麻痺や知覚障害が出現した場合も緊急受診すべきである

3 診断書作成の注意

交通事故などで診断書を作成する際は以下に注意する．夜間や救急での診断書発行を好まない医療機関もみられるが，医師法上，求められた場合には発行義務が生じる（医師法19条）．

1) 病名

・正しい病名，医学用語（医学的診断名）を用い，俗称は用いないよう指摘するものもある（表9）[9, 10]．「むち打ち」や「打撲」は俗称とされ，前者は「外傷性頸部症候群」「頸部挫傷」，後者は「挫傷」との記載が勧められている．しかし「○○打撲」「○○捻挫」で発行することも多く，施設や指導医により表現が異なるのが実情と思われる．

2) 経過

・診療して証明できる以外の情報は記載しない
・医師が証明できるのは初診日や受診日である
　例）受傷日や受傷機転→医師が証明できるものではない
・治療期間は「全治」ではなく「治療見込み期間」を記載するようにし，断定せず，「約」「見込み」という文言を入れる
・ただし書きを付け加えることもある
　例）「ただし，今後の経過によりこの限りではない」

治療期間を明記するのは抵抗があるが，この期間により重軽傷が定義されるため，警察には記載を求められることが多い（表10）．

表9 外傷の医学用語

医学用語	定義
挫傷	外力によって内部の軟部組織が損傷したもの 打撲のこと．皮膚は裂けず体表に創がない
挫創	鈍的な外力によって皮膚が裂けたもの．皮膚欠損は伴わない
挫滅創	鈍的外力で皮膚が裂け，皮下組織や神経・血管・腱など軟部組織が損傷を受けたもの
切創	鋭利な刃物などで皮膚が線状に切れたもの
擦過傷	擦り傷．受傷部位は真皮までにとどまる
擦過創	擦過傷が深く，皮下組織にまで及ぶもの

文献6, p2およびp162を参考に作成

表10 重軽傷の定義

判定	定義
重傷	1カ月（30日）以上の治療を要する場合をいう
軽傷	1カ月（30日）未満の治療を要する場合をいう

文献11, 12を参考に作成

7. 注意すべき外傷

1 見逃されやすい外傷[3, 5]

見逃されやすい外傷を表11にまとめた．典型的な受傷機転，積極的に確認すべき身体所見，追加すべき画像撮影を知らないと診断が難しい．積極的に疑い，不用意に否定せず処置を行うか専門医へ早めにコンサルトする．

2 注意すべき合併症[2, 3, 6]

1）神経障害と循環障害

外傷そのものによる合併症と，固定など治療に伴う合併症とが起こりうる．初診時や患肢を動かしたり処置をした前後などのPMSを経時的に確認し，常に変化がないか確認する．循環障害の結果，筋や神経機能の障害や壊死が起こるコンパートメント症候群が発生する．

表12に注意すべき外傷と合併症との関係をまとめた．

2）コンパートメント症候群

コンパートメント症候群の初期症状は疼痛と知覚障害であり，病歴と身体所見から総合的に診断する．

治療は除圧であり，区画内圧上昇の原因となっているものを物理的にとり除くほか，区画内圧が30 mmHgを超えた場合は減張切開の適応となる．

減張切開までに時間を要した場合，筋組織の壊死により，減張切開後の再灌流に伴ってcrush syndrome（高カリウム血症・代謝性アシドーシス・急性腎不全・心停止）が起こりうるため，輸液や蘇生準備が必要である．

表11 見逃されやすい外傷とその特徴

部位	注意すべき骨折	受傷機転・特徴	注意点	追加X線
① 手～手関節				
	舟状骨骨折	手をついて転んでから手首が痛い 嗅ぎたばこ窩（snuff box）の圧痛や腫脹	偽関節や壊死を起こす	手根骨を含む尺屈位
	三角骨骨折	転倒して手のひらをついた 手首の捻挫とされることが多い 小指球の圧痛で疑う		「手」や「手根部を含めた手関節」の斜位
	Galeazzi脱臼骨折	橈骨骨折があったらもうひとつチェック 橈骨骨折＋遠位橈尺関節脱臼	神経障害・循環障害にも注意	
② 肘関節周囲				
	橈骨頭骨折	転んで手をついて橈骨頭の圧痛がある	触診しないとわからない X線で半数近くにfat pad sign陽性	手をついた人でも肘関節2方向
	Monteggia脱臼骨折	尺骨骨折があったらもうひとつチェック 尺骨骨折＋橈骨頭（近位橈尺関節）脱臼	脱臼した橈骨頭による圧迫で橈骨神経麻痺	
③ 骨盤・股関節				
	大腿骨頸部骨折	歩いてきた股関節痛に注意 股関節他動時痛（特に回旋）や大転子叩打痛	両股関節正面像と側面像の2方向撮影は必須	
④ 膝関節周囲				
	膝蓋骨骨折	関節内血腫と油滴の確認	縦割れ骨折はskylineにしか写らず，3方向撮影が基本	skyline view
	脛骨高原骨折（プラトー骨折）	高所からの着地（軸方向の外力），蹴られた，バンパーが当たった 明らかな荷重痛，脛骨粗面の叩打痛	荷重で悪化するため，必ず免荷 悪化すると手術になる	健側撮影，患側斜位2方向 読影困難ならCT
⑤ 足関節～足根部・前足部				
	第5中足骨基部骨折	内返し型足関節捻挫に伴う 第5中足骨基部の圧痛	足関節しか診察せず圧痛を見逃しやすい	足（前足部・足根部）2方向
	踵骨骨折	高所からの着地後かかとが痛い 足根骨骨折の中で最多	腰椎圧迫骨折の合併に注意	踵骨側面・軸位＋Anthonsen法の3方向 迷ったらCT
	距骨骨折	バイクでフットブレーキを踏んだなど，強い足関節背屈 踵骨や内外顆に圧痛が少ないのに荷重痛が強い	阻血性壊死や変形性関節症で歩行障害になる	CTが有用

文献3，pp63-77およびpp169-186を参考に作成

表12 外傷と合併症

外傷	合併症
橈骨遠位端骨折	正中神経麻痺
肘関節周辺骨折	尺側神経障害 Volkmann拘縮 （コンパートメント症候群の一種）
上腕骨顆上骨折	橈骨・正中・尺骨各神経麻痺 転位方向による
上腕骨骨幹部骨折	橈骨神経麻痺
下腿の打撲や骨折	コンパートメント症候群

文献2，6を参考に作成

文献・参考文献

1) 「カラー写真でみる！骨折・脱臼・捻挫 改訂版」（内田淳正，加藤 公/編），羊土社，2010
2) 「教えて！救急 整形外科疾患のミカタ」（斉藤 究/編），羊土社，2014
3) 「ERの骨折：まちがいのない軽症外傷の評価と処置」（太田 凡，許 勝栄，他/編），シービーアール，2010
4) 寺沢秀一，他：単独自動車事故のとき．「研修医当直御法度 第5版」（寺沢秀一/著），pp268，三輪書店，2012
5) 池尻好聰：ER walk in 外来における整形外傷の初期評価と固定法．「レジデント技術全書」（横林賢一，市場稔久/編），pp232-257，シービーアール，2015
6) 「救急整形外傷レジデントマニュアル」（堀 進悟/監，田島康介/著），医学書院，2013
7) 大谷晃司：救急外来で役立つ！シーネ固定をマスターしよう．レジデントノート，14：2896-2903，2013
8) 林 寛之：診断書は拒否できる？．「Dr. 林の当直裏御法度」（林 寛之/著），pp194-198，三輪書店，2006
9) 中西 泉：【外来で遭遇する困ったケース】交通事故診断書の書き方について教えてください．治療，94：927-929，2012
10) 田中憲幸：診断書の書き方 診断書の作成と交付 だれが作成するのか？だれに交付するのか？ JIM，6：644-645，1996
11) 警察庁交通局：平成27年における交通事故の発生状況．2016
12) 警察庁：平成26年の犯罪．2016

プロフィール

野村　悠（Yuh Nomura）
川崎市立多摩病院救急災害医療センター
医療を通して夢ある元気な地域づくりをめざす総合医．2002年自治医科大学卒業後，滋賀県にある湖北総合病院（現湖北病院）や朽木診療所でのへき地勤務後，2011年聖マリアンナ医科大学救急医学へ入局し，大学本院，横浜市西部病院の救命救急センターを経て2016年4月より現職．

| 第3章 | 軽症外傷への対応 |

6. 脱臼整復総まとめ

野村　悠

●Point●
- 脱臼は診断がつきしだいすぐに整復する
- 整復の際は患者をリラックスさせることが重要．痛みが強ければ鎮痛処置を行う

1. 脱臼総論

① 脱臼の定義[1,2]

　脱臼とは，強い外力により関節が生理的可動域を超えて動いた結果，関節を構成する相互の骨の位置関係が完全に失われたもの，つまり，互いの関節面が完全に接触しなくなった状態をいう．関節面が一部接触を保った状態にある場合を亜脱臼という．

② 診断のポイント

1) 痛みと運動制限
　脱臼では強い痛みがある．そのため，関節の著明な運動制限（可動域制限）を認め，特異な肢位をとる．

2) 明らかな左右差
　特異な肢位による姿勢，関節の陥凹や突出など，視診でも触診でも左右差が認められる．

3) X線で脱臼の位置確認
　整復方向の検討および骨折の有無を確認するため，整復前に必ず2方向撮影を行う．また，整復後も再撮影し，整復方向が適切か，骨折を生じていないか，確認する．

③ 治療のポイント

1) すぐに整復する
　脱臼を放置すると血流障害・神経障害・筋緊張亢進などの問題を生じ機能予後に影響するため，診断がつきしだい早期整復が必要である[3]．
　整復前後で血流障害や神経障害の有無を確認しておく．

2) 牽引しながら戻す
　痛みが強いと筋が緊張して収縮し，整復が困難になる．患者をリラックスさせながら，無理な力を入れず適切な方向へ一定の力をかけ続けることが重要である．

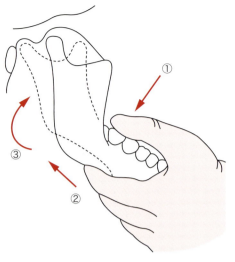

図1 Hippocrates法
母指に巻くガーゼは省略してある．
文献4より引用

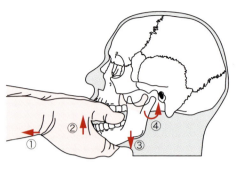

図2 顎関節脱臼整復 Dr.林の裏ワザ
文献5より引用

3）外固定する
脱臼では靱帯損傷を伴うことが多く，再脱臼予防のため外固定をしておくことが望ましい（**第3章5参照**）．

2. 顎関節脱臼 [4, 5]

1 顎関節脱臼の概要
あくび，大きな開口，大笑い，などをすることで発症する．閉口できず，話せず，嚥下もできずによだれを垂らし，疼痛を訴えている，などの所見から診断できる．ほとんどが前方脱臼であり，反復性脱臼や習慣性脱臼になりやすい．

2 整復方法
患者をリラックスさせることが重要．痛みが強ければ無理せず鎮痛処置を行う．

1）Hippocrates法（図1）
術者が患者の前に立って，母指を口腔内に入れて整復する，最もよく知られた方法．
❶ 患者を座らせて壁や背もたれで頭部を固定する
❷ 術者の母指にガーゼを巻いてから患者の下顎臼歯に置き，残りの指は下顎を支える
❸ 下顎臼歯を下方へ押し下げる（図1①）
❹ 下顎臼歯を後方（患者背側）へずらす（図1②）
❺ 下顎頭が下顎窩に引き込まれるのを感じたら，前歯部を上方に回転させ下顎全体を手前に引く（図1③）

2）Borchers法
術者が患者の後頭部側に立ち，あとはHippocrates法と同様の手順で整復する．

① 患者を仰臥位にする	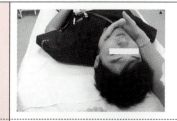
② 患者の頭側に立つ 患側と反対の手で下顎体を軽く押さえ込むように把持する 下顎体を軽く上下に動かすようにする 同時に患者にも口を開閉するように指示する 患者の開閉口に合わせて下顎体を上下に動かす	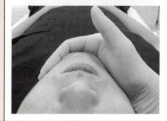 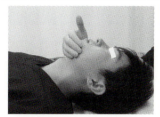
③ 反対の手の母指で下顎頭を触れ斜め前下方に押し出す 同時に把持している下顎体を挙上する	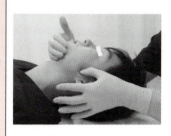 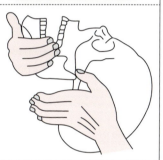

図3　口腔内に指を入れない顎関節脱臼整復
　　文献4, 6を参考に作成

3) Dr. 林の裏ワザ（図2）

　林寛之先生の著書[5]で紹介されている技．患者に口を開いてもらうのではなく，閉じてもらい整復を行う．

❶ Hippocrates法と同様に，母指を患者の下顎臼歯に置いて残りの指で下顎を支える
❷ 患者の下顎を手前に引きつつ（図2①），術者の薬指と小指で患者の顎先を上げるように力を加える（図2②）
❸ 同時に患者に口を閉じてもらう
❹ 下顎臼歯に置いた術者の母指を下に押さえこむ（図2③）
❺ 大きく顎関節を外してから後方（患者背側）に戻す（図2④）

4) その他の整復方法（図3）

　口腔内に指を入れずに下顎の外側に当てる徒手整復法[6]もある．

❶ 患者を臥位にし，全身の力を抜いてもらう（図3①）
❷ 患者の頭側に立ち，患者の患側とは反対の手で下顎体を軽く押さえ込むように把持し，下顎体を軽く上下に動かすようにする（図3②）
❸ 同時に患者にも口を開閉するように指示し，患者の口の開閉に合わせて下顎体を上下に動かす
❹ 反対の手の母指で下顎頭を触れ斜め前下方に押し出すと同時に，把持している下顎体を挙上する（図3③）

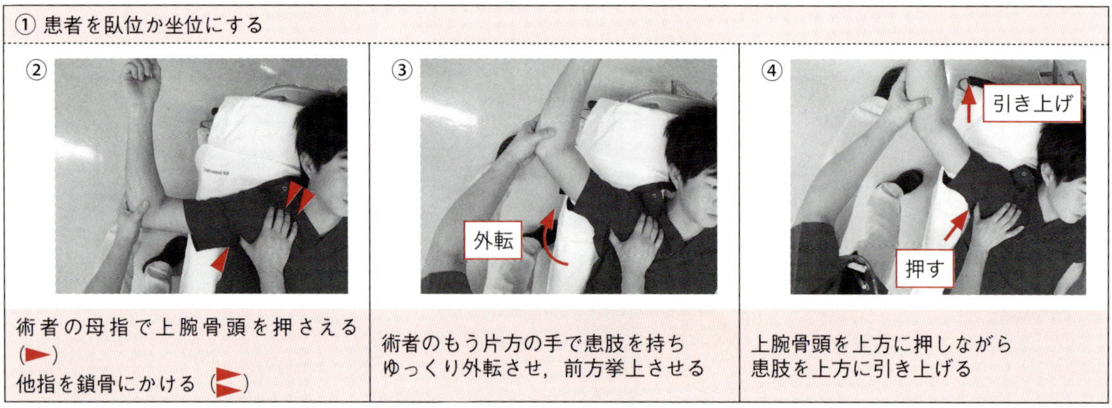

① 患者を臥位か坐位にする

② 術者の母指で上腕骨頭を押さえる（▶）
他指を鎖骨にかける（▶）

③ 術者のもう片方の手で患肢を持ちゆっくり外転させ，前方挙上させる

④ 上腕骨頭を上方に押しながら患肢を上方に引き上げる

図4　Milch法

3 外固定

弾性包帯や柔らかい頸椎カラー，chin cap などを用いて固定し，1〜2週間は大きく口を開けないよう患者に指導する．

3. 肩関節脱臼

1 肩関節脱臼の概要[2, 3]

ほとんどが前方脱臼であり，肩峰が突出して見え，その下にあるはずの上腕骨頭がなく大きな陥凹ができている．腋窩神経麻痺や脱臼骨折の合併に注意が必要である．
X線検査は肩関節正面とスカプラY撮影の2方向撮影が必須である．

2 整復方法

解説書によりさまざまな整復方法が示されており推奨される手技も異なるが，そのなかでもよくみかける4つをとり上げた．
くり返しになるが，整復時の基本は患者をリラックスさせることである．痛みが強いようなら鎮痛薬等を使用する．

1）Milch法（図4）
患肢を外転・挙上させながら整復する方法．合併症がなく愛護的な方法とされる．

2）Stimson法（図5）
重りを利用して患肢を下垂させ，ゆっくり整復する方法．重りの代わりに術者が患肢の手首を掴み，下垂を手助けしてもよい．前者は忙しい救急外来でほかの患者を診察している間に整復完了…が期待できるかも？

3）肩甲骨回旋法（図6）
患肢を下方へ牽引しながら，肩甲骨に回旋を加えて整復する方法．肩甲骨が上腕骨頭を迎えに行くイメージ．術者が2人必要である．

4）Dr.林の3S法（肩甲骨回旋法変法）[7]（図6）
あらかじめ肩関節内に局所麻酔をして肩甲骨回旋法を行う整復方法．

① 患者を高さのあるベッド上で腹臥位にする

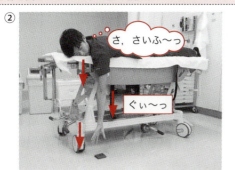

② 患肢を下垂させ，床へ「ぐい～っ」と手を伸ばしてもらう（「財布を拾って！」というイメージ．財布を置いておく必要はない）

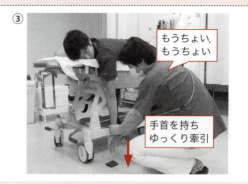

③ 患肢の手首に重りをつけてしばらく待つ
もしくは，重りの代わりに，術者が手首を持ってゆっくり牽引する（写真は後者）

図5　Stimson法

① Shoulder joint injection：除痛のため局所麻酔薬を肩関節内に注射する（Dr. 林の3S法のみで行う）
② 患者を高さのあるベッド上で腹臥位にする

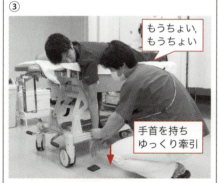

③ Stretch of affected arm
患肢を下垂させ術者が軽く牽引する
（図5　Stimson法③と同じ）

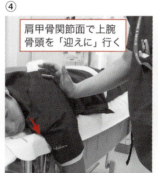

④ Scapular manipulation（肩甲骨回旋法）
患肢の牽引を保ちながら
もう1人の術者が肩甲骨下端を内側（脊柱方向）に回す

図6　肩甲骨回旋法とDr. 林の3S法

3 外固定

三角巾＋バストバンドなどで3週間固定する．

4. 肘内障[3, 5]

1 肘内障の概要

1～4歳くらいの幼児に頻発し，腕を強く引っ張られて起こるのが典型的である．患側肢を動かそうとせず，下垂位で前腕と手を回内位に保持している．腕の変形や腫脹など外傷を伴わない

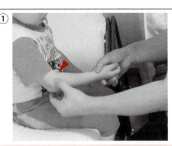

患児と向き合い，術者の手で患肢の肘を包み込む
母指か示指で橈骨頭を触知する（▶）
もう一方の手で患肢の手首を持つ

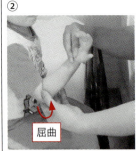 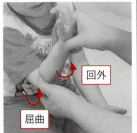

整復法①：回外屈曲法
前腕を回外し肘を屈曲させる

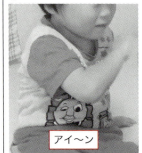 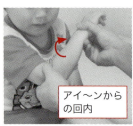

整復法②：過回内屈曲法
患肢の手掌を地面に向け前腕を水平にする
（いわゆる「アイ〜ンのポーズ」）
前腕をさらに回内させる

③ 整復されれば橈骨頭部分でクリック音を感じる

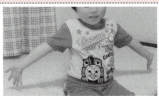

④ 手が動かせるようになるのを確認する

図7　肘内障の整復

などの特徴がある．もしこれらの外傷を認めた場合は肘内障ではなく骨折を疑いX線撮影が必要となる．

腕が引っ張られたという病歴，肘内障の既往歴，外傷所見なしの3つがそろえば肘内障として整復する．そろわなければ両肘関節2方向撮影を行う．

2 整復方法（図7）

① 回外屈曲法と，② 過回内屈曲法があり，回外屈曲法を第一選択と記載する文献が多いが，過回内屈曲法の方が整復率が高く痛みが少ないとする報告もある[8, 9]．

3 外固定

通常，固定は必要ないが，腕を引っ張らないように保護者に指導する．

文献・参考文献

1) 「カラー写真でみる！ 骨折・脱臼・捻挫 改訂版」（内田淳正，加藤 公／編），羊土社，2010
2) 「救急整形外傷レジデントマニュアル」（堀 進悟／監，田島康介／著），医学書院，2013
3) 「教えて！ 救急 整形外科疾患のミカタ」（斉藤 究／編），羊土社，2014
4) 上山裕二：いざというとき慌てない！ マイナーエマージェンシー こんなときどうする？（第7回）顎が外れた．レジデントノート，14：1931-1936，2012
5) 林 寛之：知ってると便利な脱臼の裏技．「ERの裏技：極上救急のレシピ集」，pp88-95，シービーアール，2009
6) 百合野方希：下顎関節脱臼の新しい整復手技．日本医事新報，2943：29-30，1980
7) 林 寛之：苦痛なく肩関節前方脱臼を整復する裏ワザ．「ERの裏技：極上救急のレシピ集」，pp64-69，シービーアール，2009
8) Carley SD, et al：Towards evidence based emergency medicine：best BETs from the Manchester Royal Infirmary. Emerg Med J, 20：61-67, 2003
9) Bek D, et al：Pronation versus supination maneuvers for the reduction of 'pulled elbow'：a randomized clinical trial. Eur J Emerg Med, 16：135-138, 2009

プロフィール

野村　悠（Yuh Nomura）
川崎市立多摩病院救急災害医療センター
医療を通して夢ある元気な地域づくりをめざす総合医．自治医科大学卒業．滋賀県で国保朽木診療所長などへき地勤務後，聖マリアンナ医科大学救急医学入局．4月から学校法人が指定管理を受けた公的医療機関に異動．"全体の奉仕者"の立場で市民のための救急・総合診療に取り組み中．

第3章 軽症外傷への対応

7. 軽症画像読影総まとめ

長谷川将嗣，昆　祐理

Point

- 画像評価の心得としてのrules of twoと系統的な読影方法ABCSアプローチをマスターする
- 受傷機転から損傷を予測して画像評価を行う
- 見逃しやすい骨折を見逃さない

はじめに

　画像診断が外傷評価に欠かせないのは言うまでもない．本稿では特に軽傷外傷，すなわち「ぶつけた」「転んだ」などの軽微な外傷に絞って，その際に撮像されるX線写真の読影方法，受傷機転から考えられる見逃されやすい骨折について解説していく．救急外来で「レントゲンで骨折はありませんが，詳しい検査ではないので後で骨折がわかる場合もあります」とある意味保険をかけて患者さんに説明することも多いと思う．もちろんX線検査で判別できない骨折や骨挫傷もあるが，軽傷外傷のX線写真読影に自信がないことも，そういった説明をする原因の1つになっていることもあるだろう．正しい検査は正しい診察から．得られた検査を診断に結び付けるための読影のTipsをぜひ理解していただければと思う．

1. rules of twoとABCSアプローチ

　見落としを減らすための便利な方法論としてrules of twoがある[1]．

1 rules of two

① two views： 2方向から撮影する
② two joints： 長管骨は近位と遠位の2関節もみる
③ two sides： 診断困難なら健側と比較する
④ two abnormalities：1カ所だけではなくほかにも損傷がないか検索する
⑤ two occasions： 以前の画像と比較する
⑥ two visits： 処置後や時間を空けてもう一度撮影する

表1 疑う損傷ごとのX線写真撮影のオーダー方法

疑う損傷	X線写真撮影のオーダー
頸椎歯突起骨折，Jefferson骨折	正面＋側面＋開口位
肩甲骨骨折，肩関節脱臼，上腕骨近位端骨折	正面＋軸位＋scapular Y
舟状骨骨折	正面＋側面＋尺屈位
大腿骨頸部骨折	正面＋Lauenstein法
膝蓋骨骨折，膝蓋骨脱臼	正面＋側面＋skyline

⑦ two opinions： 同僚にも見てもらう
⑧ two records： 身体所見と画像所見を診療録に記載する
⑨ two specialists： 放射線科医にレポートを書いてもらう
⑩ two examinations： エコー，CT，MRIなどほかの検査も検討する

　これらすべてを毎回行うのは現実的ではなく，必ずしもその必要はないが，迷ったときや，診断に不安が残るときに思い出すと，見逃しがなく検査が実行可能である．

2 ABCSアプローチ

　得られたX線写真の系統的な読影方法としてはABCSアプローチが知られている[1]．それぞれの項目は以下のとおりである．

■ A：adequacy（適切さ）& alignment（配列）

　画像読影をする前に，得られた画像が外傷の読影に適切かどうか考えなくてはならない．X線写真の基本的なオーダーは正面と側面の2方向だが，部位によっては追加のオーダーが必要になる（表1）．rules of twoにもあるように，見落としを防ぐためには受傷部位の両端の関節も含めて撮影する必要がある．

　配列とは骨と骨の位置関係のことである．例えば，脊椎のX線写真では前後の椎体の骨の配列がまっすぐで脱臼などがないかを確認する．関節をみる場合でも骨の配列に矛盾がないかどうか，アウトラインにずれがないかどうかを評価する．

■ B：bone（骨）

　次に個々の骨を1つずつみていく．骨皮質をぐるりと目で追って，連続性が保たれているかどうか確認し，次に内部の骨梁がきれいに並んでいるかを確認する．腰椎圧迫骨折や大腿骨頸部骨折などの場合，骨皮質の不連続性がなくても骨梁の不連続性がみられることもある．骨皮質ばかり注目しがちだが，骨の内部の濃度＝骨梁にも注目すると読影の幅がぐっと広がる．

■ C：cartilage（軟骨）

　軟骨自体はX線写真にうつらないので関節裂隙として描出される．関節裂隙が拡大していれば骨折による血腫や靭帯損傷を疑い，狭小化していれば変形性関節症を疑う．

■ S：soft tissue（軟部組織）

　軟部組織の腫脹の有無や，fat pad signの検索を行う．

表2　受傷機転から予測される損傷部位

高齢者が転んだ	大腿骨頸部骨折
尻もちをついて転んだ	坐骨骨折，尾骨骨折，腰椎圧迫骨折
転んだときに手をついた	舟状骨骨折
肘関節伸展位で手をついた	鎖骨骨折，橈骨骨折 上腕骨外科頸骨折（高齢者） 上腕骨顆上骨折（小児） 上腕骨外顆骨折（小児）
足を踏み外して地面についた	踵骨骨折，第5中足骨基部骨折
高所から墜落した	踵骨骨折，脛骨高原骨折，骨盤骨折，腰椎圧迫骨折
車の運転中に追突した	橈骨茎状突起骨折（ハンドルを握ったままぶつかって） 鎖骨，胸骨，肋骨骨折（ハンドル，シートベルトにぶつかって） 腰椎Chance骨折（シートベルトで） 股関節脱臼，膝蓋骨骨折（ダッシュボードにぶつかって）
歩行中に車にはねられた	脛骨・腓骨骨折（バンパーとぶつかって） 体幹部損傷（ボンネットとぶつかって） 頭部・顔面（地面に落下して）

2. 受傷機転から損傷部位を考える

身体所見だけではなく，受傷機転から損傷部位を推測して評価することも大切である（表2）．高齢者や意識障害のある患者では現場の状況を救急隊や警察から聴取することも重要である．

3. 見落としやすい骨折を知っておく

X線写真で見落としやすい代表的な骨折について，その受傷機転やX線写真の撮像方法・読影方法について列挙する．ほかにもあるが，以下にあげるものは比較的頻度が多い，代表的な骨折である．ぜひ覚えていただきたい．

1 舟状骨骨折

手をついて転倒したり，自動車のハンドルを握ったまま衝突したりして受傷する．通常の撮影方法では骨折線がわかりにくく見落とされがちである．受傷機転から舟状骨骨折を疑った場合，嗅ぎタバコ窩（図1の長母指伸筋腱と短母指伸筋腱，橈骨遠位端で囲まれた窪み）の圧痛を確認し，圧痛があれば尺屈位で手根骨を撮影する（図2A，B）．

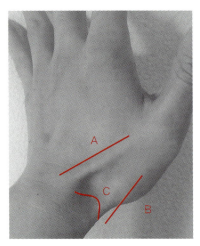

図1　嗅ぎタバコ窩の位置
A）長母指伸筋腱，B）短母指伸筋腱，C）橈骨遠位端

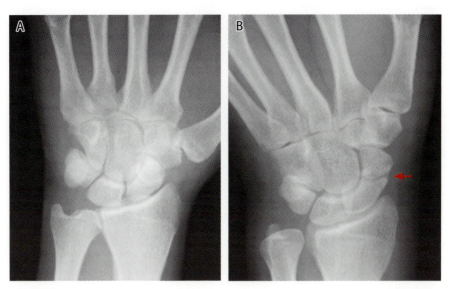

図2 舟状骨骨折
44歳男性．1 mの脚立から転落し，左手をついて受傷．A）左手関節正面．一見骨折はなさそうに見える．B）尺屈位で撮影すると骨折線が明らかとなる（→）

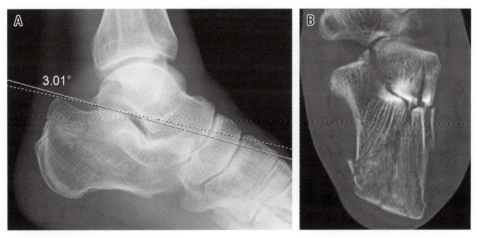

図3 踵骨骨折
72歳男性．高さのある階段を踏み外して受傷．A）X線側面画像では，骨折線ははっきりしないが，Bohler角の減少が顕著．B）CT（矢状断像）を撮影すると明らかな骨折がある

2 踵骨骨折

　足根骨の骨折で最多である．手根骨と同様に足根骨は初学者にとっては見慣れていないために見逃しやすい．健側と比較してBohler角（正常でも20〜40°と個人差が大きいため健側との比較が有用）が減少していれば診断がつく．（図3A，B）

3 橈骨頭骨折

　X線写真では骨折線が見えないことがあり，fat pad signが診断に役立つ（関節内の血腫によってX線透過性の高い周囲の脂肪組織が押し上げられて黒く見える所見．anterior fat pad signは

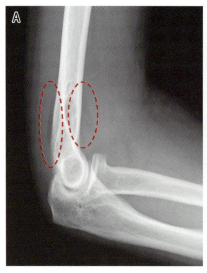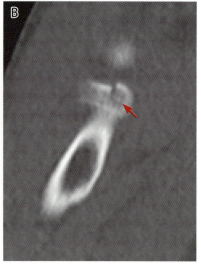

図4　橈骨頭骨折
51歳女性．つまずいて右手をついて転倒した．肘関節に打撲痕はないが，橈骨頭に圧痛あり．A）X線写真では骨折線はないものの，anterior fat pad signとposterior fat pad signが認められた（⊙）．B）CTで骨折を確認できた（→）

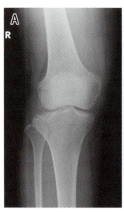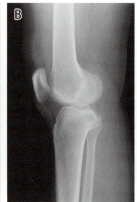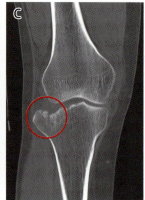

図5　脛骨高原骨折
51歳女性．歩行中に右側から20〜30km/時の軽自動車に衝突されて転倒．右膝関節の疼痛を訴えていたが，X線写真（A：正面画像，B：側面画像）では骨折線はわからなかった．関節液貯留があり穿刺すると血液が引けたためCT（C：冠状断像）を撮影し骨折を確認できた（○）

正常でもみられることがある）．手をついて転倒した人には橈骨頭に圧痛がないか，肘関節の腫脹がないか確認し，疑わしければCTを撮影する（図4A，B）．

4 脛骨高原骨折

　足から転落し，荷重時の膝痛がある場合に疑われる骨折であり，X線写真で骨折線が見にくい場合も多い．膝関節が腫脹していればX線写真で骨折線がなくてもCT撮影を考慮する（図5A〜C）．

おわりに

　軽症外傷は，患者本人にとっては「軽い」ものではなく，機能予後にかかわる重大な関心事である．「救急外来ではわからないこともある」という気持ちで診察を進めていくものではなく，疑わしい外傷は何かを受傷機転から推察し，適切な検査を行い，それを適切に評価することが大切である．

文献・参考文献

1) 「ABC of Emergency Radiology, 3rd Edition」（Otto Chan, et al, eds），BMJ Books, 2013

プロフィール

長谷川将嗣（Masatsugu Hasegawa）
八戸市立市民病院救命救急センター

昆　祐理（Yuri Kon）
八戸市立市民病院救命救急センター・放射線科
八戸市立市民病院で救急医として勤務をはじめ，救急画像診断と外傷IVRの重要性を痛感し2011年度より聖マリアンナ医科大学救急医学・放射線医学講座で画像診断とIVRの修練を積んだ．2014年度より八戸市立市民病院へ戻り，昼は救急医・夜は放射線科医，たまにIVR医として勤務している．好きなものは梅サワー．

第4章 特殊な状況への対応

1. 高齢者の外傷

高橋俊介

Point

- 高齢者は訴えが乏しく，正確な所見がとりづらい
- 軽微な受傷機転や外傷，また一見正常と思えるバイタルサインでも重篤化する可能性がある
- 内因性疾患合併や多様な内服薬の問題など，外傷のみの問題で終わらないことがある
- 比較的軽症でもdispositionに苦慮することがある
- 虐待は常に念頭におき診療する

はじめに

今や65歳以上の人口は約3,392万人（2015年10月総務省統計局）に達し，総人口の26.7％を占めている．これは0〜14歳（12.7％）の2倍以上だ．今でこそ救急の学会などでも，高齢者救急に関するセッションが特別に設けられているが，あと数年後には当たり前になりすぎて，むしろ成人の救急が特別に扱われることになるかもしれない．高齢者の外傷は，特有の背景や特異性，外傷部位といった特徴が存在し，単純な問題で終わることは少ない．本稿では高齢者の外傷対応の際に，一歩引かない診療のエッセンスを学ぼう．

1. 病歴聴取

1 背景

1）生活環境・ADL

まずはじめに日常生活の活動度と生活環境を必ず確認する習慣をつけよう．どこで，誰と，どのような環境で，どのような生活をしているのか，救急車なら救急隊の隊員に室内の様子も確認する．**診療上問題がなく帰宅を考慮する場合，その環境に戻せるのかどうかの判断材料にできる**からだ．一般的な聴取項目である，**SAMPLE**（Symptom/Allergy/Medication/Past history/Last meal/Event）に加え，**PAPA**（Place/ADL・Activity/Partner/Around）を聴取する習慣を身につけよう（表1）．

2）受傷機転

高齢者の場合，受傷機転が明確でないことも多い．**受傷機転が明確でない＝診察の判断材料が**

表1 本人・関係者・救急隊に確認する項目（PAPA）

P	Place	受傷場所	□自宅室内　□室外　□施設内　□その他
A	ADL/Activity	ADL/活動度	要介護度は？意思疎通は？食事・排泄・入浴などは？ 独歩／介添え歩行／歩行器／杖／車いす／ベッド上？
P	Partner	共同生活者	□独居　□配偶者　□家族　□友人　□施設
A	Around	生活環境	・部屋の様子は？　整頓されている／清潔ではない／足の踏み場なし ・生活の様子は？　食事している様子は？食器は洗われている？失禁の痕は？アルコール瓶は散乱していない？薬の薬包が散らばっていない？住居の形態は？　など

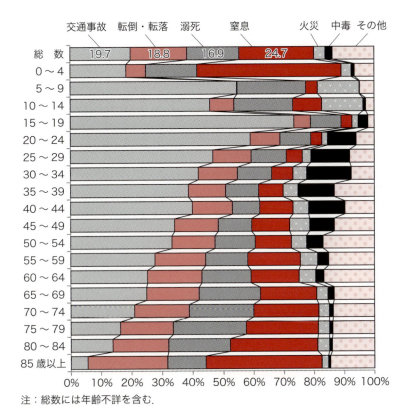

図1　年齢階級別にみた不慮の事故の種類別死亡数構成割合（平成20年度）
文献1より引用

1つ減ることになる．そのため，ある程度のオーバートリアージは許容される．

　直接的な外傷の死亡原因としては，厚生労働省の2008年度不慮の事故統計では最も多いものから，① 窒息，② 交通事故，③ 転倒・転落となっているが（図1），高齢者（65歳以上）ではやはり転倒・転落の比率が窒息とともに高くなっている．

●ここがピットフォール
・内因性疾患の合併が多い（意識消失→転倒，発熱→転倒など）
　必ず先行する内因性疾患の症状の有無（頭痛・胸痛・背部痛・腹痛・意識消失）やバイタルサイン（発熱・頻呼吸・血圧低下・酸素飽和度の低下）の異常の有無を確認する！

2. 診察

1 高齢者の特異性

高齢者の診察では，その特異性が診察を困難にする．具体的には以下のような点があげられる．

a) 訴えが乏しい
b) 痛みの閾値が高いことが多い
→高齢者が痛いと訴えたり，表情が苦悶様であるときは，相当痛いと考えるべき！
c) バイタルサインを鵜呑みにできない
d) 身体的な予備能が低く，急変する可能性がある
e) 経済的事情や交通アクセスの問題から，早期に受診できないことがある
f) 多種多用な薬剤の影響が出やすい
g) 防御能の衰えから，頭部顔面・四肢の受傷が多い

高齢者ではとかくアンダートリアージが生じやすいと報告されており，米国メリーランド州の統計では65歳以上とそれ未満で有意な差があると報告されている（49.9％ vs 17.8％）[2]．またバイタルサインにおいても，レベルⅠの外傷センターの研究で，65歳以上の高齢者の鈍的外傷において収縮期血圧＜110 mmHg未満もしくは心拍数＞90回/分で死亡率が増加したと報告がある[3]．この収縮期血圧110 mmHgは通常の外来では正常範囲として扱いかねない数値だ．予備能の低さという点では，シアトル・キングカウンティーの報告で，65歳以上の転倒転落による死亡の34.6％がグラウンドレベルのlow-energy-eventsであると報告もされている[4]．若年者ではそう心配にならないエネルギーレベルの外傷が高齢者では致命的になりうる可能性がある．また経済的・交通アクセスの問題で受診が遅れることは疾患の重症化につながる．転倒後しばらく動けない結果，脱水や横紋筋融解，低血糖に陥る可能性もある．また近年ポリファーマシーの問題があげられるように，多種多様な内服薬を処方されていることが多い．薬剤の影響は外傷においても少なくないため，必ずチェックする．特にβ遮断薬[5]や睡眠薬・鎮静薬[6]はその影響が報告されている．

2 診察法

特に高齢者では防御能の低下による頭部・顔面外傷や，四肢・股関節の損傷が多い．そのなかでも特にスキンテア（図2）とよばれる外傷性創傷は，高齢者の外傷診察にあたり必須のため知識にいれておこう．また頭部顔面外傷の診察ポイントを図3に示しておく．

> ●ここがポイント：スキンテアとは
>
> 『主として高齢者の四肢に発生する外傷性損傷であり，摩擦単独あるいは摩擦・ずれによって，表皮が真皮から分離（部分層創傷），または表皮および真皮が下層構造から分離（全層創傷）して生じる』Payne R, & Martin M（1993）[7]

STAR分類システム

カテゴリー1a
創縁を（過度に伸展させることなく）正常な解剖学的位置に戻すことができ，皮膚または皮弁の色が蒼白でない，薄黒くない，または黒ずんでいないスキンテア

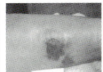
カテゴリー1b
創縁を（過度に伸展させることなく）正常な解剖学的位置に戻すことができ，皮膚または皮弁の色が蒼白，薄黒い，または黒ずんでいるスキンテア

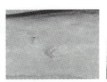
カテゴリー2a
創縁を正常な解剖学的位置に戻すことができず，皮膚または皮弁の色が蒼白でない，薄黒くない，または黒ずんでいないスキンテア

カテゴリー2b
創縁を正常な解剖学的位置に戻すことができず，皮膚または皮弁の色が蒼白，薄黒い，または黒ずんでいるスキンテア

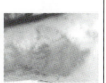
カテゴリー3
皮膚が完全に欠損しているスキンテア

図2 日本語版STARスキンテア分類システム
Skin Tear Audit Research（STAR）. Silver Chain Nursing Association and School of Nursing and midwifery, Curtin University of Technology. Revised 4/2/2010.
Copyright（C）2013 一般社団法人日本創傷・オストミー・失禁管理学会 All rights reserved.
（Color Atlas⑭参照）

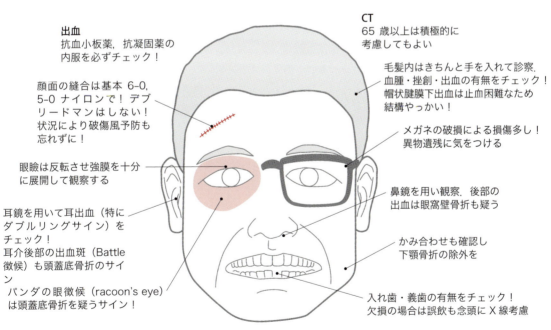

図3 高齢者における頭部顔面外傷診察のポイント

3. 検査

　高齢者の検査では前述したように所見聴取の困難さから，オーバートリアージにならざるを得ない．内因性先行を疑ったときは，血糖値・貧血・電解質チェックの他，心電図，エコー，X線なども必要となる．頭部CTに関しては，軽症頭部外傷時（誰かが見ているところでの意識消失，健忘，失見当識でGCS 13〜15点のもの）の適応指標としてCanadian Head CT rule[8]がある．65歳以上は高度危険群となるため，その際は積極的に考慮せざるを得ないだろう．

4. 処置・治療

　ここでは高齢者に多い外傷性創傷といえるスキンテアにスポットを絞って，その特徴的な初期治療を示す．日本創傷・オストミー・失禁管理学会をはじめ，さまざまな処置方法が記載されているので参考にして身につけてほしい．

> ● ここがポイント：スキンテアの処置方法
> ① 生理食塩水などを用いて創をきれいに洗浄する
> ② 皮弁は可能な限りもとに戻す．重なってしまっているような際は，鑷子を用い優しく丁寧に広げて覆う
> ③ 浸出液のある段階では，親水性のポリウレタンフォームドレッシング材（ハイドロサイト AD ジェントル®）などを用いて覆うとよい
> ④ 止血目的には，アルギネート創傷被覆材（ソーブサン®）やアルギン酸塩ドレッシング（カルトスタット®）などを用いるとよい．適度な大きさに切り，創部を覆う
> ⑤ いきなり創部を閉鎖するよりは，数日間は通気性のよい被覆材で保護する
> ⑥ 誤った方向に剥がして剥離させないよう，被覆材に矢印を書き，剥がす方向を記す工夫をする

5. 虐待

　高齢者の外傷を診るにあたり，絶対念頭におかなくてはならないのが，この虐待だ．虐待がわかりにくい背景には以下のような点があげられる．

> ● ここがピットフォール
> ・本人は帰宅・帰設後のことを心配し虐待についてあまり口にしない
> ・身内をかばう傾向にある
> ・うまく症状を伝えられない

表2 虐待発見チェックリスト

> 【参考】障害者虐待発見チェックリスト
>
> 虐待していても本人にはその自覚のない場合や虐待されていても障害者自らSOSを訴えないことがよくありますので，小さな兆候を見逃さないことが大切です．複数の項目に当てはまる場合は疑いがそれだけ濃いと判断できます．これらはあくまで例示なので，完全に当てはまらなくても虐待がないと即断すべきではありません．類似の「サイン」にも注意深く目を向ける必要があります．
>
> 〈身体的虐待のサイン〉
> ☐ 身体に小さな傷が頻繁にみられる
> ☐ 太ももの内側や上腕部の内側，背中等に傷やみみずばれがみられる
> ☐ 回復状態がさまざまに違う傷，あざがある
> ☐ 頭，顔，頭皮等に傷がある
> ☐ お尻，手のひら，背中等に火傷や火傷の跡がある
> ☐ 急におびえたり，こわがったりする
> ☐ 「こわい」「嫌だ」と施設や職場へ行きたがらない
> ☐ 傷やあざの説明のつじつまが合わない
> ☐ 手をあげると，頭をかばうような格好をする
> ☐ おびえた表情をよくする，急に不安がる，震える
> ☐ 自分で頭をたたく，突然泣き出すことがよくある
> ☐ 医師や保健，福祉の担当者に相談するのを躊躇する
> ☐ 医師や保健，福祉の担当者に話す内容が変化し，つじつまが合わない

文献9より引用

そのため，高齢者の外傷については以下に注意を払う．

● **ここがポイント**
・日常生活自立度や要介護度などのADLにそぐわない外傷には注意
・虐待を疑う所見に注意

厚生労働省は**表2**のようなチェックリストを参考として提示している．
チェックリストにあてはまるような場合は，上級医に相談し，もし院内で虐待防止フローが存在するような場合はきちんと報告する必要がある．

6. disposition（帰宅？入院？）

● **ここがポイント**
・比較的軽症でもdispositionに苦慮することがある

外傷自体が軽微で，純粋な医学的側面からは入院適応といえない症例でも介護者の不在等，社会的側面からdispositionに苦慮することが多いのが高齢者だ．**そのためにも，外傷部位にとらわれず，人を診る確かな目が必要となる**．帰宅困難が予想されるときは，上級医に客観的な事実を報告し，入院を考慮することも必要だ．

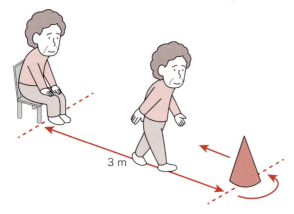

① 深く腰掛けた状態からはじめる
② 立ちあがり，3 m先の目印を回って折り返す
③ 戻ってきたら，深く腰掛ける
①〜③の時間をはかる

図4 Timed Up & Go Test

7. 事故（転倒）の予防

　帰宅させるからにはできるだけ再受診も避けたいところだ．ご家族にも今後の注意点を具体的に指示するとともに，簡易なリスク評価ができるとなおよいだろう．救急外来でもちょっとしたスペースがあれば可能な評価法として，Timed Up & Go Testがある．

Advanced Lecture

■ Timed Up & Go Testの方法 （図4）

　Timed Up & Go Testにおいて患者は，椅子に深く腰掛けその状態から立ち上がって，3 m先の目印（コーンなど）をぐるりと回って折り返し，元の椅子まで戻ってまた着席する．立ち上がってから歩き，戻って座るまでの時間を計り評価する（図4）．運動器不安定症の目安としては11秒以上とされている．

おわりに

　超高齢社会に突入し，高齢者の外傷は増加する一方と考えられる．ただ現役世代が現在のような充実した生活を送れるのも，先人たちが努力してきてくれた結果の産物だ．『病気を診ずして病人を診る』，この精神で単なる外傷部位の診察にとらわれず，その患者さんの社会背景や合併疾患もまとめて評価できるようにしたい．

文献・参考文献

1) 厚生労働省：平成21年度「不慮の事故死亡統計」の概況．
http://www.mhlw.go.jp/toukei/saikin/hw/jinkou/tokusyu/furyo10/dl/gaikyo.pdf
2) Chang DC, et al：Undertriage of elderly trauma patients to state-designated trauma centers. Arch Surg, 143：776-781；discussion 782, 2008
3) Heffernan DS, et al：Normal presenting vital signs are unreliable in geriatric blunt trauma victims. J Trauma, 69：813-820, 2010

4) Chisholm KM & Harruff RC：Elderly deaths due to ground-level falls. Am J Forensic Med Pathol, 31：350-354, 2010
5) Neideen T, et al：Preinjury beta blockers are associated with increased mortality in geriatric trauma patients. J Trauma, 65：1016-1020, 2008
6) Woolcott JC, et al：Meta-analysis of the impact of 9 medication classes on falls in elderly persons. Arch Intern Med, 169：1952-1960, 2009
7) Payne RL & Martin ML：Defining and classifying skin tears: need for a common language. Ostomy Wound Manage, 39：16-20, 22-24, 26, 1993
8) Stiell IG, et al：The Canadian CT Head Rule for patients with minor head injury. Lancet, 357：1391-1396, 2001
9) 厚生労働省 社会・援護局 障害保健福祉部 障害福祉課 地域生活支援推進室：市町村・都道府県における障害者虐待の防止と対応 平成28年4月．2016
10) 日本創傷・オストミー・失禁管理学会：日本語版STAR スキンテア分類システム．2013

プロフィール

高橋俊介（Shunsuke Takahashi）
川崎市立井田病院救急センター所長代理
いろいろな疾患をまずはじめに診たくなる欲張りな性格のためER中心にやっています．迅速かつ的確な初期診療をめざすことで，他専門診療科のDrが気持ちよく仕事してもらえるよう，日々精進したいと思っています．

第4章 特殊な状況への対応

2. 小児の外傷

境野高資

> ● Point ●
> ・小児の生理学的・解剖学的特性を理解し小児外傷診療を行う
> ・治療や処置のみならず，事故予防の指導をして次の外傷を防ぐ
> ・児童虐待は常に隠されており，最後まで鑑別として考えておく

はじめに

2014年の人口動態統計によると，不慮の事故は1〜9歳の死因第2位，10〜14歳の死因第3位を占め[1]，これらの大半は外傷である．その裾野に手術・入院管理や救急受診などを要する小児がいることを考えれば，社会のなかでいかに小児外傷が多いかは想像に難くない．基本的な外傷診療の手順（第1章2「初期診療総論」を参照）は小児であっても変わりはないが，これに加えて生理学的・解剖学的・心理学的な小児の特徴を認識した診療が求められる．

1. 小児外傷患者の初期診療

1 生理学的特徴とprimary survey（第一印象＋ABCDEアプローチ）

1）第一印象をつかむ

医療者の性急な接触は患児を興奮させその後の観察を困難にする．小児では，成人と異なり歩み寄りながら接触するまでの数秒間で，顔色・見かけの反応性，活発度，筋緊張，会話・泣声，呼吸様式，皮膚色，活動性出血の有無など大まかな情報をつかむ．

2）A：気道

小児は口腔容積に占める舌の割合が大きく舌根沈下をきたしやすい．また気道は細く柔らかいため閉塞しやすい．乳児は鼻呼吸が主体であり血液や鼻汁による鼻腔閉塞でも呼吸不全に陥ることがある．仰臥位では頭部前屈を避けるため背中にタオルなどを入れる（図1）．エアウェイや気管挿管など器具を用いた気道確保の際は，年齢・体格により適切なサイズ選択をするよう留意する．輪状甲状靱帯切開は12歳未満では禁忌である．

3）B：呼吸

体格が小さいほど1回換気量は少なく呼吸数に依存している．また予備力が少なく低酸素から徐脈・心停止に至ることがある．重症では高流量酸素投与を行うが，酸素マスクを嫌がる場合は

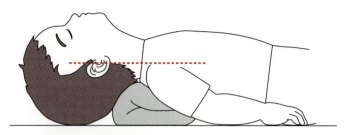

図1　肩枕挿入による中間位
折りたたんだタオルを肩枕として挿入し中間位をとらせている．中間位の目安は，肩の前面と外耳孔が同じ高さになる位置である．中間位では気道がもっとも開通しやすく，脊柱軸も安定化する．舌根が落ちる場合は，頭部後屈あご先挙上を加えるかエアウェイ挿入を考慮する．
文献2より引用

吹き流しも考慮する．パルスオキシメーターは波形を拾えば小児でもきわめて有用である．小児では呼吸原性の心停止が多く，呼吸窮迫の進行や呼吸不全が認められれば補助換気を開始する．ECクランプ法では，眼球や下顎の軟部組織を圧迫しないように注意する．換気量の目安は7～10 mL/kgとされるが，胸郭の上がり下がりを視診で確認することの方が重要である．

4）C：循環

小児では1回拍出量は少なく心拍出量は心拍数に依存している．徐脈の最大の原因は低酸素である．循環不全を伴う心拍数60回/分未満の徐脈が有効な酸素化で改善されなければ，胸骨圧迫から心肺蘇生を開始する．

また，小児は循環血液量が少なく少量の出血でもショックに陥りやすい．しかし代償機能が強くショックが進行するまで血圧は維持される．つまり小児の低血圧は切迫心停止と考えねばならない．活動性出血は発見しだい直ちに止血する．非活動性出血であっても持続するとショックに陥ることがあり早期に止血した方がよい．

輸液路は末梢静脈路が第一選択であり，乳児では手背・足背に適切な静脈を見つけやすい．しかし循環不良により虚脱した血管へのアクセスは熟練者でも困難であり，必要があれば骨髄路確保を躊躇しない．骨髄輸液は簡便かつ迅速に施行でき，短時間の使用であれば合併症の少ない安全な手技である．

輸液製剤として，1号液（開始液）とよばれるブドウ糖入り低張性電解質輸液の使用は推奨されない．成人と同様に生理食塩水または細胞外液製剤を用い，さらに加温しておくことが望ましい．循環血液量減少性ショックには20 mL/kgずつボーラス投与（図2）を行いながら反応をみる．3回目（60 mL/kg）のボーラス投与が必要と判断された場合，同時に輸血の準備を進める．その他のショックに対する判断・治療は成人と同様である．

5）D：意識・中枢神経系

小児の脳は酸素需要が大きく低酸素や低血圧に弱い．また血液脳関門の未熟性と関連して脳浮腫をきたしやすい．さらに成人に比べて小児は痙攣しやすい．小学校高学年以上など評価が可能な年齢では，成人と同じGCS（Glasgow Coma Scale）を用いてよい．より低年齢では乳幼児用に改変されたGCS（表1）を用いる．保護者などからみて「普段の様子と異なるか？」という情報もたいへんに重要である．なおBabinski反射は1歳頃までは，正常でも陽性となる．

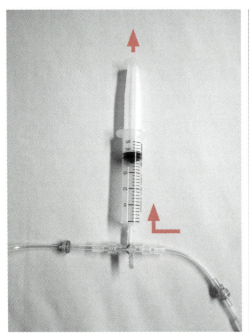 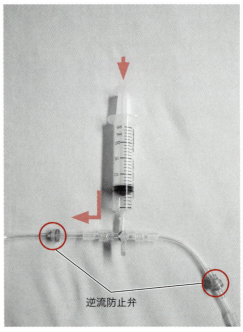

逆流防止弁

図2 効率的なボーラス投与の方法
三方活栓の前後に逆流防止弁を接続した．三方活栓の三方全てをOPENとしたまま20 mLシリンジを前後に動かす2 stepでボーラス投与が実施できる．
20 mLシリンジは投与量計算がしやすく，投与圧も適切でボーラス投与に最も適している．
文献3より転載

表1 成人用および乳児・小児用に改変されたGlasgow Coma Scale

反 応	成 人	小 児	乳 児	スコア
開 眼	自発的に	自発的に	自発的に	4
	呼びかけに応じて	呼びかけに応じて	声に応じて	3
	痛みに応じて	痛みに応じて	痛みに応じて	2
	開眼せず	開眼せず	開眼せず	1
最良の音声反応	見当識あり	見当識，適切	機嫌よい発語	5
	混乱	混乱	不機嫌，啼泣	4
	不適切な発語	不適切な発語	痛みに応じて啼泣	3
	理解不能な発声	理解不能な発語または非特異的発音	痛みに応じてうめき声	2
	発語発声なし	発語発声なし	発語発声なし	1
最良の運動反応	指示に従う	指示に従う	自発的，目的をもった動き	6
	疼痛部位識別	疼痛部位識別	触ると逃避	5
	逃避	痛みで逃避	痛みで逃避	4
	四肢異常屈曲	痛みで屈曲	痛みで除皮質体位（異常伸展）	3
	体動なし	痛みで伸展	痛みで除脳体位（異常伸展）	2
	体動なし	体動なし	体動なし	1
合計				3〜15

文献4より引用

表2 小児のバイタルサイン

◆呼吸数・心拍数

年齢	呼吸数（回/分）			心拍数（回/分）		
	±2SD	±1SD	正常	±2SD	±1SD	正常
3カ月未満	10〜80	20〜70	30〜60	40〜230	65〜205	90〜180
3〜6カ月	10〜80	20〜70	30〜60	40〜210	63〜180	80〜160
6〜12カ月	10〜80	17〜55	25〜45	40〜180	60〜160	80〜140
1〜3歳	10〜40	15〜35	20〜30	40〜165	58〜145	75〜130
3〜6歳	8〜32	11〜28	16〜24	40〜140	55〜125	70〜110
6〜10歳	8〜26	10〜24	14〜20	30〜120	45〜105	60〜90

◆血圧（正常下限値）

年齢	収縮期血圧（mmHg）
新生児	60
乳児	70
1〜10歳	70＋（年齢×2）
10歳以上	90

◆身長・体重

身長（cm）	
出生時	50
1歳	75
2〜12歳	年齢×6＋77

体重（kg）	
出生時	3〜3.5
3〜12カ月	（月齢＋9）/2
1〜6歳	年齢×2＋8
6〜12歳	（年齢×7−5）/2

循環が不良な心拍数60回/分未満の徐脈が酸素化で改善しない場合，胸骨圧迫から心肺蘇生を開始する．
文献5を参考に作成

6）E：体表・体温管理

虐待などで隠されている外傷痕に注意し，全身特に臀部・陰部まで観察する習慣をつけておく．小児は体格に比較した体表面積が大きいため外界からの温度変化を受けやすく，外傷を負った小児は脱衣・出血・輸液などにより低体温に陥りやすい．積極的に保温する．

7）バイタルサイン

年齢ごとにバイタルサインの正常値（表2）が異なる．曖昧な記憶に頼らずしっかりと測定値と正常値を比較し，バイタルサインの異常を確認することが重要である．

2 解剖学的特徴とsecondary survey

1）頭部・顔面外傷

重く大きな頭部が上にある（重心が高い）ため小児は転びやすい．また後頭隆起が突出しているため，仰臥位で頸部が前屈位になりやすい．小児外傷死の原因では頭部外傷が最も多く，重症頭部外傷では20〜30％が死に至るといわれる．骨縫合が不完全で頭蓋骨も薄く柔らかいため，骨折線を伴わない陥没骨折や打撃部位直下の脳実質損傷が起こりうる．また乳幼児揺さぶられ症候群では剪断力による架橋静脈の破綻をきたし，骨折を伴わない急性硬膜下血腫を生じうる．同様の機序で網膜出血を伴うことが多く，疑わしい場合は眼底所見の確認が必要となる．乳幼児では大泉門の視診・触診による膨隆所見も頭蓋内圧亢進の指標となる．

2）頸部外傷，脊椎・脊髄外傷

小児の首は体格に比較して太く短いため成人に比較して観察は困難となりやすい．大きく重い頭部を支えるため，体格が小さいほど支点が高い（乳幼児ではC2〜C3）．小児の頸髄損傷は稀であるが，傷害された場合は成人に比べ高位損傷となり後遺症が大きくなる．小児ではX線検査で異常所見のない脊髄損傷（spinal cord injury without radiographic abnormality：SCIWORA）が多いので，注意を要する．ルーチンの頸椎固定や脊椎運動制限は推奨されず，症例ごとに固定の要否を検討する必要がある．

3）胸部外傷

　小児の肋骨は柔らかく骨折しにくいが，外力が直接的に胸腔内臓器に損傷を与えうる．そのため肋骨骨折を伴わない肺挫傷や鈍的心損傷が存在し，外傷性窒息も生じやすい．1本でも肋骨骨折があれば重大なエネルギーが加わった可能性がある．また柔らかい胸郭は1本の肋骨骨折でもフレイルチェストに陥ることがある．縦隔の可動性も高く大血管損傷や気管断裂は稀である．縦隔が偏位しやすいため，緊張性気胸に陥りやすく症状の進行も早い．しかし短く太い頸部で皮下気腫，気管偏位，頸静脈怒張などの所見はとりにくく，健側呼吸音が患側まで伝搬され正常呼吸音のように聞こえることもあり注意を要する．呼吸音は両側腋下中線上での聴取が左右差を判断しやすい．

4）腹部・骨盤外傷

　小児は腹筋が発達しておらず肝臓・脾臓は肋骨弓下まで存在するため，これらの実質臓器損傷を受けやすい．また周囲組織が薄いため，相対的に大きい腎臓も損傷しやすい．意思の疎通が困難であったり，啼泣や呑気による腹部膨満などがあることから，腹部外傷の診察は難しいといわれる．しかし慣れてしまえば成人より腹壁の薄い小児の腹部所見はとりやすい．必要に応じてくり返し診察することが重要である．FAST（focused assessment with sonography for trauma）も成人と同様に施行するが，体格が小さくビームが届きやすい．しかし超音波は実質臓器損傷の診断精度が低く，必要に応じて造影CTを施行する．CT撮影時の協力が得られない場合は，気道・呼吸・循環の確実な評価と保護を条件に鎮静検査を考慮する．

　脾摘後敗血症はときに致命的となるので，小児では可能な限り脾臓温存する．また，乳幼児では骨盤骨の癒合が不完全なため骨盤の変形が画像検査で判断しにくいことがある．

5）四肢外傷

　小児では四肢外傷の頻度が最も高い．骨化が不十分な長管骨では若木骨折が多い．骨端線損傷をきたすと後の成長障害をきたしうるため注意が必要である．画像検査で骨折が判断しにくい場合も，疑わしければ固定しておく．

6）背面外傷

　背面観察時に体重が軽いからといって安易にリフト法（複数人で患児の背面に手を差し込み水平を保ったまま持ち上げる方法）を選択してはならない．ログロール（図3）の方がリフト法に比べ脊柱の安定性は保たれる．穿通性異物の存在や骨盤骨折などログロールが施行できない場合はリフト法で背面観察を行う．

2. 小児外傷患者の心理学的特徴

　小児は保護者への精神的依存度が大きく，精神運動機能が未発達なため不測の行動をとることもあり注意を要する．訴えが不正確で本人からの病歴聴取が困難なこともある．また，一度信用を失った医療者は二度と信じてもらえない．そのため「痛くないよ」といった**気休めの嘘は厳禁**である．

　やみくもに保護者を引き離すことは賢明でない．保護者の様子にもよるが，しっかりと説明したうえで保護者の手を借りながら診療を進めることも考慮する．

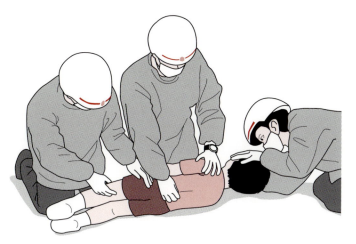

図3　ログロール
患児の身体を1本の丸太（log）に見立て，脊柱軸にひねりや屈曲を加えず引き起こすように90°回転（roll）させる方法．頭部保持者は鼻・あご先・臍のラインが一直線の状態を維持できるよう注意する．観察者が肩を，介助者が骨盤部と下肢を支える

3. 事故予防

　小児外傷のほとんどはaccident（避けることができない事故）ではなく，injury（予防可能であった事故）である．小児は危険を察知する能力が低い．しかし，保護者が片時も目を離さずにいることは不可能である．保護者に「気を付けてください」「目を離さないでください」などと話しても，何の解決にもならない．診療時には「なぜこの事故が発生したのか？」「どうしたらこの事故を予防できたのか？」を，保護者とともに具体的に考える必要がある（例：家庭内から小さな玩具を排除する，階段に柵をつける，湯船に残し湯をしない，など）．また小児の安全に配慮した商品の改良・開発を，医療の現場から企業や自治体に対し唱道していくことも重要である．

4. 児童虐待

　児童虐待相談件数は毎年増加しており，2014年度は88,931件で過去最多の件数となった[6]．**第三者の明確な目撃のないすべての小児外傷は児童虐待の可能性を念頭**におかねばならない．聴取した受傷機転と実際の損傷形態に矛盾点がないか常に考え，否定ができない場合は全身骨X線写真や乳児では眼底検査などを施行する．損傷部ごとに少なくとも近接と遠景の2枚以上の写真を撮影しておくとよい．児童虐待防止法にもとづく通告義務は医師の守秘義務に優先している．現在では児童相談所全国共通ダイヤル「189」により24時間・365日，虐待通告や相談に対応できる体制が整備されている[7]．

おわりに

　小児の特性に配慮した診療に加え，常に患児と保護者の苦痛を最小限とする配慮を忘れず，詳

しい受傷機転の確認から事故予防の方略と虐待の可能性を熟慮しながら医療を提供しなければならない．小児は未来そのものであり，**小児外傷診療は未来を救う医療**であることを忘れてはならない．

文献・参考文献

1) 厚生労働省：平成26年（2014）人口動態統計（確定数）の概況：上巻　死亡　第5-17表　性・年齢別にみた死因順位（死亡数，死亡率（人口10万対），割合（％））．
2) 境野高資：緊急処置．小児科診療，76：753-760，2013
3) 境野高資：小児におけるショックの認識と管理・輸液蘇生．小児科診療，78：753-761，2015
4) 境野高資，上村克徳：BLSとPALS―新しい救急蘇生ガイドライン．小児科診療，72：999-1008，2009
5) 「AAP小児救急」（箕輪良行，境野高資/監訳），丸善出版，2011
6) 厚生労働省：子ども虐待による死亡事例等の検証結果（第11次報告の概要）及び児童相談所での児童虐待相談対応件数等．
http://www.mhlw.go.jp/stf/houdou/0000099975.html
7) 厚生労働省：児童相談所全国共通ダイヤルについて．
http://www.mhlw.go.jp/bunya/koyoukintou/gyakutai/

もっと学びたい人のために

1) 「救急救命スタッフのための小児ITLS 第2版」（ITLS日本支部/編監），メディカ出版，2011年
↑国際標準の小児病院前外傷救護を総合的に解説した必携の書．
2) 「改訂第4版 外傷初期診療ガイドラインJATEC」（日本外傷学会外傷初期診療ガイドライン改訂第4版編集委員会/編，日本外傷学会，日本救急医学会/監），へるす出版，2012
↑わが国の外傷診療現場に浸透したJATECガイドライン．救急にかかわるすべての医師は通読しておくべき1冊．

プロフィール

境野高資（Takashi Sakaino）
Freelance
Freelanceの救急医，小児科医，麻酔科医として，新生児から高齢者まで内因性疾患・外傷を問わず救急診療をしています．さまざまな症例を経験するなかで毎日気づかされることがたくさんあり，やはり医師の人生は一生勉強であると痛感しています．実臨床に勝る師はいません．研修医諸氏もどうか自ら進んで多くの症例を経験するよう心掛けてください．

第4章 特殊な状況への対応

3. 動物咬傷，異物刺入

小林哲士

> **Point**
> ・いつ，どこで，何に咬まれた（何が刺さった）かが重要である
> ・画像検査や採血をし，他覚的に評価することも大切である
> ・咬まれた（刺さった）創を開放し，十分に洗浄する
> ・適切に抗菌薬を使用する

はじめに

　救急外来には「動物に咬まれた」，「異物が刺さった」人がよく訪れる．咬まれた（刺さった）創（以下キズ）は四肢にあることがほとんどで，特に上肢に多い．小さなキズで出血が少ない場合もあり，初期治療において重症度を軽視されることがある．しかし，初期治療をおろそかにすると感染症などの合併症を引き起こし，後の治療が厄介になることもしばしば経験する．本稿では四肢に発生した動物咬傷や異物刺入における診察から治療の流れを説明し，治療をするうえでのポイントを示す．また，実際にあった症例をとりあげて解説する．

1. いつ，どこで，何に咬まれた（何が刺さった）かを知る

　キズを治療するうえで，何が起こったのかを十分に知ることが大切である．相手を知れば知るほどに治療計画を立てやすくなり，そして，よい結果が得られる．

■ 聞き漏らしがない病歴聴取

　「いつ，どこで，何に咬まれたか（何が刺さったか）」を最初に聞く．その後は患者さんの話に耳を傾けて，とにかくよく話を聞くことである．患者さんの話を傾聴することで隠された情報を得ることができ，また，信頼関係を築くことができる．そして，既往歴や家族歴，内服薬などを聞き漏らすことが多いので忘れずに確認する．

> ●ここがポイント
> 丁寧に聞きとって得た，たくさんの情報がよい結果をもたらす！

2. キズを見て，触る

　キズは自分の五感を使って診察することが大切である．四肢の診察で正常かどうか迷ったときには健側と比較するとよい．初診時のキズの状態を記録することは重要であり，写真を撮り診療記録に残す．また，**抗菌薬の適正使用にあたり，創部培養検査を診察の時点で行っておくとよい．**

1 見落としがない身体診察

　キズは「大きさ，深さ，汚れの程度」が大切である．定規で大きさを計測する，ゾンデで深さを確認する，そして，膿瘍の形成や泥などによる汚れがないか確認する．キズ周辺の発赤，熱感，腫脹や疼痛といった炎症所見の範囲を確認する．場合によっては炎症範囲が急速に拡大することがあるので，経過がわかるようにマーキングすることは有用である．

　また，キズ周辺の解剖学的な構造を知っておくことが必要であり，血管・神経，腱などの損傷が隠されていないか確認することが重要である．

> ●ここがポイント
>
> 小さなキズでも受傷状況が悪ければ血管損傷，神経損傷や腱断裂の可能性があり，活動性のある出血，知覚低下や運動障害を「見て，触って」十分に確認することが大切である．

2 画像検査でキズを評価する

　キズを「見て，触って」診察した後に，キズを画像検査で評価する．骨折を伴っている場合は開放骨折となり，骨の感染リスクが高くなる．そのため，動物咬傷や異物刺入の場合，単純X線検査は必須と考えてよい．

　金属片やガラス異物の場合，創部を見ただけでは異物の位置がわからない可能性がある．そのため，単純X線検査で金属片やガラスを描出し，異物の大きさや位置確認をすることが重要である．

　また，時間が経過した動物咬傷や異物刺入では感染を伴うことがあり，感染の範囲を評価することが重要である．この場合はMRIや感染巣がring enhanceされる造影CT検査で評価する．

3. キズを徹底的にきれいにする

　汚染されたキズは生理食塩水や水道水を用いて十分に洗浄する．洗浄の際は疼痛を伴うため，過不足なく局所麻酔をする．また，血管，神経や腱損傷を確認するためには止血帯を用いてキズを無血野にすることが重要である．

　また，キズ周辺の皮膚を洗浄しておくことも大切であり，後日，キズの処置を行う際にも必ず周辺の皮膚をきれいにする．

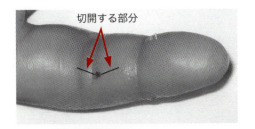

図1 延長切開の方法
動物咬傷や異物刺入の場合は，創部に切開を加えて深部を観察する
（Color Atlas ⑮参照）

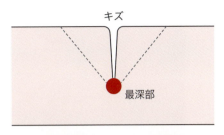

図2 延長切開のシェーマ（断面図）
点線のように最深部を見出すように切開する

●ここがピットフォール

猫咬傷の場合，キズは小さいため，軽視されがちであるが，深いことが多く注意を要する．猫咬傷でキズ表面の処置をしただけではキズは早々に閉じ，閉鎖腔となり膿瘍を形成することが多い（後述症例参照）．よって，小さなキズでは延長切開を行い，キズの先端まで確認し，十分な洗浄をすることが重要である（図1, 2）．

●ここがポイント

創部処置を行った翌日は必ずキズを確認すること．動物咬傷や異物刺入のキズで最も気をつけることは感染である．感染巣は回復か悪化の方向しかないので，翌日にキズが悪化している際は再度キズを洗浄する必要がある．

4. 適切な抗菌薬の使用

抗菌薬使用については細菌培養検査の結果が出るまでは経験則にもとづいた処方となる．また，多剤耐性菌をつくらないためにも，培養の結果が出たら抗菌薬の変更を検討するべきである．

■ 犬や猫咬傷の場合

> ●抗菌薬の処方（成人用量）
> ・クラブラン酸カリウム，アモキシシリン水和物（オーグメンチン®）
>   1回250 mg 1日2回 内服
> ・スルバクタムナトリウム，アンピシリンナトリウム（ユナシン®）
>   1回3g 1日2回 点滴静注
> ・第2・3世代セフェム系セフロキシムアキセチル（オラセフ®）
>   1回250 mg 1日3回 内服

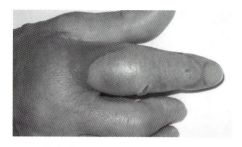

図3　救急受診時の右手示指
創部より膿瘍の排出と，周辺部の腫脹や発赤を認める
（Color Atlas ⑯参照）

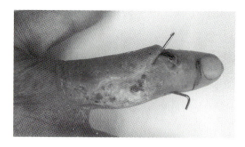

図4　関節固定術後
感染していた中節骨を部分的に切除し，Kirschner鋼線で固定した
（Color Atlas ⑰参照）

●ここがポイント

骨・関節に達するキズ，挫滅が強いキズ，血管や神経損傷の合併，時間が経過したキズ，易感染者の場合は内服よりも点滴静注をする．

症例（文献1と同一の症例）

63歳女性，猫咬傷

5日前に右示指を咬まれて近医を受診した．表面の消毒のみでセファレキシン（ケフレックス®）を処方されていたが，症状が悪化したため救命センターを受診した（図3）．既往歴に糖尿病あり．明らかな感染徴候を認め，指ブロック下に切開排膿とデブリドマンを行い，経静脈的にシプロキサシン（シプロキサン®）を投与した．後日，単純X線で中節骨に骨髄炎を認めたため同部を切除し，関節固定した（図4）．

Advanced Lecture

1 キズにドレーンは必要か？

原則として，動物咬傷の場合はキズを開放創とし，ドレーンを挿入する．ペンローズドレーンがあれば，キズの大きさに切ってキズの先端まで挿入しておく．ペンローズドレーンがなければ，ガーゼを用いてもよい．しかし，ガーゼの場合は，くり返し交換が必要であり，そのたびに痛みを伴うため，小児や処置時に安静を保てない患者さんには不向きである．もう1つの方法としてナイロン糸を束にしてドレーン代わりに用いる方法がある．この方法ではキズが治ってきた際に数本ずつ糸を抜いていき，キズを縮小させていくことが可能である．

2 ヘビ咬傷

日本の陸上で生息するヘビのなかで毒をもつものは，マムシ，ヤマカガシ，ハブであり，そのうち九州以北に生息するのはマムシとヤマカガシである．ヘビ咬傷の場合，ヘビに咬まれたかどうかわからないまま外来を受診することがあり，牙痕や症状によって診断を下す場合がある．マムシ咬傷の場合，牙痕の特徴として約1cmの間隔で，針で刺したような2つの傷がみられること

が多い[2]．また，短時間のうちに症状が拡大することがあるため，炎症の範囲をマーキングしておくことが重要である[2,3]．

おわりに

　動物咬傷や異物刺入では初期治療において「キズを丁寧に処置する」ことが重要である．経過観察期間中に少しでも悪化するときは，すぐにキズを延長切開し深部を確認することが大切である．

文献・参考文献
1) 田中　拓：咬傷の患者さんがやってきたら．レジデントノート，11：1328-1331，2009
2) 堺　淳：毒蛇咬傷．日旅行医会誌，6：24-33，2008
3) 小林哲士，他：マムシ咬傷の2症例．神奈川整・災誌，27：79-82，2014

プロフィール
小林哲士（Tetsuo Kobayashi）
聖マリアンナ医科大学整形外科学講座 講師
2000年聖マリアンナ医科大学卒業．熊本県出身，今年起きた熊本地震の際にはDMAT隊員として出動しました．熊本の復興を願っています．「がまだせ熊本！」

第4章 特殊な状況への対応

4. 宗教上の問題：輸血拒否

田中　拓

> ● Point ●
> ・絶対的無輸血を知る
> ・輸血拒否であっても医療拒否ではない
> ・自分の病院の規定を知っておく

はじめに

　致死的出血に対しては輸血を行う．以上．

　輸血は多くの医療者にとっては常識として実施されている処置であるが，さまざまな理由で輸血を拒否される場合がある．輸血拒否には2つの種類があり，輸血を行わないと生命にかかわる状況でも輸血を拒否する「絶対的無輸血」と，生命の危機や重篤な障害がない限り輸血を拒否する「相対的無輸血」とに分けられる．エホバの証人に代表される宗教において，輸血を信教上の禁止事項としている場合があり，絶対的無輸血を希望されることがある．エホバの証人はキリスト教系の宗教で，その信者は日本で21万人以上とされている．おそらく多くの医師が遭遇し，その対応を迫られるケースもあると思われる．

　輸血を拒否するのは感染や合併症を恐れるからではなく，あくまでも宗教上の理由による．特に重症外傷例において致死的出血に対する輸血は必要不可欠である場合が多く，信教と医師倫理の狭間で困窮する場合も少なくない．

1. 宗教的輸血拒否の実情

　エホバの証人における血液に関する問題が最初にとり上げられたのは，1927年の機関誌「ものみの塔」であったとされる．「命は血にあるから血を食べてはならない」との表現がなされ，あらゆる血液をとることを厳しく禁じ，輸血という形をも拒否するようになった．輸血拒否が特に世界的に注目を集めたのは，1951年，シカゴの病院で生後6日の女児に対し，エホバの証人の会員である両親は輸血を拒否した．一方病院側は，裁判を起こし，法廷命令によって輸血を行った事件が有名である[1]．また日本では1985年に10歳の小児に対する輸血を両親が拒否し児が死亡したという事件が社会的議論を引き起こした[2]．

間違ってはいけないのは，輸血を拒否するだけであって，医療を拒んでいるわけではない．むしろ，無輸血治療について情報をもち，自分達の信教に背かないなかで，より適切な医療を模索している．この姿勢はともすればわれわれが日常診療において，安易に輸血を行っていないかという点について振り返る機会ともなりうる．宗教上の理由以外でも，輸血に関する副作用を懸念して無輸血を希望する患者もいる．無輸血もしくは最低限の輸血での救命手段を模索することは，へき地，離島などの医療資源の限られた現場でも起こりうる状況であるし，また大規模災害時などにおいても検討すべき医療の選択肢を広げていくことにもつながる．しかし頑なな絶対的無輸血を前提としての治療には限界があることは事実である．

　エホバの証人では基本的に自己血の輸血も禁じている．個々により若干の見解，意思の差異はあるようだが，一度体外へとり出された血液は，自身の血液であっても使用しない．脱血から返血が連続的に行われる行為（血液透析など）についても個人によりその見解がわかれる．一方，血漿分画製剤であるアルブミン製剤，免疫グロブリン製剤，血液凝固因子製剤などは受容されることが多い．また臓器移植は基本的には認められている[3]．いずれにしてもそれぞれが「教義の解釈」を重視しており，実際の治療内容については各個人により一定の見解の相違があり，各信者は分画や自己血の使用に関する考えについて「医療に関する継続的委任状」を携帯していることが多い[4]．

　自施設で輸血を要すると判断された患者がエホバの証人の信者であり，輸血を拒否した場合，エホバの証人の公式WEBサイト[5]には医療機関連絡委員会のネットワークにつながる連絡先が記載されているので，覚えておくとよいだろう．この委員会は全国54カ所に設置され，450名程度のボランティアが近隣医療機関に連絡をとり，当該患者の傷病程度に応じて対応可能な医療機関を検索し連携の協力を行っている．
　一方もし医師がエホバの証人の信者であった場合，その医師自身が患者に対して輸血を実施することが禁じられる．このため，特に出血を伴ったり，輸血を必要としたりする診療科では診療行為が困難となる．したがって医師でありかつ同信者であるという場合は希少である．

2. 宗教的輸血拒否への対応

　宗教的輸血拒否に関するガイドラインは，2008年に日本輸血・細胞治療学会，日本麻酔科学会，日本小児科学会，日本産婦人科学会，日本外科学会が中心となった宗教的輸血拒否に関する合同委員会報告により提唱されている[6]．輸血拒否に対応する際の指標になると考えられる．
　同ガイドラインによると患者の年齢によってその対応を変える必要がある．
　18歳未満，または医療に関する判断能力がないと判断される場合にはさらに年齢15歳以上か否かで分けられている．

🔢 18歳以上で医療に関する判断能力がある場合

> **1）当事者が18歳以上で医療に関する判断能力がある人の場合（なお，医療に関する判断能力は主治医を含めた複数の医師によって評価する）**
> ① 医療側が無輸血治療を最後まで貫く場合
>   当事者は，医療側に本人署名の「免責証明書」を提出する．
> ② 医療側は無輸血治療が難しいと判断した場合
>   医療側は，当事者に早めに転院を勧告する．
>
> （文献6より引用）

①は納得であろう．ただ②は近隣で対応可能な医療機関を探すことが必要になる．既述した医療機関連絡委員会を通じて検索することが有用である．

🔢 18歳未満，または医療に関する判断能力がないとされる場合

下記の場合に分けて記載されている．詳細はガイドラインを参照してほしい[6]．

1）15歳以上で医療に関する判断能力がある場合

親権者が拒否し当事者が希望，親権者が希望し当事者が拒否，親権者も当事者も拒否，の3つの場合に分けて記載されている[6]．

2）親権者が輸血を拒否するが，当事者が15歳未満，または医療に関する判断能力がない場合

親権者の双方が拒否，親権者の片方のみが拒否，の2つの場合に分けて記載されている[6]．

これはあくまでもガイドラインであり，実際の現場では，各医療機関が倫理委員会などを中心に，十分な検討を行い，その施設に見合った形での運用，具体的手順を決めておく必要がある．

なお，当院における輸血拒否に対する基本方針は
「今すぐにでも輸血をしなければ生命の保証ができないような緊迫した状況下においては，患者またはその家族の同意が得られない場合には，生命の尊厳の立場から，当該所属長の判断で輸血を行う．その場合，当該所属長はすみやかに病院長，事務部長，倫理委員会委員長に報告し，輸血を行ったことに対する責任は当院が負う」
としている[7]．

おわりに

宗教と医学という2つの異なる判断基準を両立させる選択に絶対的な正解はないのかもしれない．しかし，これからますます多様化する社会において，宗教だけでなく，異なる民族，異なる価値観，受けてきた教育，常識や慣習の違いなどによって，受ける医療と期待される医療には大きな差異が生じてくる．病院で働く一医師としてとるべき対応と，医師として，個人として自身の考えを常に意識した診療を日々重ねるなかで，自身の価値観，倫理観を涵養していくことが必要である．

文献・参考文献

1) 「アメリカ生まれのキリスト教」（生駒孝彰/著），旺史社，1981
2) 「説得―エホバの証人と輸血拒否事件」（大泉実成/著），現代書館，1988
3) Remmers PA & Speer AJ：Clinical strategies in the medical care of Jehovah's Witnesses. Am J Med, 119：1013-1018, 2006
4) Victorino G & Wisner DH：Jehovah's Witnesses：unique problems in a unique trauma population. J Am Coll Surg, 184：458-468, 1997
5) エホバの商人のWEBサイト：臨床医のための医学情報．
  https://www.jw.org/ja/medical-library/
6) 宗教的輸血拒否に関する合同委員会：宗教的輸血拒否に関するガイドライン．2008
  http://www.anesth.or.jp/guide/pdf/guideline.pdf
7) 川崎市立多摩病院のWEBサイト：輸血拒否患者への当院の対応について．
  http://www.marianna-u.ac.jp/tama/about_tama/014205.html

プロフィール

田中　拓（Taku Tanaka）
川崎市立多摩病院救急災害医療センター
詳細は第3章3を参照

第5章　外傷見落としケースファイル

1. 受傷機転が不明のときは6S（＋α）を念頭におくべし

上山裕二

> **ケースファイル①**
> 67歳男性，深夜に庭で倒れているのを家族により発見された．救急隊の連絡ではバイタルサインは安定しており，顔面挫創と鼻出血があるという．"顔面打撲＋鼻出血，バイタル安定"ということで，鼻出血対応の準備をして到着を待った．
> 20分後来院．会話可能だが顔面腫脹著明で鼻出血持続．ボスミン®ガーゼを鼻孔に詰めていると意識レベルが低下したため，頭部CT撮影．脳挫傷と顔面骨骨折が認められた．
> CT台から下ろす際には酸素飽和度低下と血圧低下あり．慌てて初療室に戻ってラインを確保し，生食全開で血圧は上昇．体幹CTで多発肋骨骨折と血気胸が見つかり，救命救急センターに転院搬送となった．後に庭で転倒したのではなく2階ベランダから誤って転落し，庭に落ちていたことが判明した．

1. 基本を忘れず「何かおかしい」と気づけるように！

「まさか体幹部外傷もあるなんて，聞いてないよぉ」なんて言いたくなるかもしれないが，「目立つ損傷から入る」という過ちは，preventable trauma death（防ぎうる外傷死）の主要な原因の1つだ．JATEC™も受講し，外傷初期診療にも慣れてきた後期研修医あたりは，だんだんと余裕も出てくる反面，油断から思わぬ失敗を犯してしまう．確かにprimary survey, secondary surveyの手順を忠実に守っていては，時間もかかるし非効率かもしれない．どの程度基本から逸脱するのかが腕の見せどころだ！などと言いたい気持ちもわからないでもない．誰でも仕事に慣れてくると自信が湧いてくるものだが，**足元をすくわれるときは大抵基本を無視したときだ**．常に基本を忘れずに対応する重要性を忘れてはいけない．

また，本症例のように受傷機転が今ひとつはっきりしないとき，または本人の説明することに辻褄が合わないとき，「ん？何かおかしい」と思える感覚を日頃から磨いてほしい．外傷診療に慣れてくると，**損傷を見つけて治療することで満足してしまい，肝心のその背景にある「なぜ受傷したか」に対する興味が薄れてしまう**ことがある．もし本症例が2階から転落したとわかっていればしっかりJATEC™に沿って診察したことだろう．オーバートリアージでも構わない，受傷機転についてさまざまな可能性を考えつつ外傷患者に対応してほしい．

表　単独事故の6S

Syncope	失神
Seizure	けいれん，てんかん発作
Suicide	自殺企図
Sleep	居眠り
Sugar	低血糖
Sake	飲酒，薬物

2. 覚えておこう「単独事故の6S」を

　さて何かおかしいと感じたときに役立つ有名なものに「**単独事故の6S**」がある（表）．本当にバランスを崩して転倒したのか？受傷時のことを覚えているか？本人の説明と周囲の目撃情報や客観的証拠などから，単なる外傷にしては何かおかしいと感じたら，これら6Sを思い出そう．
　筆者の経験では6S以外にも

・自宅トイレで転倒した，と家族に連れてこられた多発肋骨骨折の認知症高齢女性（虐待）
・民家の敷地内で倒れていた脳挫傷の小学生（自動車に跳ね飛ばされていた）
・マンションの駐車場でうずくまって泣いていた覚醒剤常習の若年女性（マンション屋上から飛び降りて骨盤骨折）

などというのもあった．
　受傷機転がはっきりしない場合は，これら「6S＋α」を常に念頭において診療にあたってほしい．

プロフィール

上山裕二（Yuuji Ueyama）
医療法人倚山会田岡病院救急科
詳細は第1章2を参照

第5章 外傷見落としケースファイル

2. スポーツ競技中の脳震盪は絶対に当日競技復帰させてはいけない！

野村 悠

> **ケースファイル②**
> 　中学1年生の男子が体育の授業中に頭を打った．その後，嘔気を訴えたため昼休みに学校医が勤務するクリニックを受診したが，軽度の頭痛と嘔気を訴えるのみで神経学的所見に問題がないため学校へ戻った．
> 　放課後，嘔気は残るものの頭痛は軽減したため，所属する柔道部の活動に参加した．ところが，投げ技を受けたときに再び頭を打ち，その後意識がなくなったため救急病院へ搬送された．
> 　頭部CTで外傷性出血はなく，びまん性脳腫脹をきたしておりセカンドインパクト症候群と診断され，高次脳機能障害が残る寝たきりの人生を送ることとなった．

※架空の症例

1. 脳震盪とは

1 定義と自然経過

1）定義

　脳震盪とは脳外傷であり，生体力学的作用によりもたらされた脳への影響を及ぼす複雑な病態生理学的過程と定義される．頭頸部や顔面への直接的な衝撃だけでなく，頭部へ衝撃が伝達するような間接的な外力でも生じる．

2）自然経過

　症状の多くは72時間以内に消失し，大半の症例（80〜90％）は7〜10日で自然回復するが，小児や青年期ではより長くなる可能性がある．症状持続例（10日を超えて持続）は脳震盪の10〜15％で報告される．

2 国際コンセンサス

　スポーツ医学の発達とともに脳震盪の重大性が認識され，スポーツ中の脳震盪に関する管理指針が国際的に整備されてきた．最新の指針は，2012年11月の「第4回スポーツにおける脳震盪に関する国際会議」において発表された，「スポーツにおける脳震盪に関する同意声明」であり，国際オリンピック委員会をはじめ多くの国際競技団体より支持され，レクリエーションからプロスポーツまですべてのレベルの競技者を対象にしている．

表1　脳震盪の症状

情動／感情	睡眠障害
不安／依存／神経過敏 感情不安定／落ち込み／悲しみ 短気／性格変化　など	睡眠不足／入眠困難／中途覚醒 傾眠／睡眠過多
認知機能障害	身体症状
健忘／錯乱／不注意／動作緩慢 思考緩慢／感情鈍麻／霧がかった感じ 意識消失／見当識障害	頭痛／疲労／めまい／ふらつき／立ちくらみ 光過敏／音過敏／かすみ目／羞明 耳鳴り／嘔気・嘔吐／しびれ／けいれん

文献1より作成

3 関連疾患

　症状が完全回復するのを待たずに競技復帰して脳が再び衝撃を受けた場合，昏睡や死亡に至る例があり，セカンドインパクト症候群（second impact syndrome：SIS）といわれる．

　また，症状が長期にわたり継続した場合には脳震盪後症候群（post-concussion syndrome：PCS）と診断される．

　脳震盪をくり返した場合，受傷数年から数十年経って認知機能障害を中心とした慢性外傷性脳損傷（chronic traumatic encephalopathy：CTE）をきたし，いわゆるパンチドランカーの状態として知られている．

　若年者に大きな後遺症を残してしまうこれらの関連疾患を予防するため，国際コンセンサスをもとに各国や競技団体において脳震盪管理指針の整備が広がってきている．

2. 脳震盪の症状と診断

1 脳震盪の症状（表1）

　最もよくみられる症状は頭痛である．ほかに，めまい，平衡障害，見当識障害も多いが，意識消失が生じるのは10％未満である．

　身体症状や身体所見，行動変化，認知機能障害，睡眠障害など1つでも症状があれば脳震盪と診断される．

2 評価ツール

　スポーツ競技中に起こった脳震盪は競技現場で評価された後，医療機関を受診することになる．競技現場で行う評価をサイドライン評価というが，利用しやすい脳震盪評価ツールとしてSCAT3（the Sports Concussion Assessment Tool V.3），pocket SCAT3やpocket CRT（the Concussion Recognition Tool）などがある．

　特に競技現場ではpocket SCAT3が使いやすく，また，SCAT3は医療機関における脳震盪の総合的評価としても用いられる．

　SCAT3の前バージョンの簡易版であるpocket SCAT2は日本臨床スポーツ医学会，SCAT3は日本ラグビーフットボール協会のWEBページからそれぞれ入手できる．

表2　段階的競技復帰プロトコール

リハビリステージ	機能訓練，運動内容	目的
1. 安静	身体的，精神的な完全休養	回復
2. 軽い有酸素運動	最大心拍数の70％以下での運動 ・歩行・水泳・自転車エルゴメーターなど ・抵抗運動のない練習	心拍数増加
3. 競技を想定した運動	頭部への衝撃が加わらない運動 ・スケーティングやランニングなど ・ヘディング不可	動作の追加
4. 接触プレーのない運動	より複雑な運動や抵抗運動の開始 ・パスまわしなど ・筋力トレーニングも開始	運動負荷，協調運動や認知機能の負荷
5. 接触プレーを含む運動	医学的問題がなければ通常練習可	自信の回復 コーチ陣による機能評価
6. 競技復帰	通常の競技に復帰	

① 各段階は24時間以上かけてステップアップする
② 経過中に脳震盪症状が再燃した場合，24時間以上休息して症状が完全に消失した後，前のステップに戻って再開する
文献2，3を参考に作成

3. 脳震盪管理と競技復帰プロトコール

1 脳震盪の管理

　脳震盪と診断された，もしくは疑われる場合，**当日のスポーツ競技復帰は絶対に許されない**．受傷当日は症状の悪化がないように見守りが必要であり1人にさせてはならない．テレビゲーム，インターネット，スマートフォンといったモバイル機器の使用など集中力や注意を要する活動も避け，場合によっては学校を休ませることも必要である．

　脳震盪の大半は数日で自然に回復するため，スポーツ競技への復帰は段階を踏んだ競技復帰計画に則って徐々に行うべきである．

2 段階的競技復帰プロトコール（GRTP）（表2）

　競技復帰計画は表2のように段階的過程を経て行うことが勧められる．GRTP（Graduated Return To Play protocol）は6段階のステップが設定されており，各段階で無症状であれば次の段階に進むことになる．各段階は通常24時間かけ，安静や刺激的な運動で無症状であればプロトコールは約1週間で終了する．もしどこかの段階で症状が再燃するようならば，再度24時間以上安静にした後，無症状であった段階に戻ってプロトコールを再開する．

まとめ

　以上，スポーツ競技中の脳震盪について述べた．

　脳震盪は回復が早く，症状も軽いため，医療従事者，競技者本人，競技指導者いずれからも軽視されがちであるが，関連疾患に伴う後遺症が生じてしまった場合，今後の社会を担う若者の未来を大きく変えてしまうことになる．これは本人や家族にとっても社会にとってもたいへんな損失であることを，スポーツ競技にかかわるすべての人が認識しなければならない．

文献・参考文献

1) Scorza KA, et al：Current concepts in concussion：evaluation and management. Am Fam Physician, 85：123-132, 2012
2) McCrory P, et al：Consensus statement on concussion in sport：the 4th International Conference on Concussion in Sport held in Zurich, November 2012. Br J Sports Med, 47：280-258, 2013
3) 大橋洋輝：スポーツに関連する頭部外傷（脳震盪）への対応．総合診療，25：649-652，2015
4) 谷 諭：脳振盪 スポーツに関わるスタッフに知ってもらいたい事．日本臨床スポーツ医学会誌，20：215-219，2012

プロフィール

野村　悠（Yuh Nomura）
川崎市立多摩病院救急災害医療センター
医療を通して夢ある元気な地域づくりをめざす総合医．自治医科大学卒業．滋賀県でへき地勤務後，聖マリアンナ医科大学救急医学へ．現在は市立病院（聖マリアンナ医科大学が指定管理者）に異動．公的医療機関における一般住民のための救急・総合診療とは何か，若手医師に感じ学んでいただくのに適した施設です！研修医への上手なティーチング方法をただ今模索中．

第5章 外傷見落としケースファイル

3. 画像読影はポイントを絞りつつ網羅的に見よう！

宮道亮輔

ケースファイル③

65歳男性．街中で卒倒し心肺停止となった．救急外来で自己心拍再開し，集中治療室に入室となった．入院時のルーチン検査として胸部X線を撮影した（図1）．

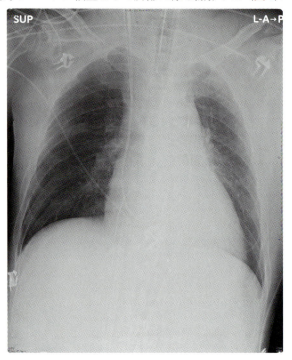

図1　入院時の胸部単純X線写真

1. 画像読影はポイントを絞って行う！

　画像読影を行うときは，漠然と見るのではなくポイントを絞って見ることを心がけよう．入院時の胸部単純X線写真であれば，無症状であっても ① **心不全を示唆するような心拡大の有無**や ② **肺結核などの肺野病変の有無**は確認した方がよい．本症例は，心肺停止後で集中治療を開始する患者で，気管チューブなどのデバイスが挿入されているため，前述の①，②に加えて，③ **チューブやカテーテルの位置は適切か**，④ **気胸や血胸（胸水）の合併はないか**など，今後の病態に影響のある部分についての確認が必要だ．

■ 漠然と見るよりは，ポイントを絞った方がよく見える

　例えば外傷患者の画像を読影する際は，どこが痛いのか細かく触診して，痛みの部位をはっきりさせてからその部分を中心に読影すると，若木骨折のようなわかりづらい骨折も見逃しにくくなる．逆に一見骨折線のように見える血管溝も，圧痛がなければ骨折と間違うことは少ないだろう．

1）オーダーするときから的を絞って

　画像をオーダーするときには，何を見たいのか的を絞ってオーダーしよう．気胸を見たいのなら，臥位ではなく立位または坐位で撮らないと軽度な気胸を見逃してしまう．環椎や軸椎の骨折を疑っているのなら開口位を，踵骨骨折なら軸位を，膝蓋骨骨折ならskyline viewを撮影しないと骨折が写らない可能性がある．大動脈解離や肺塞栓症，腸間膜動脈閉塞を疑うなら造影CTを撮らないと診断は難しい．Fitz-Hugh-Curtis症候群を疑うなら動脈早期相の撮影が有用だ．オーダーする時点で何を見たいのかを明らかにしてコメント欄に記載しておこう．気の利いた技師さんなら，条件を合わせて撮影してくれる．

2）プレゼンするときも的を絞って

　指導医やコンサルテーション先の医師にプレゼンするときも，ポイントを絞ったプレゼンの方が好まれる．短時間で行うプレゼンは，網羅的ではなくポイントを絞って行うように意識しよう．

2. 画像読影は網羅的にも行う！

　1. で述べたように見るポイントを絞った読影をすることが必要である一方，読影は網羅的にも行わないと見逃しが出やすい．網羅的に全体を見る方法（システマティックアプローチ）を身に着けておこう．

■ 見かたはあなたしだい

　外傷初期診療のトレーニングコースであるJATEC™コースで用いられている「気・胸・縦・横・骨・軟・チュー（気道，胸腔，縦隔，横隔膜，骨，軟部組織，チューブ）」でも，教科書に載っているsystematic approach法（表1）[1]でも，佐藤雅史先生の「小三J」読影法（表2）[2]でもよいので，網羅的に見る習慣を身につけよう．その一方で，システマティックアプローチを行っても10〜15％は見逃されるという報告[3]もあることを知っておこう．

3. 症例の解説

　本症例は，第4病日にPCPS（percutaneous cardiopulmonary support：経皮的心肺補助法）を離脱し，第8病日に抜管．リハビリテーションを行い，第30病日に独歩退院した．リハビリ中に左肩に疼痛を訴えるため，X線撮影を行ったところ，左鎖骨骨折を認めた．入院時のX線画像を見直したところ，入院時から鎖骨骨折を認めていた（図2〇）．

表1 Jenkins先生のsystematic approach法

① 患者情報（名前，年齢，人種）	⑨ 心臓右縁：大きさ
② 撮影条件のチェック（AP/PA，正面性の確認，露出，肋骨の走行）	⑩ 右肺門：大きさ，高さ
③ 気管：偏位は？ 圧排は？	⑪ 傍気管支領域：リンパ節腫大
④ 頸部の軟部組織：皮下気腫，甲状腺の石灰化，頸肋	⑫ 胸膜：外側から肺尖部へ
⑤ 大動脈弓：大きさ，double-shadow	⑬ 肺野：肺尖→上→中→下，左右見比べる，濃度，浸潤影
⑥ 左肺門：大きさ，形状	⑭ 心臓の後ろ（裂孔ヘルニア，腫瘤，肺虚脱）
⑦ 左心耳：形状	⑮ 乳房陰影（乳房切除術）
⑧ 左室：大きさ，石灰化	⑯ 横隔膜の下（free air）
	⑰ 骨

文献1を参考に作成

表2 佐藤雅史先生の「小三J」読影法

①「小」：気管，肺尖部	
②「三」：両側の上肺野，肺門，下肺野	
③「J」：上縦隔，下行大動脈，左下葉，横隔膜，胃泡	

文献2を参考に作成

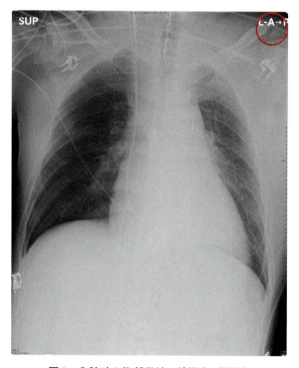

図2 入院時の胸部単純X線写真（再掲）

文献・参考文献

1) 「誰もが納得！胸部X線写真の読み方」（Jenkins PF/著，髙橋雅士/監訳），メディカル・サイエンス・インターナショナル，2006
   ↑胸部X線写真の読み方を示した本の１つである．本文献に限らずどれか１つのやり方を知っておけばよいだろう．
2) 「極める！胸部写真の読み方」（佐藤雅史/編著），学研メディカル秀潤社，2012
   ↑X線写真だけではなく，CTも含んだ胸部写真の読み方の本である．さまざまな疾患が載っているため読みごたえがある．
3) Raoof S, et al：Interpretation of plain chest roentgenogram. Chest, 141：545-558, 2012
   ↑胸部単純X線写真読影についての総説である．画像も豊富で見やすい．

プロフィール

宮道亮輔（Ryosuke Miyamichi）
医療法人あいハンディクリニック
診療所から救命センターまで，山奥から都心までさまざまな施設で勤務してきました．骨折の見逃しは大勢に影響がないと思っても凹みます．家族にも伝えづらいですよね．撮影時点での評価と，後からじっくり見た評価との２段構えで勝負していることを上手く伝えられるとよいですね．

第5章 外傷見落としケースファイル

4. 認知症患者の外傷には頸椎固定を考慮すべし！

入江康仁

はじめに

頭部外傷をきたした患者は，頸椎損傷をきたしている可能性があることは知られている．
では，どのような外傷患者に頸椎保護の適応があり，どのように頸椎保護を行うべきなのか？
今回は認知症のある外傷患者の頸椎損傷症例をあげ，外傷時の頸椎保護について述べてみたい．

> **ケースファイル④**
>
> 88歳男性
>
> 昼食後に椅子からずり落ちて床に倒れた音に，妻が気づき，声をかけると眠った様子であったためそのまま眠らせた．その後，担当ケアマネージャーが訪問し，起こしてお茶を飲ませようとしたところ，姿勢保持ができなかったため救急搬送．頸椎固定具は不装着．
> 認知症もあり，自分の状況や訴えを正確に言える方ではなかった．一通りの身体所見をとったところ，左右掌屈と両下肢挙上ができなかったが，認知症による指示理解不足によるものかどうかははっきりしなかった．
> 経過や内服薬などから，転倒の原因は食後低血圧をきたしたことによる一過性意識消失と推測されたが，検査後もやはり前述症状が継続していたことではじめて頸椎損傷の疑いが濃厚となり，頸椎カラーを装着した．その後のMRI画像で中心性頸髄損傷が判明した（図1）．

1. 頸椎保護の適応・固定解除基準は？

頸椎保護の適応はJATEC™にも記載されている7項目がある（表）．
また，頸椎固定解除基準としては全カナダ救急時X線撮影利用研究（以下NEXUS）やカナダ頸椎ルール（以下CCR）などがある．CCRは感度・特異度ともにNEXUSより成績がよいとされるが，意識障害の評価項目が含まれておらず，今回のような患者の評価ではついつい見落としがちになる．
これら評価の基本コンセプトとして，「意識清明か？」ではなく，**「正確な所見がとれるか？」**ということが重要なキーワードなのである．

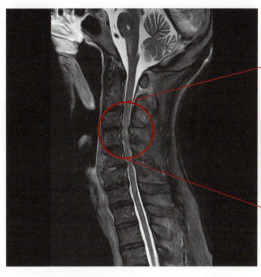 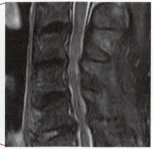

図1　症例：頸椎MRI
頸部脊柱管狭窄を背景とした中心性頸髄損傷．
C3/4レベルの頸髄に淡い高信号領域が認められる

表　頸椎保護の適応

① 頸部痛（自覚，他覚）
② 神経学的異常所見
③ 意識障害
④ アルコール，中毒
⑤ 注意をそらすような他部位の激痛（distracting painful injury）
⑥ 鎖骨より頭側の外傷がある場合
⑦ 受傷機転（急速な加減速による外傷，追突，墜落，ダイビング）

文献1より引用

2. 頸椎カラーは有害？

ところで，頸椎カラーはときに有害なものでもあるということをご存知であろうか？

① 不装着時に比べて上頸部の動きが増加
② ルーチン使用することで，より神経学的障害が増加
③ 静脈還流を妨げ，頭蓋内圧を亢進
④ 気道管理の妨げ
⑤ 誤嚥リスク増加

など，合併症をもたらすのではないかといった懸念も見受けられる[2]．
　確かに不穏状態の患者に頸椎カラーを装着しようとすると，むしろ暴れて安静が保てないといった場面は臨床現場でときどき見受けられる．頸椎カラーのルーチン使用はやはり控えられるべきであろう．

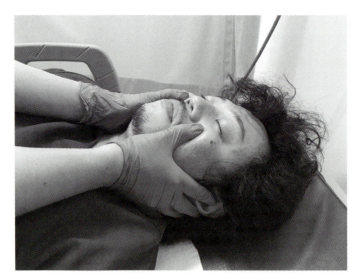

図2 Manual in-line

3. 頸椎固定は必要か？

　答えは，「必要」である（当然と言えば，当然ですね）．
　頸椎・頸髄損傷の1/4が入院前における不十分な頸椎固定に起因するという報告もあり[3]，頸椎カラーの有害事象を理由に，頸椎固定の適応患者に使用しないのは間違いである．と言っても，微小な骨折も含めたすべての骨傷を除外できるような感度・特異度の高いアルゴリズムはない（NEXUS：感度0.83〜1.00・特異度0.02〜0.46，CCR：感度0.90〜1.00・特異度0.01〜0.77）[4]．しかし現状ではNEXUSやCCRに則って頸椎固定を行うことが標準的な手順である．
　また，「頸椎保護」≠「頸椎カラーを使用すること」であり，Manual in-lineなどの用手固定法（図2）や，毛布などを頸部に巻きつけるといった方法がある．頸椎カラーの使用が困難な場合はほかの方法を工夫することも必要である．

まとめ

　今回の症例のように，認知症の方の外傷は今後確実に増加傾向になるはずである．
　つまり，今まで大きな割合を占めていた，若年層の交通外傷より，高齢者層の階段転落外傷が増加することで，「**意識障害を伴った外傷**」ではなく，「**正確な所見がとれない外傷**」へと多くがシフトしていくということである．
　頸部痛や神経学的異常所見などの臨床所見，高エネルギー外傷のエピソードはたいへん重要なファクターであるが，まずは「正確な所見がとれる」か否かを判断することを常に念頭において評価を行うべきである．
　また，頸椎固定にあたっては必ずしも頸椎カラーが王道なのではなく，その他の**愛護的な手法を実施する工夫も必要**である．

文献・参考文献

1) 「改訂第4版 外傷初期診療ガイドラインJATEC」（日本外傷学会外傷初期診療ガイドライン改訂第4版編集委員会/編, 日本外傷学会, 日本救急医学会/監), へるす出版, 2012
2) Sundstrøm T, et al：Prehospital use of cervical collars in trauma patients：a critical review. J Neurotrauma, 31：531-540, 2014
3) Toscano J：Prevention of neurological deterioration before admission to a spinal cord injury unit. Paraplegia, 26：143-150, 1998
4) Michaleff ZA, et al：Accuracy of the Canadian C-spine rule and NEXUS to screen for clinically important cervical spine injury in patients following blunt trauma：a systematic review. CMAJ, 184：E867-876, 2012

もっと学びたい人のために

1) 「ステップ ビヨンド レジデント3　外傷・外科診療のツボ編」（林 寛之/著), 羊土社, 2006
　↑言わずもがな救急診療の泰斗, 林 寛之先生の代表的著書の外傷編. 頸椎固定に関する必要な知識が網羅的に集約されている.

プロフィール

入江康仁（Yasuhito Irie）
聖隷横浜病院救急科/キズ・やけど外来 医長
横浜市にある二次救急病院で, 一般的な内科救急や整形疾患, 循環器・脳外科疾患など救急全般の初期対応をしていますが, 全国に先駆けてキズ・やけどの専門外来を立ち上げ, プライマリ・ケアの面から創傷治療を救急医が実践しています. 救急科の新たな可能性を模索中！興味ある方はwebを検索！

第5章 外傷見落としケースファイル

5. 鎖骨より上に損傷があった場合は頸椎評価をすべし！

水嶋知也

> **ケースファイル⑤**
>
> 30歳代男性
>
> 主訴：後頸部痛
>
> 現病歴：50 ccバイクを運転し信号待ちで停車していたときに，後方から来た軽自動車に追突され受傷．衝突場所からバイクごと約10 m飛ばされ，バイクは後部が大破し追突した車両の前面が陥凹．フルフェイス型ヘルメットを着用していた．救急隊現着時，初期評価および全身観察に異常なくロード＆ゴーに該当しないが受傷機転から酸素投与，ネックカラーを装着し全脊柱固定した（興味があったらJPTEC™にチャレンジしよう！）．その後当院に救急搬送された．
>
> 来院時現症：
>
> [primary survey]
>
> 　A：会話可能
>
> 　B：呼吸数17回/分，SpO_2 100％（10 Lリザーバーマスク）
> 　　　呼吸様式・胸部頸部診察でいずれも異常なし
>
> 　C：血圧137/82 mmHg，心拍数89回/分整，皮膚所見にショック徴候なし，
> 　　　胸部骨盤X線・FASTいずれも異常なし
>
> 　D：E4V5M6だが受傷時の記憶なし，瞳孔は右3 mm左3 mmで対光反射あり，
> 　　　四肢麻痺なし
>
> 　E：体温36.2℃
>
> [secondary survey]
>
> 　AMPLE：アレルギーなし，既往なし，最終食事は受傷9時間前
>
> 　下顎部挫創，後頸部圧痛，右胸郭の弱い圧痛，両前腕擦過傷
>
> 　他，異常所見なし

1. 所見は頸椎脱臼骨折のみ？

　さて，primary surveyでも大きな異常がなくホッと一息．受傷時の記憶がなく，主訴や所見で頸部に異常があるためsecondary surveyの後にCT検査を行った．図1は頸椎の矢状断（sagittal）像だが，これを一目見て「ゲッ，アブな！」と思えただろうか．

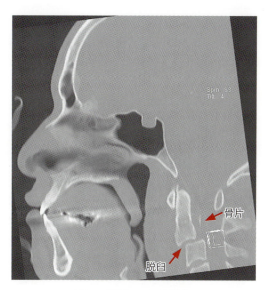

図1　頸椎CT矢状断像

　C2が前方に脱臼して脊柱管内に骨片らしきものが見える．「第二頸椎前方脱臼骨折だ，神経症状がないから脊髄は今のところ大丈夫そう，アブねー」で終了なら，まだまだシロウト．いやいや，もっと喫緊の問題があるでしょ，気付いただろうか．

　問題は脱臼骨折している部分だけでなくて，その前方の軟部組織（retropharyngeal space）である．脱臼や骨折に伴う出血で大きな血腫となっている（図2）．血腫によりその前方にある咽頭や喉頭の空間が狭小化し，喉頭蓋が前方に圧迫され気道閉塞寸前の状態だ．

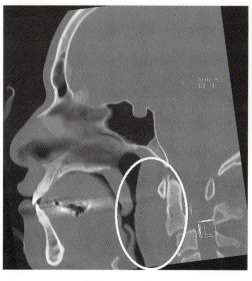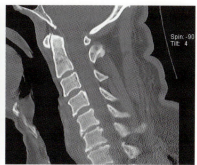

図2　retropharyngeal spaceの正常所見（右）との比較

CTの後患者さんに事態を説明し，気道確保のため気管支鏡を使って経口気管挿管し入院となった．ハローベストを装着し，待機的に頸椎前方固定術を施行し約2カ月後に独歩退院している．気管チューブについては経過中に入れ替えはしたが，血腫が大きく術後9日目まで抜管できなかった．経口挿管された挙句にハローベストを付けられているにもかかわらず，あまり苦にせずベッド上で足を組みスマホで暇つぶししている姿が印象的な患者さんだった．

2. 鎖骨より上の損傷時は頸椎を画像で検査！

　さて，この患者さんは「首が痛い」と訴えることができたのでよかったが，例えば頭部外傷を合併し意識障害があったら見つけられただろうか．いや，見つけないとならない．**基本的に鎖骨より上（頭側）に何らかの損傷がある場合には頸椎の画像検査を必ず行うべきである**．鎖骨より上に損傷がなくても，頭部外傷や薬物中毒，または泥酔しているなど意識障害があり所見が正確にとれない場合もチェックしておくこと．そのような患者さんは，たぶんどこかしらのCTを撮るはずである．一緒に頸椎のヘリカルCTを撮っておこう．CTが撮れないとき（海上自衛官の先生から「船の上ではレントゲンは撮れてもCTは撮れません！」とご指摘があった）は，頸椎X線撮影3方向（正面，側面，開口位）で代用する．特に側面X線，CT矢状断（sagittal）像は情報量が多い．その読影方法はJATEC™やPTLSのテキストで学習してほしい．以前はJATEC™コースで頸椎画像の読影も教えていたが，コースカリキュラムの変更で廃止されてしまった．個人的にはちょっぴり残念に思っていて，今回はこの症例を出してみた．

文献・参考文献

1) 「改訂第2版 JPTEC ガイドブック」（JPTEC 協議会/編），へるす出版，2016
2) 「Primary-care Trauma Life Support－元気になる外傷ケア」（箕輪良行，他/編，地域医療振興協会/監），シービーアール，2012
3) 「改訂第4版 外傷初期診療ガイドライン JATEC」（日本外傷学会外傷初期診療ガイドライン改訂第4版編集委員会/編，日本外傷学会，日本救急医学会/監），へるす出版，2012

プロフィール

水嶋知也（Tomoya Mizushima）
船橋市立医療センター救命救急センター副部長
詳細は第1章3を参照

第5章 外傷見落としケースファイル

6. 高齢者の安定型骨盤骨折に注意すべし！

松井健太郎

> **ケースファイル⑥**
>
> 90歳男性
> 玄関で靴を履く際に転倒し，右股関節痛のため歩行不能となり本人が救急要請．
> 救急隊は「右の大腿骨頸部骨折疑いの方で，バイタルも安定しており，特に既往もないので受け入れお願いします」と，二次病院のERへ受け入れ要請．
> ER搬入時，意識清明，会話可能，バイタル安定．右股関節周囲の自発痛と股関節運動に伴う疼痛を自覚．診察上右腸骨稜付近が腫脹し，同部に圧痛がある．
> 単純X線骨盤正面像では，右腸骨の骨折があるように見える（図1）．3DCTを見てみると，右腸骨翼骨折があるのみで，骨盤輪骨折も寛骨臼骨折も大腿骨近位部骨折もなかった（図2）．
> 整形外科にコンサルトし，「絶対的手術適応はない」との回答であったため，帰宅させようとしたが，疼痛が強く，本人家族とも入院を強く希望したため，一般病棟に入院させた．
> 入院日の深夜に意識レベル低下，ショック状態となる．
> ショックの原因は腸骨骨折部からの出血によるものと判断され，直ちに外傷センターへ転院となった．

1. 本当は恐ろしい高齢者骨盤外傷

　高齢者の低エネルギー外傷（立った状態からの転倒など）により生じた股関節周囲痛では，まず大腿骨近位部骨折を見逃さないことが重要である．大腿骨近位部骨折は，たとえ転位がなかったとしても，早期に手術で内固定をすることが機能予後だけでなく生命予後を改善する．

　では大腿骨近位部骨折を除外できれば安心なのか？今回の事例のように安定型骨盤骨折でも，出血性ショックになる場合がある．高齢者特有の状況として，抗血小板薬など血液凝固に作用する薬を，何の既往のない人でも内服していることがある．また，皮下組織が若年者に比較して非常に粗になっているため，内出血を止血するためのタンポナーデが働かない場合がある．このような理由が重なり，若年者ではまず血行動態が不安定になることがないような安定型の骨盤骨折（腸骨翼骨折，恥坐骨骨折，転位のない骨盤輪骨折や寛骨臼骨折など）であっても，出血性ショックに陥る可能性がある．

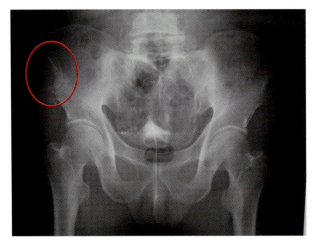

図1　初診時骨盤単純X線正面像
右腸骨翼の骨折がある（○）

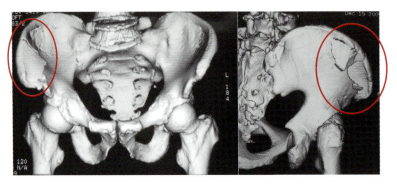

図2　初診時骨盤CT3D像正面／右後方
右腸骨翼の骨折がある（○）

まとめ

　高齢者の骨盤骨折は，たとえ骨折型が安定型であっても予想以上に出血している場合があり，出血性ショックにもなりうる場合があることを知っておく．

プロフィール

松井健太郎（Kentaro Matsui）
帝京大学整形外科学講座　外傷センター
詳細は第1章9を参照

第5章 外傷見落としケースファイル

7. 診療科による先入観をもたず，総合的に診療すべし！

ん，この子って外傷じゃなかったの⁉　えっ，この子は外傷だったの⁉

境野高資

はじめに

「交通事故の原因は心臓発作」「溺水の原因は脳梗塞」など外傷に先行した重症疾患に遭遇することがある．また，てんかん発作後の脱力が改善しないと思っていたら，じつは脊髄損傷だった（発作時に倒れ頸部過伸展で受傷）ということもある．基礎疾患の少ない小児ではどうだろうか？本稿では筆者が経験した小児のmimic症例をあげてみる．

1. 腹部打撲（⁉）

> **ケースファイル⑦**
> 12歳男児，日中にじゃれあって自転車の上にもたれかかるよう倒れこみ受傷．夕食を食べ終え立ち上がった際に強い下腹部痛が出現．1時間ほど様子をみたが改善せず嘔吐し，夜間急患診療所へ独歩来院．体温36.5℃，脈拍90回/分，呼吸数18回/分，血圧110/70 mmHg．

日中に受傷し，夜になってから突然の下腹部痛が発症している．何か違和感がないだろうか．

1 H&P：History & Physical ＋超音波検査

下腹部痛は前述のとおり突然発症（痛みが出現した瞬間のことを詳細に話せる）で波のない持続痛である．吐物は非胆汁性で下痢はない．気道・呼吸・循環は安定しており生理学的診察やバイタルサインに異常は認めない．解剖学的診察でも腹部に打撲痕や筋性防御など腹膜刺激徴候を認めない．超音波検査（FAST）も陰性である．腹部に続き陰部の診察に移ると…「じつはオチンチンも痛い」との訴え（⁉）．視診上は異常なし．Prehn徴候（陰嚢部を持ち上げて痛みが和らぐか？疼痛軽減すれば精巣炎の可能性，逆に強まる場合は精巣捻転の可能性）では左精巣の疼痛増強を認めた．さらに左挙睾筋反射（大腿内側を軽くこすると正常なら精巣が0.5 cm以上挙上する）が消失していた．超音波検査（ドップラーエコー）では左精巣内に血流を確認できなかった．

診断：左精巣捻転

2 解説

精巣捻転は新生児と思春期にピークのある疾患で，急性発症の陰嚢痛に腹痛や嘔吐を伴うこと

がある．思春期では恥ずかしがり陰嚢痛を訴えず，本症例のように関連のない外傷を病歴として訴えることもある．6時間以内に捻転解除できれば精巣温存の可能性が高く，詳細な病歴聴取と診察（H&P）が鍵となる．

2. 外傷後けいれん（!?）

> **ケースファイル⑧**
> 3歳女児，ショッピングセンター内で走り回って転倒．数分してから全身性間代性けいれんが出現し店員が119番要請．救急隊現着時けいれんは頓挫していた．救急隊員の観察では全身に外傷痕など認めず．JCS Ⅰ-1，体温36.2℃，脈拍120回／分，呼吸数22回／分，血圧90/40 mmHg.

外傷後けいれんの頓挫後で，救急隊の判断により外科選定となった症例である．

1 H&P：History & Physical

転倒を目撃していた母は「尻餅をつくように転倒した」と言っている．特に泣くこともなく立ち上がり母と手をつなぎ歩いていたところ，約5分後に突然の意識消失・全身けいれんを認め，店員が救急要請したとのことであった．病着時は意識も清明となり，頭頸部・体幹・四肢に明らかな外傷痕や理学的異常所見を認めなかった．詳しく話を聞くと2日前から嘔吐・下痢があったが徐々に軽快し，本日は下痢があるもののだいぶ元気になり，朝食後に外出したとのことであった．診察を終えたとき，再び全身性間代性けいれんが出現した！

> **診断：軽症胃腸炎に伴う良性乳幼児けいれん（胃腸炎関連けいれん）**

2 解説

6カ月〜3歳頃までは軽症胃腸炎の第5病日までに短い無熱性けいれんを認めることがある．このけいれんは数日間しばしば群発・再発し，ベンゾジアゼピン系薬剤が効きにくい特徴がある．しかし気道・呼吸・循環管理が適切に施行されれば予後良好で後遺症を残すことは稀である．血液検査・髄液検査・画像検査では異常を認めないので，詳細な病歴聴取と診察により外傷や他疾患の除外ができるかどうかが重要である．

3. 脳性まひ（!?）

> **ケースファイル⑨**
> 1歳0カ月女児．周産期歴・既往歴に問題なし．8カ月ではいはい，11カ月で伝い歩き，最近ひとり歩きができるようになった．ある日から右足を引きずるようになったため整形外科受診．X線で異常なし．数日しても改善せず前医より「脳の検査」を受けるよう言われ，第5病日に小児科外来を受診．母は脳性まひを心配している．

小児の跛行の鑑別は外傷（虐待含む）のほかに股関節炎・Perthes病・大腿骨頭すべり症など整形外科疾患，脳性まひ・筋ジストロフィー・Guillain-Barré症候群など神経疾患，さらには心因性跛行なんていうものもあり…例をあげればきりがない．

1 H&P：History & Physical

人見知りする時期なので診察室では大泣きである．母の話では機嫌よく遊び食欲も旺盛だが，歩きたがらないとのこと．発熱もなくバイタルサインに異常を認めない．仰向けでは手足もよく動かし麻痺はないようだ．また各関節もよく動かし関節炎なども考えにくいだろう．外傷痕や打撲痕は認めない．腫脹？…むっちりした肉つきでわからない．圧痛の有無？…最初から大泣きでわからない．しかしくり返し丁寧に触診すると脛骨中央を触れたときに泣き方が強くなる…ような気もする．X線検査を再検すると右脛骨にらせん骨折を認めた．

診断：toddler's fracture（よちよち歩き骨折）

2 解説

10カ月～3歳頃までは歩行が安定せず転びやすい時期である．この時期は畳の上でコケるなど軽微な受傷機転でも骨折することがありtoddler's fractureとよばれる．受傷後すぐのX線では骨折線が見えず専門医でも診断困難なことがある．小児の骨折を見落とさないためには健側撮影も行って比較し，疑わしい場合は患肢を固定のうえ数日後にX線を再検する（または専門医へ紹介）ことが重要である．toddler's fractureの多くは脛骨の骨幹部らせん骨折または斜骨折の形態をとる．もし骨幹端骨折や骨端離開をみた場合は虐待の可能性を強く疑うべきである．

まとめ

小児でも外傷を主訴とした内因疾患，内因疾患を主訴とした外傷が存在します．診療科による先入観をもたず総合的視野をもつこと，そして**詳細な病歴聴取と丁寧な診察（H&P）を行うことに勝る王道はありません**．

プロフィール

境野高資（Takashi Sakaino）
Freelance
救急科専門医，小児科専門医，麻酔科標榜医，産業医，船医．特定の医療機関に所属せず，東北の被災地や鹿児島の離島にて細々と医療支援を続けています．研修医の皆様には志望する診療科によらず，常に総合的な視点にたって診療ができる医師（デキル医師）に成長していただきたいと願っています．

8. 外傷性ショックの原因は，1つだけとは限らない

池田勝紀

1. 症例呈示

> **ケースファイル⑩**
> 75歳男性
> 主訴：意識障害，頭部挫創，四肢不全麻痺
> 現病歴：自宅階段下で仰臥位になって倒れているところを家人に発見されて救急要請となる．救急隊現着時，JCS 30程度の意識障害を認め傾眠傾向にあった．後頭部に挫創を認め動脈性出血が継続しており，橈骨動脈の触知不良でありショック状態であった．救急隊接触時のバイタルは，JCS 30，心拍数47回/分，血圧65/42 mmHg，SpO$_2$ 100％（O$_2$ 10 Lリザーバー），呼吸数16回/分であった．

救急隊は，全身観察後，後頭部挫創に対して圧迫止血を行いバックボードを用いて全脊柱固定施行，ショックに対しては，左正中皮静脈に20 Gサーフロー針により輸液路を確保し，細胞外液の投与を行いつつ当院へ搬送となる．

> 既往歴・内服歴：特記事項なし
> 来院時身体所見：
> 　E3V3M5 アルコール臭（＋）
> 　心拍数44回/分，血圧64/42 mmHg，SpO$_2$ 100％（O$_2$ 10 Lリザーバー），呼吸数18回/分
> 　階段からの転落外傷を疑い，全身詮索開始

1 primary survey

　A　Air way：OK．発語を認め，喀痰や舌根沈下に伴う閉塞はなし
　B　Breathing：呼吸音左右差なし，胸郭動揺なし，胸郭変形なし，胸郭圧痛なし
　　　　　　　　胸部X線所見：大量血胸，気胸なし
　C　Circulation：心拍数44回/分，血圧64/42 mmHg
　　　　　　　　FAST（－），IVC：虚脱
　　　　　　　　骨盤X線：骨折，骨盤輪の変形は認めず
　　　　　　　　左後頭挫創動脈性出血：ガーゼにて圧迫止血
　　　　　　　　右正中皮静脈より20 Gサーフロー針にて静脈路確保し細胞外液にて補液開始
　　　　　　　　緊急輸血を考慮し，O型赤血球製剤10単位，緊急輸血準備

D　Dysfunction of CNS：E3V3M5，瞳孔 3/3，対光反射 ＋/＋
　　　　　アルコール臭強，強度酩酊の可能性あり
E　Ext：左後頭部に 3 cm 挫創を認め，動脈性出血継続
　　　　疼痛刺激に対して上肢のみ払いのけ行動あり

2 来院後経過

　来院時より，ショック状態が継続していた．後頭部挫創の動脈性出血が現場より継続しており，現場周囲にもかなりの出血痕があったとの救急隊からの報告があり，出血性ショックと考え左右の正中皮静脈の静脈路から細胞外液のポンピングによる補液を継続する．

3 ショック原因検索

　ショックの出血源検索のため外来にてFASTをくり返すが，FASTは陰性所見のみであり，細胞外液を2,500 mL補液後に血圧が97/66 mmHgまで回復したので，損傷部位と出血源特定のために頭部CT，頸部CT，胸腹部造影CTを施行する．

4 画像所見

　頭部CT：外傷性変化は認めず
　頸部CT：頸椎アライメントの異常や，頸椎骨折，軟部組織腫脹認めず（図1）
　胸腹部造影CT：両肺野背側に一部肺挫傷を疑う所見を認める．
　　　　　　　　extravasation（造影剤の血管外漏出）は認めず，血管損傷，臓器損傷も認めなかった

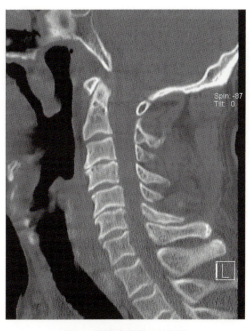

図1　来院時頸椎CT所見

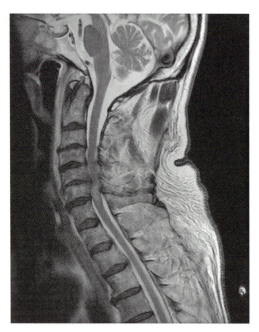

図2 入院後頸部MRI所見（T2強調画像）
頸髄の外傷に起因する浮腫性変化がみられる

5 CT検査後経過

後頭部挫創の動脈性出血に対して結紮止血し，縫合処置を施行した．

その後，再度血圧低下したため，改めて再度FASTや全身検索を行うが，出血源を認めず．

バイタル安定後に，E3V4M6まで意識回復する．その後，再度全身検索を行ったところ，四肢筋力低下を認める．頸部CTでは，外傷性変化を認めないため，非骨傷性頸髄損傷に伴う神経原性ショックを疑い，ノルアドレナリン0.08μg/mL/分の持続静注を開始したところ，血圧上昇した．血圧上昇したため，輸血療法は施行せず．後日，MRIを施行したところ，C5，C6の頸髄に，外傷に起因する浮腫性変化がみられた（図2）．

6 診断

以上より下記と診断がついた．
後頭部挫創　非骨傷性頸髄損傷

2. ショックのときに考えること

外傷急性期に認められるショックの原因は1つだけとは限らない．徐脈を起こすショックは表1に示すような患者でよくみられる．ショックの治療に反応がないときには表2に示すような原因を考えて治療にあたること．

表1 ショックでも頻脈にならない患者群

・高齢者（交感神経感受性が低下しており，頻脈になりにくい）
・運動選手（代償機能が上昇しており頻脈になりにくい）
・β遮断薬，カルシウム拮抗薬を服用している患者
・ペースメーカー患者
・激痛を呈している患者（副交感神経が亢進し，徐脈になってしまう）

表2 難治性ショックの際に考えること

1. 出血源を見逃していないか？—胸腔，腹腔，骨盤，多発骨折
2. 換気不全をきたしていないか？—片側挿管，肺挫傷，緊張性気胸，気管閉塞，気道内出血など
3. 急性胃拡張をきたしていないか？—NG tube
4. 心タンポナーデ
5. 糖尿病
6. 心筋梗塞（心筋梗塞が起こって事故になった可能性）
7. 神経原性ショック（脊髄性ショック）
8. 副腎不全
9. アシドーシス，電解質異常など

3. 非骨傷性頸髄損傷とは

　非骨傷性頸髄損傷とは，骨傷は伴っていない頸髄損傷である．受傷後早期は厳密な全身管理が必要になる．軽微な外傷でも発症しうる非骨傷性頸髄損傷は，高齢化に伴い近年増加している．骨傷がないと言っても頸髄損傷であり，損傷高位がC2/C3椎間より頭側である場合は，横隔膜麻痺による呼吸停止をきたすので人工呼吸管理が必要となる場合がある．また，神経原性ショックを伴うこともあるので，循環管理を行う必要がある場合もある．

まとめ

　今回の症例は，頸髄損傷の急性期に伴い神経原性ショックと出血性ショックが併発した難治性ショックであった．後頭部挫傷による派手な動脈性出血や来院時の採血所見より出血性ショック状態のみと思い込んだ結果，徐脈や両上肢のみ動かすなどの頸髄損傷を疑うべき所見を，選択バイアスによって除外していた．診察の際には，選択バイアスが潜んでいることを忘れずに診察にあたっていただきたい．

プロフィール

池田勝紀（Katsuki Ikeda）
船橋市立医療センター救命救急センター 副部長
最近の興味は救急以外にも，脳の神経系の発達があります．何か面白い情報があれば教えてください．

第5章 外傷見落としケースファイル

9. 自殺の手段は1つとは限らない！

入江 仁

　これは第2章5「外傷における超音波」を執筆していて思い出した症例である．見落としとまでは言えないかもしれないが，やや気づくのが遅れた一方，研修医とエコーが大活躍した症例だった．患者さんを特定されないようにややデフォルメしたことや，画像がないことをご了承いただき，とある研修指定病院の救急外来での出来事としてお読みいただければと思う．

ケースファイル⑪
20歳代女性
既往歴：うつ病（当院精神科通院中）
現病歴：受診2時間前に自殺目的で処方薬を大量内服したとして救急外来へ独歩来院した．患者さんから連絡を受けていた精神科医と研修医が救急外来で診療を開始した．患者さんは歩いて診察室に入ったものの，座っていると眠って倒れてしまうため，ストレッチャーに寝かされた．家族が持参した薬の空袋から，ベンゾジアゼピン系薬を2週間分内服したと考えられた．

1. まずはバイタルサインの把握

　このように全身状態が安定していなさそうな患者さんが来院した場合，まずはバイタルサインを把握することが外傷に限らず重要である．このときも研修医はストレッチャーに患者さんを寝かせるとすぐにバイタル測定することを考え，血圧計とパルスオキシメータを装着し，以下のバイタルサインを得た．

　JCS Ⅱ-10，血圧88/68 mmHg，脈拍102回/分，SpO_2 100％（この時点では呼吸回数と体温は未測定）．

　前月まで救急科ローテートをしていた研修医は，このバイタルサインを見てモニター監視した方がよいと考え，心電図モニターを装着しようと患者さんの衣服をはだけた．すると…，

　身体所見：左前胸部に直径数mmの刺創2カ所あり

　精神科医が患者さんを起こして尋ねると，「死にたくて薬を飲んだが死ねないので，家にあったアイスピックで胸を突いた」という．

2. 外傷対応への切り替え

　精神科医は直ちにルート確保などをはじめた．同時に研修医は携帯型エコーを運びながら，当時救急外来を統括する立場にいた私に状況を報告してくれた．薬物中毒への対応が重症外傷への対応に切り替わったのである．当時私は，精神科担当の薬物中毒患者さんが救急外来にいるという認識はあったが，ベンゾジアゼピン系薬を2週間分内服したという情報だけをもとに，緊急度は小さいと評価してしまっていた．自分の不勉強を恥じるとともに，このときの研修医の行動には感謝してもしきれない．

その後の経過

　研修医がはじめたFASTでいきなり「心嚢液貯留あり」と判明した．頸部と胸部を診察した私は「頸静脈怒張あり」以外は異常なしと判断した．これだけで心タンポナーデによる閉塞性ショックとほぼ診断できる．

　収縮期血圧が60 mmHg台まで低下したため，専門医の到着を待たずに心嚢穿刺を行って10 mL強の血液を吸引したところ，血圧は120/70 mmHg程度まで回復した．安定している間にほかの外傷がないかを確認し，心臓血管外科が対応可能な医療機関へ転院搬送となった．

　外傷が軽快した後，当院精神科病棟での加療を経て，現在は精神科外来へ定期通院中である．

3. 自殺企図の患者さんをみたら

　救急外来で診療していると自殺企図の患者さんが来院することはしばしばある．**診療の際には自殺に用いた手段が1つなのか？　複数なのか？　という疑問をぜひ頭の片隅においておきたい**．本症例のように外傷と薬物ということもあれば，多種類の薬物を内服していることもある．一酸化炭素中毒についての報告では43％がアルコールやほかの薬物を同時に服用していたという[1]．

　今回は初期診療にあたった研修医がバイタルサインを見てモニター装着が必要だと判断したこと，その際に見つけた外傷から心タンポナーデを疑って救急医へ知らせたことが迅速な対応につながった．研修医もチーム医療を支える一員であることに誇りをもって日々の診療に臨んでほしい．

文献・参考文献

1) Hampson NB, et al：Toxic CO-ingestions in intentional carbon monoxide poisoning. J Emerg Med, 44：625-30, 2013

プロフィール

入江　仁（Jin Irie）
京都府立医科大学大学院医学研究科総合医療・医学教育学　助教
日本救急医学会救急科専門医　日本プライマリ・ケア連合学会認定指導医
詳細は第2章5を参照

第6章 外傷診療の過去〜現在〜将来

1. 重症度評価と外傷患者登録システム

田中 拓

● Point ●
- 外傷は受傷時点で重症度が決まる
- 重症度を評価する−押さえたい指標はRTS, AIS, ISS, TRISS
- 外傷患者登録システムについて知る

はじめに

　外傷診療はエキサイティングである．一刻を争う重症患者にカテコラミン全開で対峙する．バイタルを安定させ，手術の経過を確認し，一息ついて，やれやれ，終わった終わった．というわけにはいかない．

　外傷診療に限らないが，自身の行った医療，自施設の行った医療，現時点での一般的に期待される医療，のレベルは常に振り返られなくてはならない．データを残すことも医師の大切な仕事である．

　日本に先駆けて，米国では1982〜1989年に患者登録制度が行われた．米国，カナダの約17万件の外傷症例のデータが解析され，外傷診療データベースの根幹が形成された．その後1994年以降は米国外科学会主導のNational Trauma Data Bank（NTDB）として運用されている．

　日本においては日本外傷学会「トラウマレジストリー検討委員会」が日本救急医学会と共同で継続的に外傷患者登録を行っている．

　外傷患者登録システムである日本外傷データバンク（Japan Trauma Data Bank：JTDB）は2003年に発足した．現在では日本外傷診療研究機構が，JATEC™コースの運営とともにJTDBのデータの集積，解析を行っている．

1. 受傷機転を読み解く

　外傷は受傷した時点で重症度が決まる．100 km/時の自動車が歩行者にぶつかったら当然平気でいられるわけがない．患者が「大丈夫です」と言っていたとしても大丈夫なわけがない．「高エネルギー」という言葉であらわされる高度な運動エネルギーが加わった外傷である．また同じ重さ，同じ速度の物体がぶつかっても高齢者にぶつかった場合と筋骨逞しい若者にぶつかった場合ではその与える影響，損傷が異なるのも自明である．代表的な高エネルギー外傷の機序，注意す

表1 高エネルギー外傷の機序と注意すべき患者の特徴

外傷機序
成人で6m以上，小児で3mもしくは身長の2〜3倍の高さからの転落
自動車事故 ・車外放出 ・同乗者死亡 ・自動車の横転 ・自動車の高度変形 ・自動車と歩行者もしくは自転車との事故で，飛ばされた，轢かれた，30 km/時以上の速度での接触
注意すべき患者
高齢者，小児
抗凝固薬内服中もしくは血液疾患
熱傷
末期腎不全
20週以降の妊婦
免疫不全
重症となりそうな印象 (受傷機転は軽微なのに痛みが強い，バイタルサインは保たれているのに顔色が悪い，など)

べき患者因子を示す[1]（**表1**）．
その他にも特徴的な所見から損傷部位が推測される受傷機転や身体所見があり，以下に示す．

1 Waddellの三徴

　Waddellの三徴は歩行者が自動車にはねられた際の受傷機転から損傷部位を推測するものである．

　歩行者はまず大腿を車のバンパーにぶつける．次に倒れ込むことによって，同側の体幹をボンネットにぶつける．そして投げ出されて対側の頭部をぶつける．自動車が左側を走行する日本などでは歩行者は右大腿，右体幹，そして左側頭部を受傷することが多いとされる．

　Waddellの三徴は小児で特に特徴的とされる．受傷者の体型や自動車の型によって受傷部位に違いはあるが，高エネルギー外傷を受傷した際に損傷部位が単一でない可能性があることを意識した診察が必要である．

2 シートベルトサイン

　3点式シートベルトでは鎖骨骨折，胸骨骨折，腹腔内損傷をきたすことがある．前部座席に乗車していて腹部にシートベルトサインがあると腹腔内損傷をきたしている可能性が約2倍上昇する[2]．また頸部，胸部に残るシートベルトサインも内部の臓器損傷を疑う必要がある[3]．

　2点式のシートベルトでは急激な車両の停車とともに体が前方に屈曲することによって腰椎椎体前方がつぶれ，後方が割れるという形態の骨折を起こす（Chance fracture, **図1**）．最近では後部座席でも2点式シートベルトは減っており，Chance fracture自体も稀になっているが，受傷機転から損傷を考えるうえで代表的な損傷である．

　そして，現場の受傷状況を最もよく観察，把握しているのは救急隊である．搬送してきた救急隊の情報は大事に大事にとりあげよう．

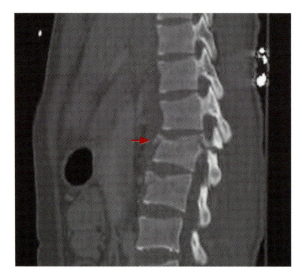

図1　Chance fracture（→）

表2　RTSコード表

コード（点数）	意識レベル（GCS）	収縮期血圧（mmHg）	呼吸数（回/分）
4	13〜15	90以上	10〜29
3	9〜12	76〜89	30以上
2	6〜8	50〜75	6〜9
1	4〜5	1〜49	1〜5
0	3	0	0

2. 重症度を測る

　外傷の重症度はさまざまな尺度で評価されるが，代表的なものはバイタルサイン，意識状態にもとづく生理学的指標および，損傷部位にもとづく解剖学的指標をもとにしたものである．

1 外傷評価の生理学的指標

　生理学的指標として現在国際的に用いられているものはRTS（revised trauma score）である．これは来院時の意識状態（GCS），収縮期血圧（sBP）および呼吸数（RR）からコード値（表2）を求め，以下の式から算出する．最重症は0点．RTS 4点未満では救命率が50％以下と予測される．

　RTS＝コード値（GCS）× 0.9368＋コード値（sBP）× 0.7326＋コード値（RR）× 0.2908

2 外傷評価の解剖学的指標

　解剖学的指標としてはAIS（abbreviated injury score）ならびにISS（injury severity score），ICISS（international statistical classification of diseases-ISS）などが用いられる．
　AISは解剖学的な人体部位によってその損傷形態，重症度を分類，コード化したものである．米国の自動車医学の進歩のための協会（Association for the Advancement of Automotive Medicine：AAAM）が1969年に作成し，現在まで版を重ね，2008年に最新のアップデートがなされ

ている．コードは小数点前6桁，小数点後1桁の7桁の数値で構成され，身体部位（頭部，胸部，腹部など），解剖学的構成（血管，骨格，神経など），特定の解剖学的構成，特定部位の損傷程度などをあらわす．小数点後の1桁は損傷の重症度をあらわす．例えば大腿骨開放骨折であれば，1桁目が部位を示す下肢の8，2桁目が解剖学的構成の骨格系を示す5，3/4桁目が特定の解剖学的構成の大腿骨を示す18，5/6桁目は損傷程度の開放骨折を示す22，最後7桁目にAISの重症度を示す3となり，851822.3というコードになる．現在日本ではAIS90 update98[4]が用いられており，JTDBへの登録に利用されている．

ISSはAISが単一の外傷の重症度を評価しているのに対し，AISをもとに全身の損傷程度を示す指標である．身体を①頭頸部，②顔面，③胸部，④腹部と骨盤内臓器，⑤四肢と骨盤，⑥体表の6つに分け，そのうち3つの部位の損傷で最も重症度の高い最大AISの二乗の和（重症度をあらわす小数点第1桁目のみを2乗）をISSとする．ISSが高い方が死亡率は高く，同じISSでも最大AISが大きいほうが死亡率が高い．

3 生理学的指標と解剖学的指標を統合して予後を予測する

TRISS（trauma and injury severity score）法は外傷評価の生理学的指標と解剖学的指標および年齢因子を加えて予測生存率（Ps：probability of survival）を算出するものである．$Ps > 0.5$で死亡した場合は『適切な処置がなされていれば避けられた死』，$0.25 \leq Ps \leq 0.5$の場合は『救命の可能性があったかもしれない死』と考えられ，$Ps < 0.25$の場合は『避けることできなかった死』と考えられる．

AIS 3点以上を対象としISSならびにRTSからTRISSが算出される．スコアリングシステムや自動での算出にはTRAUMA.ORGのWebサイト[5]が有用である．

3. 日本における外傷登録制度

現在日本においても，日本独自のデータを用いて，新しい予後予測指標の検討が行われている[6]．

日本における外傷患者登録の窓口は日本外傷データバンク（JTDB）[7]である．症例を登録するためには，施設登録が必要となる．

外傷症例について初期情報，病院前情報，転送情報，来院時情報，実施した検査・処置・手術，診断名と損傷重症度，入・退院情報を入力しデータを登録する（図2，3）．

ROOT Q for TraumaというJTDBの提供するソフトウェアもしくはWeb上からも入力が可能である．

2015年3月時点で，JTDBへ日本の244施設が参加し，データの登録がなされている．現在2015年のデータバンクレポートが示されており，年齢分布，受傷機転分布，死亡者数などが閲覧できる[8]．

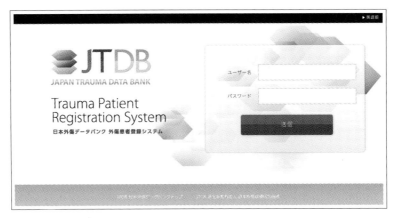

図2　JTDBのログイン画面

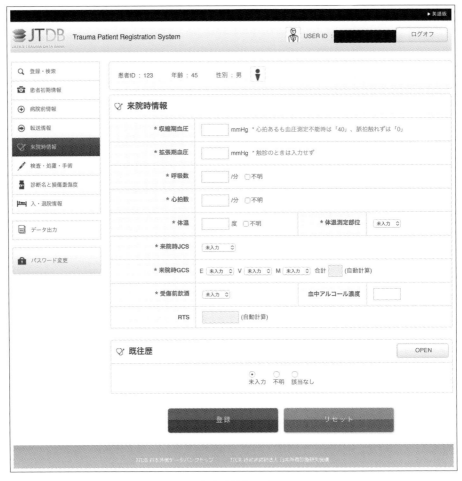

図3　来院時情報入力画面

おわりに

外傷に対峙する際,受傷機転や,損傷とその転帰を意識することにより,より一層安全に,その症例の全体像を見渡した診療を行うことができる.経験とデータの積み重ねにより診療の精度を上げるよう心がけたい.

文献・参考文献

1) McCoy CE, et al：Guidelines for Field Triage of Injured Patients：In conjunction with the Morbidity and Mortality Weekly Report published by the Center for Disease Control and Prevention. West J Emerg Med, 14：69-76, 2013
2) Bansal V, et al：The utility of seat belt signs to predict intra-abdominal injury following motor vehicle crashes. Traffic Inj Prev, 10：567-572, 2009
3) Agrawal A, et al：Seat belt sign and its significance. J Family Med Prim Care, 2：288-290, 2013
4) 「AIS 90 日本語対訳版update 98 日本語対訳版」（日本外傷学会,日本自動車研究所/監）,へるす出版,2003
5) TRAUMA. ORGのWebサイト
http://www.trauma.org/archive/scores/index.html
6) 木村昭夫：我が国における鈍的外傷患者の生存予測ロジスティック回帰式の検討：日本外傷データバンクの解析から.日本外傷会誌,24：15-20, 2010
7) 日本外傷データバンク（DB）のWebサイト
https://www.jtcr-jatec.org/traumabank/index.htm
8) データバンクレポート（Japan Trauma Data Bank Report 2015）
https://www.jtcr-jatec.org/traumabank/dataroom/data/JTDB2015.pdf

プロフィール

田中　拓（Taku Tanaka）
川崎市立多摩病院救急災害医療センター
詳細は第3章3を参照

第6章 外傷診療の過去～現在～将来

2. 研修医のための外傷診療
～心構えと実践～

清水剛治

● Point ●

- 外傷を専門にしないからこそ系統的な外傷評価法を学ぶ必要がある
- 系統的評価法は重症患者の診療で普遍的に有効である
- 外傷初期診療を学ぶことで重症患者への対応の苦手意識克服につながる
- 外傷初期診療においても，clinical prediction rule が活用できる
- 外傷初期診療において病院前外傷診療を担う救急隊との連携が欠かせない

はじめに

　初期研修医にとって救急診療，なかでも外傷症例は特に"怖い"経験の1つではないかと思う．指導医・看護師含むメディカルスタッフ・患者そしてその家族，救急外来に緊張感が張りつめ，指導医は矢継ぎ早に採血・ルート確保などの指示を出す．そんななかに放り出され最初は何をしたらよいのかわからず，ただ立ち尽くす研修医．筆者自身，初期研修医1年目のときには何もできなかった記憶がある．そのような恐怖や外傷診療への苦手意識が薄くなるように，そして願わくば外傷診療を好きになれるように本稿が一助となることを願う．

> **症例1**
> 　40歳代男性．バイク対大型トラックの衝突外傷で救急搬送．当院到着時にはショックバイタル．動揺した家族，大声で次々に指示を出す指導医，看護師は手早く脱衣しモニター装着，ルート確保をしている．緊張感張りつめる救急外来で何をしたらよいかわからず立ち尽くす研修医であった．

> **症例2**
> 　10歳男児．自転車の単独転倒事故で救急搬送．本人はぶつけたのは頭だけだと言っている．初期診療を担当した研修医は本人の証言と全身状態良好であることを踏まえ，頭部CTを撮影し問題ないことを確認．帰宅させようとしていたところ待合室で腹痛・嘔気の訴えあり．改めてFASTを施行すると脾周囲液体貯留あり．精査の結果，ハンドル損傷による脾損傷が判明し入院となった．

1. なぜ，外傷初期診療について学ぶ必要があるか

　系統立った外傷初期診療の必要性として，JATEC™では"preventable trauma death（防ぎうる外傷死）"を防ぐことが強調されている[1]．ここではもう少し噛み砕いて，なぜ初期研修医が，しかも外傷を将来専門としない（可能性が高い）初期研修医が外傷診療を学ぶ必要があるのかを考えてみる．

1 外傷症例は専門科・診療する施設によらず遭遇する可能性がある

　例えば将来一般内科として開業を考えている場合でも，かかりつけの患者さんが自転車で転倒し独歩で来院する可能性は十分にあろう．また病院勤務医として当直や救急診療に従事している限り，常に外傷症例に遭遇する機会があり外傷診療を避けて通ることは限りなく不可能であろう．そして往々にして重症の患者さんほど軽症のような見かけで受診してくる．このような場合にこそ系統的に評価を行うことで隠れた重症例を拾い上げる必要がある．

2 系統的な評価法は外傷症例以外にも応用が効く

　JATEC™では生理学的徴候の異常としてABCDE（気道・換気・循環・意識・脱衣と体温）の評価・安定化をまず行い，引き続いてAMPLE（アレルギー・内服薬・既往歴と妊娠・最終の食事・受傷機転と現場の状況）にもとづく病歴聴取，頭から足までの漏れのない観察・評価を行うよう推奨されている．

　じつはこのような系統的な評価法は外傷診療に限ったことではない．例えば病棟・救急外来問わず重症症例の診療に際しては無意識のうちにまずバイタルサインを確認している．つまり重症症例の対応において系統的な評価法はある程度の普遍性をもって有用である．

3 研修医自身の重症症例や外傷症例に対する恐怖心の克服につながる

　そして何より，系統的な評価法を学ぶことで外傷症例を含む重症症例の診療への恐怖心・苦手意識の克服につながると筆者は考えている．

　症例1は初期研修1年目の4〜6月に筆者自身が経験した状況である．重症症例への恐怖で何をしたらよいかわからず立ち尽くす研修医は，役に立たないどころか邪魔でしかなかったと反省する．

　系統的な評価法を学びくり返し実践することで，追いつめられた状態で冷静な判断力を失っても，体は自動的に評価・介入を行うことができる．体が動いてくれれば，少し冷静になり周囲の状況を見渡す余裕が生まれる．外傷症例に限らず重症症例への恐怖を和らげ，ひいては重症・救急診療が好きになるためにも系統的な外傷初期診療を学ぶことは有用である．

2. 外傷に慣れてきた初期研修医を待ち受ける落とし穴

　JATEC™やPTLS（Primary-care Trauma Life Support）といったoff-the-jobの外傷初期診療コースを受講し，外傷診療にも慣れてくると，外傷診療に対する恐怖心も徐々に薄れてくる．しかしそのような時期にこそ足下をすくわれることも多い．

1 歩いてやってくる患者ほど重症例が潜んでいる

外傷初期診療に慣れ，恐怖心が少しずつ薄れてくると同時に軽症症例をいわば"舐める"ような慢心が生まれがちである．症例2では，初期対応にあたった研修医は患者本人の言葉と全身状態がよかったことから全身評価を行わず，結果として脾損傷を見逃す危険があった．

本邦ではJPTEC™を主体とした病院前外傷初期評価が広く普及してきており，救急車で搬送されてくる患者ではかなり系統的に評価・観察がなされていることも増えてきている．しかしwalk-inで受診してくる患者においてはこの限りではない．walk-inで受診してくる一見軽症に見える患者のなかにこそ重症例が潜んでいる可能性を常に心がけ，系統的な評価を頭の片隅においておく必要がある．

2 JATEC™やPTLSでは外傷診療のエキスパートになることを目標としていない

外傷初期診療のコースを受講すると，しばしば"今なら何でもできる"ような全くの勘違いが生じることも多い．上記コース内でもしばしば強調されることだが，外傷診療は一度コースを受けただけではエキスパートにはなれない．

外傷初期診療において初期研修医に要求されるのは

① 系統的な評価法を身につけ外傷診療チームの一員として機能できる．
② 一見軽症に見える重症例を拾い上げ適切に専門科につなぐことができる．

という2点であり，決して外傷診療のgod handとして機能することを期待されているわけではない．系統的評価法を学び外傷診療に対する恐怖心がなくなる，外傷診療が好きになることはもちろん望ましいことだが，その一方で適切に不安・恐怖をもち続けることも重要である．

3 外傷初期診療においては施設・環境に応じて変更を加えることも必要

筆者は1,000床規模の救命救急センターを備える大学付属病院で初期研修を行ったが，一方で300床規模の市立病院でも同様に救急研修を行う機会があった．そこで感じたのは施設・環境に応じて適宜診療手順には変更を加える必要があることであった．

例えば今まさに生命の危機に瀕している重症外傷症例では，手順通りにポータブルX線撮影で胸部・骨盤の評価を行うことに異論のある者はいないであろう．しかし一方で，歩行中に転倒し足首をひねった症例にまで全例ポータブルX線撮影を行っていては放射線技師さんの負担が大きくなってしまう．

上記はやや極端な例ではあるが，施設によってはX線撮影やCT撮影に関して独自の基準を策定している病院も多いであろう．そのような環境でJATEC™ガイドラインを厳守することでむしろ現場の混乱や負担増加につながるケースも多く，施設・環境に応じてある程度柔軟に対応する必要がある．

3. より外傷診療を好きになるために〜clinical prediction ruleの活用

ガイドラインに沿った診療がある程度定着すると，徐々に実臨床との解離に気づいてくる．そのようななかでより外傷診療を好きになり，evidence basedに外傷診療を行うことができるようになる方法を考える．

表　小児外傷における腹腔内臓器損傷の予測ルール

小児外傷症例において…
- 腹部外傷痕 or シートベルトサイン
- GCS ≦ 13点
- 腹部圧痛
- 胸壁外傷痕
- 腹痛の訴え
- 呼吸音減弱/消失
- 嘔吐

上記のいずれも認めない場合，介入が必要な腹腔内臓器損傷は0.1%
（感度97.0%，特異度42.5%，陰性的中率99.9%）

文献2を参考に作成

1 clinical prediction ruleの活用

　JATEC™ガイドラインでは，原則として外傷部位に関しては積極的にCTを含む画像検査が推奨されている．"preventable trauma death"を防ぐ目的からは，重篤な臓器損傷を見逃さないために合理的な記載と考えられる．

　しかし一方で画像検査，特に外傷で頻用されるCT検査では被曝の問題が常につきまとう．近年の被曝に対する関心の高まりもあり，特に小児外傷症例ではできる限り不要な被曝を避けたいというのも事実である．

　そこで表のような，軽症外傷症例からCT検査が不要な症例を抽出するための各種予測ルール（いわゆるclinical prediction rule）も発表されている（第3章1も参照）[2〜4]．

　これらのルールは，不要な画像検査を行わず被曝防止・医療コストの削減につながるのみでなく，臨床的に注目してとるべき所見を示してくれる．すなわちこれらのルールに記載のある所見に関しては最低限確認すべきと言う点で非常に参考になる．

2 病院前外傷初期診療・災害医療への発展性

　初期研修医にもJATEC™やPTLSといった外傷初期診療コースは広く普及してきているが，その一方で病院前外傷初期診療や災害医療の認知は十分とは言えないのではないか．コースやガイドラインの詳細は他書に譲るが，病院内外傷初期診療に携わる以上，特に病院前外傷初期診療ガイドラインであるJPTEC™の理解は欠かせない．

　外傷初期診療に興味がある初期研修医の先生方はJPTEC™やMCLS（Mass Casualty Life Support，多数傷病者への対応標準化トレーニング）といった他分野の学習を進めることで，病院内外傷初期診療にもより深みを出すことができる[5,6]．

　また，救急隊の隊員の方々はわれわれが思っているよりもはるかに多くの情報をもっている．特に現場の状況，例えば車両の破損部位や程度，受傷時の状況などに関して救急隊員の方々は非常に多くの情報をもっており，それらの情報から患者の損傷部位の推定が行えることも稀ではない．

　病院内よりもさらに混乱し情報が錯綜する現場で，適切なトリアージ・応急処置を行いながら迅速に搬送することがいかに困難かは，外傷診療に従事したことのある医師なら想像に難くないであろう．現場で活動している消防・救急隊の協力なくして病院内外傷診療は成り立たないことを肝に銘じながら，互いに敬意をもち，協同して外傷診療の向上につとめる必要がある．

文献・参考文献

1) 「改訂第4版 外傷初期診療ガイドラインJATEC」（日本外傷学会外傷初期診療ガイドライン改訂第4版編集委員会/編，日本外傷学会，日本救急医学会/監），へるす出版，2012
   ↑いわゆるJATEC™ガイドライン．特に第1章 初期診療総論は必読．

2) Holmes JF, et al：Identifying children at very low risk of clinically important blunt abdominal injuries. Ann Emerg Med, 62：107-116.e2, 2013

3) Kuppermann N, et al：Identification of children at very low risk of clinically-important brain injuries after head trauma：a prospective cohort study. Lancet, 374：1160-1170, 2009

4) 「考えるER サムライ・プラクティス」（志賀 隆/編），シービーアール，2014
   ↑ER診療の心構えからclinical prediction ruleの活用法まで幅広くまとめられているテキスト．ER型救急を志す研修医だけでなく救急診療に携わる可能性がある医師全般に広く参考となる．

5) 「改訂第2版JPTECガイドブック」（JPTEC協議会/編），へるす出版，2016
   ↑病院前外傷初期診療のガイドライン．救急隊が普段行っている病院前救護の現場でいかに難しい判断が必要となるかを理解できる．

6) 「標準多数傷病者対応MCLSテキスト」（大友康裕/編，日本集団災害医学会/監），ぱーそん書房，2014
   ↑多数傷病者発生の際の初動について学べるテキスト．外傷診療においては医師・看護師・救急隊員のみならず警察や場合によっては自衛隊など，他職種との連携が重要となることを理解できる．

プロフィール

清水剛治（Goji Shimizu）
東京ベイ浦安・市川医療センター救急科専修医
聖マリアンナ医科大学と川崎市立多摩病院を含む関連病院で，救命センターから市中病院二次救急までを学びながら2年間の初期研修を修了しました．現在はER型救急の研鑽を積むべく後期研修を行っています．外傷初期診療を系統的に学ぶことで重症診療，ひいては救急医療そのものに興味をもつ先生が1人でも増えれば望外の喜びです．質問や研修での相談等あればお気軽にご連絡いただければ幸いです．

第6章 外傷診療の過去〜現在〜将来

3. 外傷センターとこれからの外傷診療

箕輪良行

● Point ●
- 最近30年あまりで，国内外の外傷診療のパラダイムは大きく変化した
- 外傷蘇生と四肢外傷に大別されるニーズに対応できる外傷センターが求められる

はじめに〜外傷診療との出会い

　「今日は外傷の患者しか来ません．しかも重症ばかりです！」「こんなに楽しい救急当番の日はないでしょう！？」，PTLS（Primary-care Trauma Life Support）コースの実習，臨床シナリオ[1]をはじめるときに私がかける一言である．研修医を対象にした外傷初期診療のコースであるPTLSで学ぶ重症外傷の蘇生手順を，35年前の1981年，卒後3年目の1年間，専門研修として日本医科大学救命救急センター（以下日本医大救命センター）で経験した診療と比べてみた．手元に残っていた当時の症例カード100枚程度を見直すと循環，呼吸，外傷の程度，気管挿管，輸液，手術といった順序で記載されていて，ABCDEsのprimary surveyと同じであった．当時は米国にATLS（Advanced Trauma Life Support，1978年以降の創設）が生まれていることもまだ全く知らなかった．外科医で心ある先覚者が外傷外科に積極的に取り組むようになりごく一部の急性期病院や救命センターで挑戦をはじめ，日本救急医学会がまばゆいような活動を開始した頃であった[2]．当時，東京都内に2つしかなかった救命センターのうちの1つ，日本医大救命センターは入院患者の51.6％が外傷で自験例でも58.7％が外傷例であった[3]．都内の外傷が「集まってくる」実感があり「外傷しか来ない」と言ってもおかしくない毎日であった．

　その後の留学先は「憧れの北米の外傷センター」であった．20年前にどうしても重症外傷の最先端の治療場面を学びたいと願って米国デンバー市立病院のレベルⅠ外傷センターにリサーチフェローとして滞在した[4]．私がある日，有名なテキサスのBen Taub病院へ行ってみたいと言ったときにMoore教授が一言．「アメリカ国内ならどこへ行ってもやっている治療は同じだよ，患者数の違いはあるけどね」．自らが世界のトップであることの自負と北米外傷診療の標準化への自信とを感じた．私がATLSを学んで日本で救急医療の標準化に寄与したいと感じた大きなキッカケであった．当時の北米外傷診療はBen Taub病院のMattox, Feliciano, デンバー市立病院のMooreという3巨頭がトップだった[5]．けれども北米の外傷診療が大きな曲がり角に差し掛かる直前にあった．1995年にデンバーで過ごしていて，超音波検査やIVRの進歩とともに外傷外科手術が減少しはじめ，外傷センターの開設が続きレベルⅠセンターとレベルⅡとの診療の質，量の差が問題となりはじめていた[6]．一言でいえば外傷患者の集約によって維持してきた診療レベル

が患者の拡散で維持できなくなる危機と，一方で外傷診療に情熱を感じてきた一般外科医が，仕事のハードさによりしだいに外傷センターから撤退していく矛盾が深刻になってきていた[7]．市場原理のもとで北米の外傷センターはレベルⅠ，ⅡにとどまらずⅢ，Ⅳと増え続けて外傷患者の収容はますます分散した．北米全体でもこれらの問題は整理されながら外傷外科医が緊急の手術以外の急性疾患の外科診療にかかわる[8]ようになりAcute Care Surgery[9]という領域へと発展していった．

1. 外傷診療のパラダイムシフト

1 北米における外傷診療に関する議論

　北米では外傷センターのメリット・デメリットに関する疑義が実証的に表明されて，外傷外科の教義そのものに対する抵抗感が広く救急医の間から生まれてきていた[10]．2007年のAhmedらのレポートでは，重症外傷患者にERで最初に対応する外傷チームに，手術訓練をした外科医がリーダーとして参加してなくても，患者の生存退院率，入院期間，来院3時間以内死亡率，穿通性外傷治療成績に有意な差がないと報告された[10]．外傷外科のパラダイムが大きく揺らぎ，象徴的なのは1970〜80年代に医学の花形であった外科医の志望者が1996〜97年にかけて救急医の志望者数に抜かれて逆転したことである[11]．外傷蘇生にER医が積極的にかかわるというGreenによる画期的な主張は非手術的治療への移行，救急医学の成熟，欧州やカナダにおける非外科医による外傷治療成績を背景としていた．

　2000年代より欧米ではPTD「防ぎうる外傷死」(preventable trauma death)や外傷の三相死の妥当性を再検証する報告がいくつか発表された[12, 13]．オランダのユトレヒト大学病院に搬送された外傷患者データ9,805症例をもとにした研究では外傷死亡の大半は受傷後1時間以内に起こり，以後時間の経過とともに急激に減少するカーブが描かれた（図1）[12]．米国の外傷データバンクの研究でも似たような結果が報告された[13]．

　実際に，ATLSを創設したアメリカ外科学会はこのような状況を反映して2012年1月外傷委員会が従来提唱された，PTDから「改善の余地のある予期されなかった死亡」(unanticipated mortality with opportunity for improvement)へ呼称を変更し，また関連する用語も表のように改変された[14]．PTDの妥当性も見直しされている．

　朝鮮戦争やベトナム戦争の死亡率に緊急外科治療が与えた影響から外傷外科医らによって1960年代に提唱されたgolden hourという概念に対する疑念が最近になって表明されてきている[15]．実際に北米11カ所のレベルⅠ，Ⅱ外傷センター46施設における後方視的研究ではプレホスピタル時間が60分以内と60分を超える群を検討し，ショック患者と外傷性頭部損傷の死亡率で相異は有意でなかった．唯一，サブ解析ではショック患者で24時間以内に致死的治療的介入を要した群で院外搬送時間60分を超えるとオッズ比2.37で有意に悪かった（図2）[16]．

　北米では外傷センターが重症外傷の救命に寄与した点はすでに広くコンセンサスが得られていて，重症外傷患者は外傷センターで診療を受ければ相対死亡危険度が25％減少することが実証されている[17]．しかし国内に869のレベルⅠ〜Ⅲ外傷センターが乱立することが妥当であるか否かに関しては議論がわかれたままであり，ハード面，スタッフ面，プロセス評価，アウトカム評価にわたる米国外科学会外傷委員会の厳格な基準で認定された各レベルの外傷センターが，外傷患者の75％を占める軽症〜中等症の患者の死亡率を改善し医療費を軽減するのかも議論されてきた[18]．

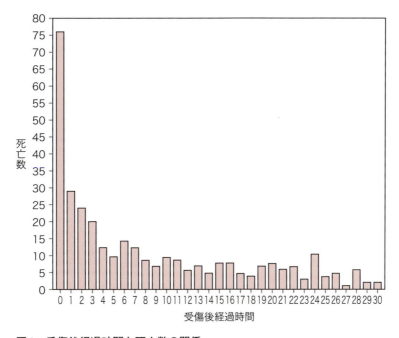

図1　受傷後経過時間と死亡数の関係
初期30時間以内の死亡数分析では1時間以内に76/659（11.5％）が1つのピークであり，24時間以内で310/659（47％）が死亡した．
文献12より引用

表　外傷死の呼称の変更

Old　旧	New　新
Preventable 避けられた外傷死	Unanticipated mortality with opportunity for improvement 改善の余地のある予期されなかった死亡
Non-Preventable 避けられなかった外傷死	Mortality without opportunity for improvement 改善の余地のなかった死亡
Possibly Preventable 避けられる可能性があった外傷死	Anticipated mortality with opportunity for improvement 改善の余地のある予期された死亡

文献14より引用

2 日本において外傷を扱う医師をどのように育成するか？

　1990年代からわが国でも外傷を扱う医師の養成に関して困難が生じており，日本外傷学会でも長く議論されてきた．日本の外傷診療全般で北米をモデルとした外傷センターと質の管理を含めた外傷システムの確立が提唱[19]されて，ATLSの輸入を検討したが実現しなかった経緯が報告され認定制度や外傷症例登録が提案された[20]．また外傷外科医養成が困難である要因の分析もさまざまであったが，医学部における卒前教育，卒後直後の臨床研修，専門領域である外科，救急科，脳外科での後期研修，それぞれに教育プログラムが検討された．臨床研修で頭部，胸部，四肢の外傷，熱傷の研修経験数と関連する17個の技術項目の研修到達度が相関することが実証された（図3）[21]．

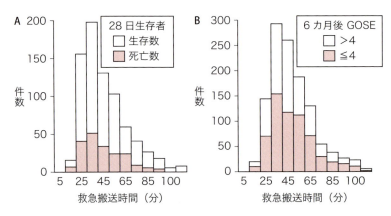

図2 救急搬送時間と死亡数の関係
全院外時間と非調整死亡数．ショック症例群（A，778例），および外傷性脳損傷症例群（B，1,239例）．6カ月後グラスゴーアウトカムスケール計算値（GOSE）を使用．横軸はA，B群ともに120分までの搬送時間．
文献16より引用

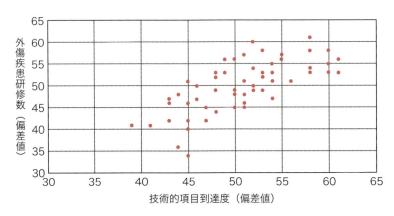

図3 61研修病院研修医における17項目の技術的到達度と頭部，胸部，四肢外傷，熱傷の研修数の相関図
文献21より引用

　デンバーにて，ERの救急医と手術室・ICUの一般外科医による外傷チームメンバーの一員として身近にみてみて，私はsurgical ICUを含んだ5年間の外科修行と「外傷診療」訓練とがセットとなって米国の外傷外科医が働いていたことを漠然と理解していた[22]．ここ数年間の日本専門医機構による新専門医制度[23]のもとで日本の外傷診療の特殊性がより明確になってきたと考えている．1階部分の19基本領域，2階部分にサブスペシャルティーという枠組みができてくれば，外傷専門医は当然サブスペシャルティーである．ではその1階部分がどうなるのか．救急専門医であるなら外傷専門医は手術の訓練をどこですませていることになるのか？ 外科医であるなら救命蘇生をどこで学んだことになるのか？……と次々に疑問が湧いてくる．日本外傷学会誌に寄稿して専門医制度開始に疑問を呈したとき[24]にはこのように具体的に考察しなかったが，その直観は誤っていなかったなと思う．
　基本領域である外科，救急科，整形外科，脳外科といった外傷に関与する新専門医の訓練課程で，誰がどこでどのような外傷患者のケアを担当するのかが調整されていないのである．現状で

交通事故や転倒で損傷をこうむった一般市民は，責任ある外傷診療を受けるしくみがこの国には普及していない，と気づくだろう．ましてやサブスペシャルティーとして一部の先進国に実在する外傷専門医は日本では養成できないらしいと理解するであろう[25]．例えば新専門医時代に予想されるように救命処置の現場で緊急開胸術が必要となり，心臓外科医も胸部外科医もいない場合には，立ち会った救急医が単独で実施しても認められるかどうか．原理的に考えるならば，基本領域の資格を取得する段階で例えば『整形外科医として手術室に入って活動するためのオリエンテーション，手術手技の基本知識や基本訓練，術後管理の原則と手順』といった技能を修得することがその後期研修中に求められるわけだが，基本領域が救急科の場合，それが不足していると想定されるので新しいサブスペシャルティーである外傷専門医の訓練でどうするのだろうか[25]？外傷専門医というサブスペシャルティーが誕生するまでには今後10〜20年はかかるであろう．

2. わが国の外傷診療と外傷センターの在り方

すでにわが国においても重症多発外傷は限定的な疾患となっており，適切な現場トリアージで早期に発見して，ドクターカーやドクターヘリを利用した現場からの早期治療が可能となりつつある．近年ヘリを使った trauma bypass を意図した重症患者の集積の試みが地域ベースで進んできた．救急士によるJPTEC™と併行して医師が現場でJATEC™に則った外傷蘇生を実施して，エコーなどの画像診断を導入して院内のIVR診療体制や手術室とシームレスな診断治療の決断ができる体制がこの10年程で急速に普及してきた．

現在のところ大きく3類型が考えられる．すなわち，① ハイブリッドER型救命センター[26]，② 従来からの救命救急センター（特に院内外傷チーム），③（整形四肢）外傷センター[27] である．他に脳外傷センターという名称もみられる．

1 ハイブリッドER型救命センターの整備

世界に先駆けてハイブリッドERを設置した大阪府立急性期・総合医療センターは1時間以内に開始する必要のある外傷止血術を外傷外科医ができるだけ迅速，かつ安全に診断して実施できる体制をめざしている[26]．外傷患者が搬送されてきた初期段階で，安全かつ短時間に移動させずにCT検査を行い，引き続きIVRを施行できる高機能初療室を2011年8月に開設した．治療成績は緊急止血を要した重症外傷患者で止血開始時間が平均48分で，そうでない群の88分に比して有意に短縮されていた．また予測死亡率が50%を超える重症症例で救命効果が高い傾向を示した[28]．その後，同様の施設が東京都立墨東病院，2014年9月鹿児島市の米盛病院，2016年4月自治医科大学附属さいたま医療センターに設置されている．これらの施設では，収容患者を移動させることなく救急初療，CT，血管造影，緊急手術を行え，手術台のうえにディスプレイも設置されており，即時に画像や電子カルテが表示される．

2 従来型の救命救急センターにおける外傷診療への挑戦

従来型の救命センターにおける外傷治療の問題点はこの20年間検討されてきた．外傷蘇生の標準化としてプレホスピタルのJPTEC™，院内のJATEC™が広く普及し，プロセス評価とアウトカム評価の両面からJTDB（Japan Trauma Data Bank，日本外傷データバンク）で観察フォローできるようになった．JTDBにおける外傷性症例登録により外傷や中毒といった外因性疾患の減

少，循環器や脳血管疾患の内因性疾患，高齢患者の増加といった先進国に共通した事情が検討されてきた．

　2010年第24回日本外傷学会シンポジウムの議論をもとに「日本における外傷センター整備の在り方に関する提言」では10項目が提唱された．なかでも外傷患者1,200例，ISS（外傷重症度スコア）＞15：150例，外傷専門医2名以上といった高いハードルを飯塚病院や筑波メディカルセンター病院といった地方都市の救命センターでも達成できることが報告されている[29]．ドクターヘリやドクターカーによる搬送収容プロセスの改善と重症患者の集約化，1〜3次という階層化にとらわれずあらゆる重症度と訴えの傷病者を診療する北米型ERの普及は特筆すべき挑戦であった．人口200万人程度の医療圏を想定すると外傷患者入院1,800例，ISS＞15：600例，胸腹部外傷手術例：120例という試算も紹介されている[30]．来院した外傷患者に対し迅速に外傷チームを誘導するシステムがいくつかの救命センターで考案されて運用された[31]．RTS（生理学的重症度指標）＜7.84の重症体幹部外傷の6年間の診療成績に関して実生存率が予測生存率を超える良好な結果を報告している日本医科大学千葉北総病院の結果[32]は，すでに国際的な高い水準を達成している．

3 四肢外傷センターでの事例

　整形外傷患者の機能再建の治療成績を改善するには，救命蘇生の初期から整形外科医が機能再建に関与すれば良好な成績につながると期待され，より早く整形外科医を介入させること，および救急と整形外科，手術室といった部門間をシームレスにすることが重要である[27]．例えば今晩緊急入院した開放骨折の患者を深夜に手術しなくてもいいが明朝一番で手術した方がいい，というような戦略（planned emergency）が重要である．札幌徳洲会病院の外傷センターでは外傷専用手術室で手術がいつでも行えGustilo ⅢBの下腿開放骨折の初療を機能予後が最もよい24時間以内にemergency free flapという高度な技術をもった形成外科医が実施している．

4 早期介入を重視しプレホスピタルから院内までシームレスな枠組みへ

　2. で紹介したようにPTD概念は発表されてから30年以上がたち，科学的にも疑念が生じてすでに見直されている．そのPTDをよりどころとして，わが国でも2001年からのJPTEC™-JATEC™，プレホスピタル（非医師）―院内（医師）という枠組みは見直しを迫られている．外傷でPTDといいながら，それ以外の循環器疾患，脳血管障害でpreventable cardiac death，preventable stroke deathといった概念は生まれなかった．院内の医療チームがかかわりながら予後や結果に反省すべき事柄があったかを検討するM&M，合併症検討会やインシデントレポート，アクシデントレポートといった流れはかねてから存在しており，近年は医療安全という観点がIOM（Institute of Medicine，米国医学研究所）の「To err is Human」という報告書で普及した．医学的に救命困難であるため蘇生―診断―処置―入院手術―集中治療というシームレスな一体の「外傷診療」をめざす方向が普及してきた現在，どこかの段階で「preventable」であったかどうか，あたかも「犯人捜し」するような従来のアプローチは見直すべきであろう．プレホスピタルのJPTEC™と院内のJATEC™という「不連続」はドクターカーやドクターヘリの現場では消滅しているし，医療の早期介入がいい結果を招くということが実証されている．

　外傷診療の質を担保して市民の信頼にこたえる高い安全性を有する診療体制を確立，普及していくうえで，JTDBの登録事業における精度管理が必須である[33]．

おわりに

ERの初期数時間で提供される診療の質が予後を改善することが，心停止，敗血症，肺炎，細菌性髄膜炎，虚血性心疾患，脳梗塞，接着肢など多くの疾患で実証されている．重症外傷もその1つであり，多くの疾患と同様にpreventableという言葉で語られるのは不適当である．

1人の生体内で進展していく糖尿病や高血圧，急性冠症候群といった疾患と比べて，受傷機転や外力の大きさ，医療施設収容までの搬送，処置といったさまざまな外的要因がかかわる外因性疾患である外傷に関しては科学的データの蓄積が難しいのは事実である．

わが国では外傷死亡が減少しても高齢者を中心とした外傷患者数は増加している．その多くは頭部外傷による硬膜外血腫やびまん脳損傷，大腿骨頸部骨折，手関節骨折，脊椎圧迫骨折，頸髄損傷といった外傷である．基礎疾患がある高齢者では全身管理が必要になり集中治療を要する場面もあるが，多くは脳外科，整形外科が中心となった外科的治療と早期からのリハビリテーションが重要な疾患群である．これらの患者を集中的に効率的に，系統的にケアできる「外傷センター」が強く求められる．北米の外傷外科黄金時代にできた医学モデルであるPTDに対応して有効であった，外傷蘇生と画像診断・治療をミッションとしたレベルI外傷センターを理想としてきた，わが国の外傷センターの在り方から，構造・プロセス・結果指標が全く異なる「外傷センター」へと移行するときが来ている．

文献・参考文献

1) 箕輪良行，他：プライマリケア外傷初期診療（Primary-care Trauma Life Support, PTLS）コースの開発. 日本外傷学会雑誌，14：6-13，2000
2) 真栄城優夫：日本の外傷外科の夜明け－思い出すまま. 日本外傷学会雑誌，22：24-28，2008
3) 箕輪良行：救命救急センターにおける臨床研修の経験. 救急医学，7：1857-1860，1983
4) 箕輪良行：Denver General Hospitalの一般外科の活動. 月刊地域医学，9：2-6，1995
5) 「Trauma 2nd edition」（David V, et al, eds），Appleton & Lange，1994
6) Moore EE：Trauma systems, trauma centers, and trauma surgeons：opportunity in managed competition. J Trauma, 39：1-11, 1995
7) DeKeyser FG, et al：Surgeons and trauma care. Results of a North American satisfaction survey. Arch Surg, 131：627-631, 1996
8) Spain DA, et al：Should trauma surgeons do general surgery? J Trauma, 48：437-438, 2000
9) 「The Trauma Manual：Trauma and Acute Care Surgery：3rd Edition」（Andrew B, et al, eds），Lippincott Williams & Wilkins, 2008
10) Ahmed JM, et al：Trauma management outcomes associated with nonsurgeon versus surgeon trauma team leaders. Ann Emerg Med, 50：7-12, 2007
11) Green SM：Trauma surgery：discipline in crisis. Ann Emerg Med, 53：198-207, 2009
12) de Knegt C, et al：Applicability of the trimodal distribution of trauma deaths in a Level I trauma centre in the Netherlands with a population of mainly blunt trauma. Injury, 39：993-1000, 2008
13) Demetriades D, et al：Trauma deaths in a mature urban trauma system：is "trimodal" distribution a valid concept? J Am Coll Surg, 201：343-348, 2005
14) American college of Surgeons. Trauma Programs. News and Updates. 2012
    http://www.facs.org/trauma/vcnews.html
15) Delbridge TR & Yealy DM：Has the Gold Lost Its Luster? Ann Emerg Med, 66：42-44, 2015
16) Newgard CD, et al：Revisiting the "Golden Hour"：An Evaluation of Out-of-Hospital Time in Shock and Traumatic Brain Injury. Ann Emerg Med, 66：30-41, 2015
17) MacKenzie EJ, et al：A national evaluation of the effect of trauma-center care on mortality. N Engl J Med, 354：366-378, 2006
18) Zocchi MS, et al：Comparison of mortality and costs at trauma and nontrauma Centers for Minor and Moderately severe injuries in California. Ann Emerg Med, 67：56-67, 2016

19) 本間正人, 辺見 弘：21世紀の日本の外傷医療―米国の外傷医療から学ぶべきもの―. 日本外傷学会雑誌, 15：78-96, 2001
20) 小林国男：外傷研修医の教育研修システムについて. 日本外傷学会雑誌, 15：14-16, 2001
21) 箕輪良行：外傷医療の卒後研修システムはいかにあるべきか：研修医評価からみた救命救急センターの現状―自治医大卒業医9年間の調査結果から―. 日本外傷学会雑誌, 15：318-319, 2001
22) Minowa Y, et al：Lettrt to the Editor. J Trauma, 40：1054-1055, 1996
23) 箕輪良行：新しい専門医制度の意義と予想される影響. 病院, 74：134-138, 2015
24) 箕輪良行：外傷専門医制度の時期尚早な発足に反対する. 日本外傷学会雑誌, 22：451-452, 2008
25) 箕輪良行：機構専門医が誕生する2017年世代を迎えるもの（下）. レジデントノート, 17：1996-2001, 2015
26) 伊澤祥充, 他：救急手術の新しい展開―ハイブリッド手術. medical torch, 11：9-29, 2015
27) 松井健太郎, 他：救命された人が再び社会復帰できるように―患者の運命の分岐点はERにあり. ER Magazine, 10：528-534, 2013
28) Wada D, et al：Impact on survival of whole-body computed tomography before emergency bleeding control in patients with severe blunt trauma. Crit Care, 17：R178, 2013
29) 中塚昭男, 他：ER型救命救急センターにおける外傷センターの用件とは. 日本外傷学会雑誌, 27：169, 2013
30) 伊澤祥光, 他：人口200万人の医療圏に1つの外傷センター　胸腹部外傷手術症例数の視点から. 日本外傷学会雑誌, 27：169, 2013
31) 玉井文洋：トラウマアラートとは：プレホスピタルのfirst triageで発動する. 救急医学, 29：1325-1332, 2005
32) 松本 尚, 他：重症体幹部外傷の診療成績からみた外傷センターの要件. 日本外傷学会雑誌, 27：171, 2013
33) 大友康裕：米国Trauma centerの正しい理解のために. 日本外傷学会雑誌, 30：33-46, 2016

プロフィール

箕輪良行（Yoshiyuki Minowa）
みさと健和病院ER総合診療研修顧問

索引 Index

欧文

A〜D

abbreviated injury score	224
Airway obstruction	31
AIS	224
AMPLE（聴取）	26, 81
Babinski反射	179
barcode sign	110
Beckの3徴	102
BURP	85
Canadian CT Head Rule	122, 123
CCHR	123
CCR	204
Chance fracture	223
chronic traumatic encephalopathy	197
ciTBI	124
clinically-important traumatic brain injuries	124
comet tail sign	110
CRT	37
CTE	197
DOPE	33

E〜L

E-FAST	106
ELM	85
ERT	62, 104
EZ-IO	92
FACT	116
FAST	106, 144
FIXES	28
focused assessment with CT for trauma	116
Frankel分類	57
Glasgow Coma Scale	45
Graduated Return To Play protocol	198
GRTP	198
hangman骨折	56
Hippocrates法	158
IABO	69
injury severity score	224
ISS	224
Japan Coma Scale	45
JATEC™	22
Jefferson骨折	56
JPTEC™	16
lung sliding sign	110

M〜P

Malgaigneの圧痛点	148
Manual in-line	206
MAP（を探せ）	25, 39
Milch法	160
MIST	23, 37
MMT	56
motion artifact	124
MTP	42
NASCIS	58
New Orleans Criteria	123
NEXUS	204
NEXUS胸部クライテリア	140
NICEガイドライン	51
NOC	123
PATBED2X	27, 60
PCS	197
PMS	148
post-concussion syndrome	197
Prehn徴候	213
primary survey	23
PTLS	22

R〜W

retropharyngeal space	209
revised trauma score	224
RICE	147
RTS	224
SCIWORA	181
seashore sign	110
second impact syndrome	197
secondary survey	26
SIS	197
Stimson法	160
stratosphere sign	110
surfer's rib	138
TAFな3X	24, 59
tenting	139
three column theory	56
TIC	148
toddler's fracture	215
trauma and injury severity score	225
trauma pan-scan	63
TRISS	225
Waddellの三徴	223

和文

あ行

意識下挿管	34
胃腸炎関連けいれん	214
異物刺入	185
エホバの証人	190
延長切開	187

か行

回外屈曲法	162
外固定	151
外傷性刺青	131
外傷性横隔膜損傷	61
外傷全身CT	115
過回内屈曲法	162
下顎挙上	32
過換気療法	49
顎関節脱臼	158
顎関節脱臼整復	159
家族対応	80
カナダ頸椎ルール	204
肝損傷	64
顔面骨骨折	131
顔面神経損傷	131
気・胸・縦・横・骨・軟・チュ	27
気管切開	34
気管挿管	33
気道確保	48
気道閉塞	31
緊急頭蓋穿頭・血腫除去	51
緊張性気胸	61, 109
クラビクルバンド	139
経過観察	144

軽症胃腸炎に伴う良性乳幼児けいれん
　……………………………………… 214
軽症頭部外傷 ……………… 46, 122
軽症の腹部外傷 ………………… 142
頸髄損傷 ……………………………… 48
頸椎カラー ……………………… 205
頸椎固定 ……………………………… 86
頸椎損傷 ……………………………… 83
頸椎保護 ……………………………… 206
血管外漏出像 …………………… 115
肩関節脱臼 ……………………… 160
肩甲骨回旋法 …………………… 160
肩甲骨回旋法変法 ……………… 160
高エネルギー外傷の機序 …… 222
高流量酸素投与 ………………… 88
鼓音 ……………………………………… 137
呼吸窮迫 ……………………………… 179
呼吸数 ……………………………………… 137
呼吸不全 ……………………………… 179
極楽対応 ……………………………… 78
骨髄穿刺 ……………………………… 90
骨髄路 ……………………………………… 179
骨端線損傷 ……………………… 182
固定具 ……………………………………… 151
コンパートメント症候群 …… 152, 154

さ行

サイドライン評価 ……………… 197
鎖骨骨折 ……………………………… 139
三角巾固定 …………………………… 78
シートベルトサイン …………… 223
事故予防 ……………………………… 183
システマティックアプローチ … 201
湿潤環境 ……………………………… 128
児童虐待 ……………………………… 183
児童虐待防止法 ………………… 183
児童相談所全国共通ダイヤル … 183
宗教的輸血拒否に関するガイドライン
　……………………………………… 191
重症頭部外傷 …………………… 47
重症頭部外傷のCT …………… 50
受傷機転 ……………………… 16, 59
出血斑 ……………………………………… 136
循環血液量減少性ショック … 179
小児の跛行 ……………………… 215
初期評価 ……………………………… 17
食道挿管 ……………………………… 86

ショック ……………………… 44, 216
ショックの早期認知 …………… 38
神経原性ショック ……………… 218
心損傷 ……………………………………… 104
診断書作成 ……………………… 153
心タンポナーデ …………… 102, 221
心膜開窓術 ……………………… 104
垂直マットレス縫合 …………… 134
セカンドインパクト症候群 … 197
脊髄損傷 ……………………………… 53
脊椎損傷 ……………………………… 53
絶対的無輸血 …………………… 190
切迫するD ……………………………… 26
全身観察 ……………………………… 18
相対的無輸血 …………………… 190

た行

第2段階読影 …………………… 118
第一印象 ………………… 23, 178
大泉門 ……………………………………… 181
大動脈閉塞カテーテル ………… 69
脱臼 ……………………………………… 157
単独事故の6S …………………… 195
中心性頸髄損傷 ………………… 204
中心性脊髄損傷 ………………… 55
中等症頭部外傷 ………………… 47
肘内障 ……………………………………… 161
腸間膜損傷 ……………………………… 67
鎮静下挿管 ……………………………… 34
デブリードマン ………………… 132
デルマトーム ……………………… 56
頭位挙上 ……………………………… 49
瞳孔所見 ……………………………… 48
動態撮影 ……………………………… 56
頭部外傷 ……………………………… 44
頭部外傷の重症度分類 ………… 46
動物咬傷 ……………………………… 185
徒手筋力テスト ………………… 56
ドリル式骨髄針 ………………… 92

な行

二次性脳損傷 …………………… 48
日本外傷データバンク ………… 222
乳幼児揺さぶられ症候群 …… 181
認知症患者 ……………………… 204
猫咬傷 ……………………………………… 187

脳震盪 ……………………………………… 196
脳震盪後症候群 ………………… 197
脳震盪評価ツール ……………… 197
脳ヘルニア ……………………………… 45
脳ヘルニア徴候 ………………… 47

は行

バストバンド …………………… 138
破裂骨折 ……………………… 54, 55
皮下気腫 ……………………………… 137
非骨傷性頸髄損傷 ……………… 218
脾損傷 ……………………………………… 65
ビデオ喉頭鏡 …………………… 83
脾摘後敗血症 …………………… 182
びまん性軸索損傷 ……………… 50
不安定性 ……………………………… 56
腹腔内損傷 ……………………… 143
不慮の事故 ……………………… 178
フレイルチェスト ……………… 61
閉塞性ショック ………………… 102
ヘビ咬傷 ……………………………… 188
ボーラス投与 …………………… 180
保温 ……………………………………… 181
ポリファーマシー ……………… 172

ま行

マニュアルジェットベンチレーター
　………………………………………… 87
マルチスライスCT …………… 144
慢性外傷性脳損傷 ……………… 197

や行

輸液療法 ……………………………… 49
輸液路確保 ……………………………… 90
用手気道確保 …………………… 32
用手骨髄針 ……………………………… 92
よちよち歩き骨折 ……………… 215

ら行

良肢位 ……………………………………… 152
輪状甲状靱帯切開 ………… 33, 88
輪状甲状靱帯穿刺 ………… 33, 87
ロード&ゴー ……………………… 16
肋骨骨折 ……………………………… 138

わ行

若木骨折 ……………………………… 182

執筆者一覧

■編集
田中 拓	川崎市立多摩病院救急災害医療センター

■執筆（掲載順）
白井泰延	川崎市消防局宮前消防署警防第1課
上山裕二	倚山会田岡病院救急科
水嶋知也	船橋市立医療センター救命救急センター
大村健史	徳島県立中央病院外科・救急科
小倉憲一	富山県立中央病院救命救急センター
石森光一	川崎市立多摩病院整形外科
吉岡勇気	徳島赤十字病院救急部
岡田一郎	国立病院機構災害医療センター救命救急センター
松井健太郎	帝京大学整形外科学講座 外傷センター
三輪容子	名古屋掖済会病院
萩谷圭一	茨城県立中央病院麻酔科
池田勝紀	船橋市立医療センター救命救急センター
田村暢一朗	倉敷中央病院救急科
入江 仁	京都府立医科大学大学院医学研究科総合医療・医学教育学
妹尾聡美	国立病院機構災害医療センター放射線科
入江康仁	聖隷横浜病院救急科／キズ・やけど外来
藥丸洋秋	船橋市立医療センター形成外科
田中 拓	川崎市立多摩病院救急災害医療センター
宮道亮輔	あいハンディクリニック
野村 悠	川崎市立多摩病院救急災害医療センター
長谷川将嗣	八戸市立市民病院救命救急センター
昆 祐理	八戸市立市民病院救命救急センター・放射線科
高橋俊介	川崎市立井田病院救急センター
境野高資	Freelance
小林哲士	聖マリアンナ医科大学整形外科学講座
清水剛治	東京ベイ浦安・市川医療センター救急科
箕輪良行	みさと健和病院ER総合診療研修顧問

編者プロフィール

田中　拓（Taku Tanaka）

川崎市立多摩病院救急災害医療センター

1994年自治医科大学卒業．出身地である高知県で，当時はまだ珍しかった多科ローテーション研修を受ける．3年目から地域中核病院，4年目には離島診療所の所長という早熟な経験を積む．臓器，病気だけでなく，患者背景や地域背景まで踏まえた診療を実践する．このことから専門は「いな科」．そんな田舎にも救急患者は発生するため2001年に船橋市立医療センターで救急研修．2005年から聖マリアンナ医科大学救急医学に所属，2011年から現職．年々研修医との世代較差を感じながら奮闘中．

昨今日本の専門医制度の改革を前に，多くの教育病院が「ウチはこんな専門医が指導します」とか「こんなに多数の症例が診られます」とかそれぞれ頑張って診療，教育体制をつくっています．ウチ（私）は「結構いい病院」というのを意識して救急診療をつくっています．「スゴイ病院」でも「ゴッドハンドな病院」でもありません．でも受診する患者が，家族が，中で働く職員も「結構いいね」って言えることは大事だと思っています．
興味の湧いた皆さん，見学，研修などなどお待ちしております．

レジデントノート　Vol.18　No.11（増刊）

外傷の診かた　重症でも軽症でも迷わず動ける！

編集／田中　拓

レジデントノート 増刊

Vol. 18　No. 11　2016〔通巻231号〕
2016年10月10日発行　第18巻　第11号
ISBN978-4-7581-1576-6
定価　本体4,500円＋税（送料実費別途）

年間購読料
24,000円＋税（通常号12冊，送料弊社負担）
51,000円＋税（通常号12冊，増刊6冊，送料弊社負担）
郵便振替　00130-3-38674

© YODOSHA CO., LTD. 2016
Printed in Japan

発行人　一戸裕子
発行所　株式会社 羊 土 社
〒101-0052
東京都千代田区神田小川町2-5-1
TEL　03（5282）1211
FAX　03（5282）1212
E-mail　eigyo@yodosha.co.jp
URL　www.yodosha.co.jp/

装幀　野崎一人
印刷所　広研印刷株式会社
広告申込　羊土社営業部までお問い合わせ下さい．

本誌に掲載する著作物の複製権・上映権・譲渡権・公衆送信権（送信可能化権を含む）は（株）羊土社が保有します．
本誌を無断で複製する行為（コピー，スキャン，デジタルデータ化など）は，著作権法上での限られた例外（「私的使用のための複製」など）を除き禁じられています．研究活動，診療を含み業務上使用する目的で上記の行為を行うことは大学，病院，企業などにおける内部的な利用であっても，私的使用には該当せず，違法です．また私的使用のためであっても，代行業者等の第三者に依頼して上記の行為を行うことは違法となります．

JCOPY ＜(社) 出版者著作権管理機構 委託出版物＞
本誌の無断複写は著作権法上での例外を除き禁じられています．複写される場合は，そのつど事前に，（社）出版者著作権管理機構（TEL 03-3513-6969, FAX 03-3513-6979, e-mail : info@jcopy.or.jp）の許諾を得てください．

プライマリケアと救急を中心とした総合誌

レジデントノート

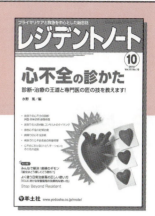

| 月刊 | 毎月1日発行　B5判　定価（本体2,000円＋税） |

日常診療を徹底サポート！

医療現場での実践に役立つ研修医のための必読誌！

研修医指導にも役立つ！

特徴
1. 医師となって**最初に必要となる"基本"や"困ること"**をとりあげ、ていねいに解説！
2. **画像診断、手技、薬の使い方**など、すぐに使える内容！日常の疑問を解決できる
3. 先輩の経験や進路選択に役立つ情報も読める！

詳細はコチラ▶ www.yodosha.co.jp/rnote/

☐ **年間定期購読料**（国内送料サービス）
- 通常号（月刊）　　　　　　　　　　　：定価（本体24,000円＋税）
- 通常号（月刊）＋WEB版（月刊）　　　：定価（本体27,600円＋税）
- 通常号（月刊）＋増刊　　　　　　　　：定価（本体51,000円＋税）
- 通常号（月刊）＋WEB版（月刊）＋増刊：定価（本体54,600円＋税）

患者を診る　地域を診る　まるごと診る

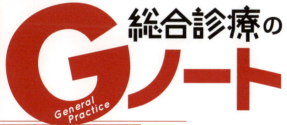

総合診療の
Gノート
General Practice

| 隔月刊 | 偶数月1日発行　B5判　定価（本体2,500円＋税） |

あらゆる 疾患・患者さんを まるごと診たい！

そんな医師のための**「総合診療」**の実践雑誌です

- **現場目線の具体的な解説**だから、かゆいところまで手が届く
- **多職種連携、社会の動き、関連制度**なども含めた**幅広い内容**
- 忙しい日常診療のなかでも、**バランスよく知識をアップデート**

詳細はコチラ▶ www.yodosha.co.jp/gnote/

☐ **年間定期購読料**（国内送料サービス）
- 通常号（隔月刊 年6冊）　　　　：定価（本体15,000円＋税）
- 通常号＋WEB版※　　　　　　　：定価（本体18,000円＋税）
- 通常号＋増刊（年2冊）　　　　　：定価（本体24,600円＋税）
- 通常号＋WEB版※＋増刊　　　　：定価（本体27,600円＋税）

※WEB版は通常号のみのサービスとなります

発行　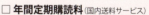羊土社 YODOSHA

〒101-0052　東京都千代田区神田小川町2-5-1　TEL 03(5282)1211　FAX 03(5282)1212
E-mail：eigyo@yodosha.co.jp
URL：www.yodosha.co.jp

ご注文は最寄りの書店、または小社営業部まで

増刊 レジデントノート バックナンバー

Vol.18 No.8 増刊（2016年8月発行）

もっと診断に直結する！
検査の選び方、活かし方 Update
臨床の疑問を解決し、賢く検査を使いこなす！

電解質や肝機能，腎機能，D-dimer，CRPなど，日常診療でよく使う検査の疑問に答えます．患者の病態を見極めて検査を賢く選び，結果を適切に解釈するための考え方が満載！検査のことならおまかせください！

編集／野口善令
- □ 定価（本体4,500円＋税）　□ 309頁
- □ ISBN978-4-7581-1573-5

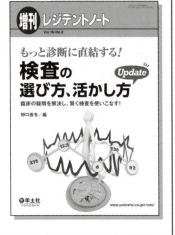

Vol.18 No.5 増刊（2016年6月発行）

内科の視点で診る
手術前後の入院患者管理

編集／小林裕幸，五十野博基
- □ 定価（本体4,500円＋税）
- □ 240頁
- □ ISBN978-4-7581-1570-4

Vol.18 No.2 増刊（2016年4月発行）

あらゆる場面で自信がもてる！
輸液療法はじめの一歩
基本知識と状況に応じた考え方、ピットフォール

編集／石丸裕康
- □ 定価（本体4,500円＋税）
- □ 236頁
- □ ISBN978-4-7581-1567-4

Vol.17 No.17 増刊（2016年2月発行）

栄養療法がわかる！できる！
プレゼンのカリスマから学ぶ基本知識と症例問題で身につく実践力で、治療がグッとうまくいく！

編集／泉野浩生
- □ 定価（本体4,500円＋税）
- □ 240頁
- □ ISBN978-4-7581-1564-3

Vol.17 No.14 増刊（2015年12月発行）

皮膚診療ができる！
診断と治療の公式44
外来でも病棟でも一瞬で答えにたどりつく、虎の巻・龍の巻！

編集／梅林芳弘
- □ 定価（本体4,500円＋税）
- □ 204頁
- □ ISBN978-4-7581-1561-2

発行　羊土社 YODOSHA
〒101-0052 東京都千代田区神田小川町2-5-1　TEL 03(5282)1211　FAX 03(5282)1212
E-mail：eigyo@yodosha.co.jp
URL：http://www.yodosha.co.jp/

ご注文は最寄りの書店、または小社営業部まで

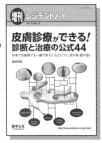

今の研修科にぴったりな1冊がみつかります！

1つのテーマをより広くより深く

☐ 年6冊発行　☐ B5判

Vol.17 No.11　増刊（2015年10月発行）

整形外科の基本
救急での診察・処置に自信がつく！

編集／髙橋正明

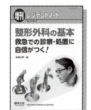

☐ 定価（本体4,500円＋税）
☐ ISBN978-4-7581-1558-2

Vol.17 No.8　増刊（2015年8月発行）

呼吸器診療の疑問、これでスッキリ解決！
みんなが困る検査・手技、鑑別診断、治療のコツを教えます

編集／羽白 高

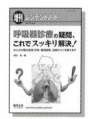

☐ 定価（本体4,500円＋税）
☐ ISBN978-4-7581-1555-1

Vol.17 No.5　増刊（2015年6月発行）

救急エコースキルアップ塾
正確にサッと描出し、患者状態をパッと診るワザを伝授！

編集／鈴木昭広，松坂 俊

☐ 定価（本体4,500円＋税）
☐ ISBN978-4-7581-1552-0

Vol.17 No.2　増刊（2015年4月発行）

新・日常診療での薬の選び方・使い方
日頃の疑問をズバッと解決！

編集／本村和久，徳田安春，岸本暢将，堀之内秀仁，本田 仁

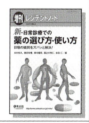

☐ 定価（本体4,500円＋税）
☐ ISBN978-4-7581-1549-0

Vol.16 No.17　増刊（2015年2月発行）

糖尿病診療でみんなが困る疑問を集めました。
血糖コントロールがうまくいくコツ

編集／坂根直樹

☐ 定価（本体4,500円＋税）
☐ ISBN978-4-7581-1546-9

Vol.16 No.14　増刊（2014年12月発行）

90疾患の臨床推論！診断の決め手を各科専門医が教えます

編集／大西弘高，福士元春，木村琢磨

☐ 定価（本体4,500円＋税）
☐ ISBN978-4-7581-1543-8

Vol.16 No.11　増刊（2014年10月発行）

知らないままでいいですか？
眼・耳鼻のど・皮膚・泌尿器疾患の診かた
救急・外来・病棟でよく出会う症例にもう困らない！

編集／岩田充永

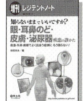

☐ 定価（本体4,500円＋税）
☐ ISBN978-4-7581-1540-7

Vol.16 No.8　増刊（2014年8月発行）

わずかな異常も見逃さない！
救急での頭部画像の読み方
解剖をふまえた読影の手順からMRI適応の判断まで

編集／山田 恵

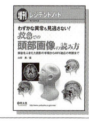

☐ 定価（本体4,500円＋税）
☐ ISBN978-4-7581-1537-7

Vol.16 No.5　増刊（2014年6月発行）

病棟でのあらゆる問題に対応できる！
入院患者管理パーフェクト

編集／石丸裕康

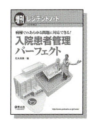

☐ 定価（本体4,500円＋税）
☐ ISBN978-4-7581-1534-6

Vol.16 No.2　増刊（2014年4月発行）

疾患の全体像「ゲシュタルト」をとらえる
感染症の診断術
臨床像の核心とその周辺がみえてくる！

編集／西垂水和隆，成田 雅

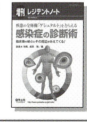

☐ 定価（本体4,500円＋税）
☐ ISBN978-4-7581-0565-1

発行　**羊土社 YODOSHA**

〒101-0052　東京都千代田区神田小川町2-5-1　TEL 03(5282)1211　FAX 03(5282)1212
E-mail：eigyo@yodosha.co.jp
URL：http://www.yodosha.co.jp/

ご注文は最寄りの書店，または小社営業部まで

羊土社のオススメ書籍

手術動画とシェーマでわかる
外傷外科手術スタンダード

日本Acute Care Surgery学会／編，
真弓俊彦, 大友康裕, 北野光秀,
益子邦洋, 山下裕一／編集委員

救急医, 外科医必携！外傷外科手術の戦略と手技がわかるテキスト. カラー写真約180点, シェーマ約200点, 手術動画約180分, 他に類を見ない充実したビジュアル決定版で, 手術手技がしっかり理解できる！

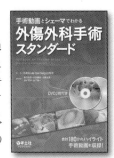

- ■ 定価（本体14,000円＋税）　■ A4判
- ■ 291頁　■ ISBN 978-4-7581-1727-2

気道管理に強くなる

エビデンスに基づいた、確実に気道確保するための考え方・器具選び・テクニック

大嶽浩司／監, 上嶋浩順, 駒澤伸泰, 森本康裕／編

気道評価などの基本から, 各種声門上器具・ビデオ喉頭鏡の使い分け, 困難気道の対応まで, エビデンスやガイドラインに基づいて解説！確実に気道管理するための, 知識とテクニックが身につく一冊です.

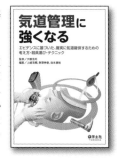

- ■ 定価（本体5,400円＋税）　■ B5判
- ■ 232頁　■ ISBN 978-4-7581-1791-3

胸部X線・CTの読み方
やさしくやさしく教えます！

中島　啓／著

「読影手順は？」「どこに異常があるの？」「所見の正しい表現は？」など読影の基本の悩みを解決！手順と解剖をふまえた簡潔・丁寧な解説で, 所見と鑑別が面白いほどわかる！症例問題で理解度チェックもできる！

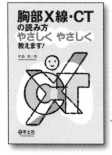

- ■ 定価（本体3,600円＋税）　■ A5判
- ■ 237頁　■ ISBN 978-4-7581-1185-0

排尿障害で患者さんが困っていませんか？

泌尿器科医が教える「尿が頻回・尿が出ない」の正しい診方と、排尿管理のコツ

影山慎二／著

「じつはおしっこが…」, 不意に出会う「尿の悩み」. 患者に相談されたら, どこまで診ていますか？基本的な診察法, 注意すべき鑑別診断や薬の使い分けなど, 実践的に解説したプライマリ・ケア医のための入門書！

- ■ 定価（本体3,700円＋税）　■ A5判
- ■ 183頁　■ ISBN 978-4-7581-1794-4

発行　羊土社 YODOSHA　〒101-0052　東京都千代田区神田小川町2-5-1　TEL 03(5282)1211　FAX 03(5282)1212
E-mail：eigyo@yodosha.co.jp
URL：www.yodosha.co.jp/

ご注文は最寄りの書店，または小社営業部まで